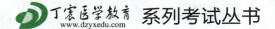

丁震医学教育 www.dzyxedu.com 系列考试丛书

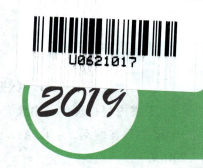
丁震内科护理学（中级）

单科一次过（第3科）专业知识

DINGZHEN NEIKE HULIXUE（ZHONGJI）DANKE
YICIGUO（DISANKE）ZHUANYE ZHISHI

编著◎丁 震

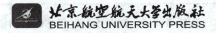

北京航空航天大学出版社
BEIHANG UNIVERSITY PRESS

图书在版编目（CIP）数据

丁震内科护理学（中级）单科一次过. 第 3 科，专业
知识 / 丁震编著. -- 北京：北京航空航天大学出版社，
2018.9

ISBN 978-7-5124-2785-3

Ⅰ. ①丁… Ⅱ. ①丁… Ⅲ. ①内科学－护理学－资格
考试－自学参考资料 Ⅳ. ① R473.5

中国版本图书馆 CIP 数据核字（2018）第 163598 号

丁震内科护理学（中级）单科一次过（第 3 科）专业知识
丁 震 编 著
责任编辑：张林平　唐小利
*
北京航空航天大学出版社出版发行
北京市海淀区学院路 37 号（邮编 100191）　　http：//www.buaapress.com.cn
发行部电话：（010）82317024　　传真：（010）82328026
读者信箱：yxbook@buaacm.com.cn　　邮购电话：（010）82316936
北京时代华都印刷有限公司印装　　各地书店经销
*
开本：787×1092　　1/16　　印张：13.5　　字数：346 千字
2018 年 9 月第 1 版　　2019 年 1 月第 2 次印刷
ISBN 978-7-5124-2785-3　　定价：58.00 元

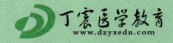
　　本书是2019年全国内科护理学（中级）资格考试的复习参考书，专为在上一年度考试中第3科（专业知识）考试未通过的考生编写。全书分考点和单科试卷两个部分。考点部分根据考试大纲对单科目考核的内容要求和历年考试命题情况编写，除大纲要求专业知识考核的临床表现、治疗要点和用药护理等内容（共占80%），占比例较低但范围很大的辅助检查（占15%）以附录的形式列出历年考点，确保单科复习的系统性和完整性。在每章考点之后，同步对应若干试题以加强对考点的理解。试卷部分精选4套单科试卷，共400题，供考生专项实战模拟；400道题均配有作者的原创解析，对有干扰价值的选项逐项对比解析，帮助考生深刻理解考试重点。图书考点部分采用双色印刷，重点内容用绿色字区分。

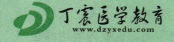
全国卫生专业技术资格（中初级）以考代评工作从 2001 年开始正式实施，参加并通过考试是单位评聘相应技术职称的必要依据。目前，除原初级护士并轨、独立为全国护士执业资格考试外，全国卫生专业技术资格（中初级）考试涵盖了护理、临床医学、药学、检验、影像、康复、预防医学、中医药等 118 个专业。考试涉及的知识范围广，有一定难度，考生对应考复习资料的需求较强烈。

2009 年由我提出策划方案、组织全国数百名作者参与编写的全国卫生专业技术资格考试及护士执业资格考试丛书在人民军医出版社出版，共 50 余本，内容覆盖了护士、护理学（师）、护理学（中级）、药学、检验、临床医学等上百个考试专业。由于应试指导教材精练、准确；模拟试卷贴近考试方向、命中率高，已连续畅销 10 年，深受全国考生认可。

在图书畅销的同时，我和编写本套丛书的作者团队却感到深深的无奈，因为我们发现，市场上有相当比例的同类考试书和某些培训机构的网上试题都在抄袭我们的创作成果，有些抄袭的试题顺序都没有变。而市场上盗印、冒用"军医版"图书的情况更加严重，由我策划编著的《护考急救包》《单科一次过》等经典考试图书目前已有多个冒用版本在销售，使考生难辨"李逵"和"李鬼"。这些侵权、盗印、冒用出版物的质量粗劣，欺骗、误导考生，使原创作者和读者两方的利益都受到严重侵害。

因此，请考生一定认清，丁震是原人民军医出版社考试中心主任，原军医版的护士、护理学（师）、护理学（中级）及药学、检验、临床医学等职称考试图书均为丁震策划编写。人民军医出版社已从 2017 年后停止出版护理类及医学职称考试图书，丁震与原班作者队伍继续修订和出版本套考试图书，只有丁震编著的护理类或担任总主编的职称考试图书为原军医版的合法延续，目前市场上其他众多的"军医版"、"军医升级版"等考试图书均属冒用、盗印或侵权行为，我们将保留追究其法律责任的权利！

为了使本套考试书已经形成的出版价值得到进一步延续和提升，更好地为全国考生服务，2019 年，由我编著的 40 本护理类考试图书和我担任总主编的 82 本卫生专业技术资格（中初级）考试图书全部授权北京航空航天大学出版社独家出版。

40 本护理类考试图书包括护士考试 8 本、护理学（师）考试 12 本、护理学（中级）考试 20 本，延续了原军医版图书精练、准确及命中率高的特点，但较原军医版的质量有了巨大提升，主要体现在以下四个方面：

一是急救包、应试指导、点线学习法、单科一次过等教材，归纳总结了大量表格，帮助考生强化考点对比，加深理解，便于掌握和记忆；教材采用双色印刷，重要内容用绿色字标识，重点突出。

二是试卷类图书，严格按照真题重新组卷，做到了对试题的全解析，即每道试题都配有解析，对有干扰价值的选项逐一解析，以达到"举一反五"的目的；且根据近几年考试情况，删除了部分不常考的老题，增加了部分新题，尤其是护士执业资格考试新增了图形题。

三是网上学习卡，《护考急救包》的视频课程为 2019 年度全新录制，重点章节由我承担，并邀请全国经验丰富的护理教师共同讲解；增加了微信小程序功能，优化了"丁震医学教育"APP，网上做题更加流畅。

四是考生答疑，丁震医学教育开通了 QQ 客服、微信、微博等多种网络媒介，有一支专业的助教团队负责全程回答考生提出的专业问题和上网技术问题。

在护理类考试图书编写中，我始终坚持两个基本原则，一是做考试原创内容的理念，所有的考点总结和试题解析均为原创；二是年年修订，对每年考过的试题都作详细分析、增补，使考点总结更准确，试题解析更清晰，只有经过不断修订，才能出精品图书。

经过十余年的不断积累，我已建成了由数万道试题构成的护理考试题库。为了向考生提供质量更高的考试用书，我从不同角度对题库进行分析，总结历年考试的规律和变化趋势，从而较准确地预测下一年的考试方向和细节。在图书编写过程中，查阅了大量教科书、诊治指南等参考资料，以学术研究的态度对待每一个考点、每一道试题，使内容更加权威、准确。

由于编写和出版的时间紧、任务重，书中如仍有不足，请考生批评指正。

丁　震

2018 年 8 月于北京

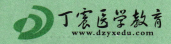
第一章　呼吸系统疾病

第二章　循环系统疾病

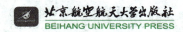

第三章　消化系统疾病

第四章　泌尿系统疾病

第五章　血液及造血系统疾病

第六章　内分泌与代谢性疾病

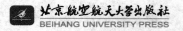

第七章 风湿性疾病

第八章 理化因素所致疾病

第九章 传染病

第十章 神经系统疾病

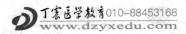
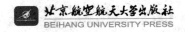

附录：历年跨科目考点

内科护理学（中级）专业知识单科试卷

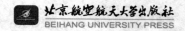

第一章 呼吸系统疾病

一、概 述

（一）呼吸系统疾病患者的症状评估

1. 咳嗽、咳痰

（1）咳嗽的特点：咳嗽是呼吸系统疾病最常见的症状，属于反射性防御反应，有助于清除呼吸道分泌物及异物，但频繁、剧烈咳嗽可对机体造成损害。不同性质咳嗽对应的常见疾病（表1-1）。

表1-1 不同性质咳嗽对应的常见疾病

咳嗽性质	常见疾病
急性干咳	上呼吸道炎症，气管异物，胸膜炎
刺激性呛咳	呼吸道刺激，支气管肺癌
起床咳嗽加剧	支气管扩张症，肺脓肿
夜间咳嗽明显	左心衰竭，肺结核
长期慢性咳嗽	慢性支气管炎，支气管扩张症，肺脓肿和肺结核
犬吠样咳嗽	百日咳，会厌、喉部疾病，气管受压或异物
金属音咳嗽	纵隔肿瘤，主动脉瘤或支气管肺癌压迫气管
嘶哑性咳嗽	声带或喉部病变

（2）咳痰的特点

①痰液性质：分为黏液性、浆液性、脓性和血性等，不同性质的痰液对应的常见疾病见表1-2。

②痰液量：轻度咳痰 < 10ml/d，中度咳痰 10 ~ 150ml/d，重度咳痰 > 150ml/d。

（3）护理措施

①饮食护理：保持每天饮水量1500ml以上，给予高热量、高蛋白、高维生素饮食。

②促进有效排痰：体位不佳、疲乏无力、无效咳嗽、支气管痉挛可引起清理呼吸道无效。

a. 有效咳嗽：适用于神志清醒，尚能咳嗽者。患者取坐位或立位，屈膝，上身前倾，深呼吸末屏气3 ~ 5秒后收缩腹肌，或用手按压上腹部，做2 ~ 3次短促有力的咳嗽。

b. 气道湿化：适用于痰液黏稠和排痰困难者。

c. 胸部叩击：适用于久病体弱、长期卧床、排痰无力者。患者取侧卧位或坐位，护士五指并拢，

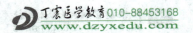
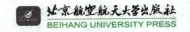

向掌心微弯曲呈空心掌状或握杯状（非扇形张开），自下而上，由外向内，迅速而有节律地叩击患者胸壁。频率 120 ～ 180 次 / 分，力量适中，以患者不感到疼痛为宜，避开乳房、心脏及骨突部位。每次叩击 5 ～ 15 分钟，应在餐后 2 小时至餐前 30 分钟完成，以免叩击引发呕吐。

表1-2　不同性质痰液对应的常见疾病

痰液性质	常见疾病
透明黏液痰	支气管炎、支气管哮喘
黄脓痰	细菌性感染，如金黄色葡萄球菌感染
翠绿色痰	铜绿假单胞菌感染
铁锈色痰	肺炎链球菌肺炎
砖红色胶冻状痰	克雷伯杆菌肺炎
红色或红棕色痰	肺癌、肺结核、肺栓塞、支气管扩张症
咖啡样痰	阿米巴肺脓肿
果酱样痰	肺吸虫病
粉红色泡沫痰	急性左心衰竭
恶臭痰	厌氧菌感染
白色黏稠拉丝痰	真菌感染

d. 体位引流：适用于痰液量较多、呼吸功能尚好者，如支气管扩张症、肺脓肿。

e. 机械吸痰：适用于痰液黏稠无力咳出、意识不清或建立人工气道者。可经患者的口腔、鼻腔、气管插管或气管切开处负压吸痰，每次吸引不超过 15 秒，两次吸痰间隔时间应大于 3 分钟，吸痰前、中、后提高吸氧浓度。

2. 肺源性呼吸困难

（1）分型

①吸气性呼吸困难：表现为吸气费力，吸气时间显著延长，出现三凹征（即胸骨上窝、锁骨上窝和肋间隙或腹上角凹陷），由于上呼吸道部分梗阻所致。常见于喉头水肿、气管异物等患者。

②呼气性呼吸困难：表现为呼气费力，呼气时间显著延长，由于下呼吸道部分梗阻所致。常见于支气管哮喘、小支气管痉挛、慢性阻塞性肺疾病患者。

③混合性呼吸困难：吸气和呼气均感费力，呼吸表浅、频率增加。常见于重症肺炎、胸腔积液、大面积肺不张等。

（2）分度：分为轻度、中度、重度。血气分析检查是氧疗的客观指标。PaO_2 是反映缺氧的敏感指标，是决定是否给氧的重要依据，$PaO_2 < 50mmHg$（6.6kPa），应给予吸氧。PaO_2 正常值为 95 ～ 100mmHg（12.6 ～ 13.3kPa），$PaCO_2$ 正常值为 35 ～ 45mmHg（4.7 ～ 6.0kPa），SaO_2 正常值为95% ～ 98%。

3. 咯血　在我国，引起咯血的前 3 位病因分别是肺结核、支气管扩张症和支气管肺癌。

（1）护理评估：咯血量与受损血管的性质及数量有直接关系，与疾病严重程度不完全相关。具体咯血的评估见表 1-3。

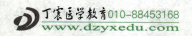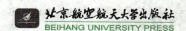

表1-3　咯血的评估

咯血量分级	划分标准
痰中带血	
少量咯血	<100ml/d
中等量咯血	100～500ml/d
大量咯血	>500ml/d，或1次>300ml

（2）并发症：窒息是咯血最严重的并发症，是直接致死的主要原因。患者出现咯血不畅、胸闷气促、面色灰暗、情绪紧张等提示窒息先兆，应紧急处理。若表现为表情恐怖，张口瞪目，双手乱抓，抽搐，大汗，神志突然丧失，提示窒息已发生。

（3）护理措施

①饮食护理：大咯血者暂禁食，小量咯血宜进少量温凉、流质饮食，多饮水、多食富含纤维素的食物，保持大便通畅。

②用药护理

a．止血药：大咯血者遵医嘱使用血管加压素（垂体后叶素）静脉滴注，观察有无恶心、便意、心悸、面色苍白等不良反应。冠心病、高血压、心力衰竭及妊娠者禁用。

b．镇咳药：咳嗽剧烈者给予可待因口服或皮下注射。可待因是强镇咳药，直接抑制咳嗽中枢，止咳作用迅速而强大。但年老体弱、痰多、肺功能不全者慎用，以免抑制咳嗽反射和呼吸中枢，使痰液或血块不能排出而窒息。可待因对外周和中枢的阿片受体有共同作用，可产生恶心、呕吐，抑制胃肠道运动，造成便秘等不良反应，因此用药时应重点监测排便情况，防止发生胃肠紊乱。

c．镇静药：烦躁不安者肌注地西泮。禁用吗啡、哌替啶，以免抑制呼吸。

③窒息的抢救护理：大咯血者窒息时，首要的护理措施是维持呼吸道通畅。一旦发现窒息征象，立即取头低足高45°俯卧位，面向一侧，轻拍背部排出血块，或刺激咽部以咳出血块，或用吸痰管进行负压吸引，必要时在气管插管或气管镜下吸取血块。气道通畅后呼吸仍未恢复，应行人工呼吸。给予高流量吸氧或遵医嘱给予呼吸兴奋药，警惕再窒息的发生。不应立即使用镇静、镇咳药。

二、急性呼吸道感染

（一）急性上呼吸道感染

急性上呼吸道感染简称上感，是指外鼻孔至环状软骨下缘，包括鼻腔、鼻咽或咽部急性炎症的总称，是小儿最常见的疾病。

1. 临床表现　根据主要感染部位的不同可分为急性鼻炎、急性咽炎、急性扁桃体炎等。冬、春季节多见，主要通过空气飞沫传播。

（1）普通感冒：成年人、年长儿以鼻部症状为主，喷嚏、鼻塞、流涕、干咳、咽痛或烧灼感，查体可见鼻咽部充血，扁桃体肿大，颌下与颈淋巴结肿大，肺部听诊一般正常。多于5～7天自然痊愈。

（2）急性病毒性咽炎和喉炎：多由鼻病毒、腺病毒、流感病毒等引起。急性咽炎表现为咽痒、烧灼感，咽痛不明显，咳嗽少见。急性喉炎以明显声嘶、说话困难、咳嗽时咽喉疼痛为特征，常有发热。查体可见咽喉部充血、水肿，颌下淋巴结肿大伴触痛，有时可闻及喉部喘息声。

（3）急性咽-扁桃体炎：病原体主要是溶血性链球菌，其次为流感嗜血杆菌、肺炎球菌、葡萄球菌。

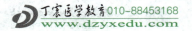
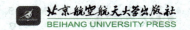

起病急，咽痛明显，伴畏寒、发热，体温可达39℃以上。查体可见咽部明显充血，扁桃体肿大、充血，表面有黄色脓性分泌物，颌下淋巴结肿大伴压痛。

2. 治疗要点 积极抗感染和对症处理。病毒感染者常选用利巴韦林等抗病毒药物；细菌感染者应用抗菌药物治疗，常选用青霉素类、头孢菌素类或大环内酯类。

3. 护理措施 发热护理：每4小时测量体温一次，超高热或有热性惊厥史者应1～2小时测量一次。体温＞38.5℃时给予物理降温，也可口服对乙酰氨基酚或布洛芬等退热药，预防高热惊厥，避免应用阿司匹林。体温＞39.5℃时全身冷疗，用温水拭浴。出汗后及时更换衣服。

（二）急性气管 - 支气管炎

1. 临床表现 先有急性上呼吸道感染症状，继而出现咳嗽，初为刺激性干咳，以后有痰，咳嗽、咳痰可延续2～3周，全身中毒症状不明显，可有发热。可闻及不固定、散在的干啰音和粗、中湿啰音。

2. 治疗要点

（1）控制感染：病原体以病毒为主，多不采用抗生素。怀疑细菌感染者应用抗生素。

（2）对症治疗：退热、止咳、祛痰、平喘及防治并发症。

3. 护理措施

（1）发热护理：给予物理降温或药物降温。出汗后及时擦净汗液，更换衣服。

（2）用药护理：预防呼吸道感染，不可通过长期服用抗菌药物预防，以免发生菌群失调或耐药。应遵医嘱正确用药，密切观察药物疗效和不良反应。

三、慢性阻塞性肺疾病

慢性阻塞性肺疾病（COPD）简称慢阻肺，是以持续气流受限为特征的可以预防和治疗的疾病，其气流受限多呈进行性发展。COPD多由慢性支气管炎发展而来。

1. 临床表现

（1）慢性支气管炎

①症状："咳、痰、喘、炎"。长期反复咳嗽、咳痰为其最突出的症状。

②体征：早期多无异常体征。急性发作期可在背部或双肺底听到干、湿啰音，咳嗽后可减少或消失。如伴发哮喘可闻及广泛哮鸣音并伴呼气期延长。

③分型：分为单纯型和喘息型。单纯型表现为咳嗽和咳痰；喘息型慢支除咳嗽、咳痰外，尚有喘息症状，部分可伴有哮鸣音。

④分期：按病情进展分为3期。

a. 急性发作期：急性发作期指在1周内出现脓性或黏液脓性痰，痰量明显增加，或伴有发热、白细胞计数增高等炎症表现，或1周内咳嗽、咳痰、喘息中任何一项症状明显加剧。

b. 慢性迁延期：指咳、痰、喘症状持续迁延不愈达1个月以上。

c. 临床缓解期：经治疗后或自然缓解，症状基本消失，或偶有轻微咳嗽或少量痰液，持续2个月以上者。

（2）COPD：特征性症状是慢性和进行性加重的呼吸困难、咳嗽和咳痰。

①症状：慢性咳嗽、咳痰，气短或呼吸困难，喘息和胸闷，均较慢性支气管炎更重。标志性症状是气促，最初表现为活动后气促，晚期患者静息时也气促，并伴食欲缺乏和体重下降等。

②体征：早期可无异常。随疾病进展出现桶状胸，呼吸变浅、频率增快，严重者可有缩唇呼吸。双侧语颤减弱。叩诊呈过清音，心浊音界缩小，肺下界和肝浊音界下降。听诊两肺呼吸音减弱，呼

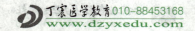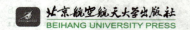

气延长，部分患者可闻及湿啰音和（或）干啰音，心音遥远。如剑突下可见心脏搏动，且心音较心尖部增强，提示并发早期肺源性心脏病。

③病情分期：急性加重期和稳定期。

④并发症：慢性呼吸衰竭，自发性气胸，慢性肺心病等。

2．治疗要点

（1）稳定期治疗

①教育与管理：戒烟，脱离污染环境。

②支气管扩张药：β_2 受体激动剂沙丁胺醇、特布他林、沙美特罗、福莫特罗，抗胆碱药异丙托溴铵和茶碱类药。

③糖皮质激素：吸入制剂有沙美特罗加氟替卡松、福莫特罗加布地奈德，可减少急性发作频率，增加运动耐量，提高生活质量。

④祛痰药：如盐酸氨溴索、N-乙酰半胱氨酸等。

⑤长期家庭氧疗：指征为 $PaO_2 \leqslant 55mmHg$，或 $SaO_2 \leqslant 88\%$，有或没有高碳酸血症；合并肺动脉高压、右心衰竭者 PaO_2 为 $55 \sim 60mmHg$，或 $SaO_2 < 89\%$ 也是氧疗的指征。氧疗的目的是使患者在静息状态下，达到 $PaO_2 \geqslant 60mmHg$ 和（或）使 SaO_2 升至 90% 以上。

（2）急性加重期治疗

①控制性氧疗：发生低氧血症者可用鼻导管或面罩吸氧。一般吸入氧流量 $1 \sim 2L/min$，氧浓度 28% $\sim$ 30%，避免吸入浓度过高引起二氧化碳潴留。

②抗感染治疗：根据病原菌及药敏结果选用抗菌药，如 β-内酰胺类、大环内酯类或喹诺酮类。

③平喘、祛痰、止咳：解痉平喘药有 β_2 受体激动剂、氨茶碱、异丙托溴铵、糖皮质激素等。祛痰药有盐酸氨溴索、溴己新等。对年老体弱及痰多者，不应使用可待因等强镇咳药。

3．护理措施

（1）给予高热量、高蛋白、高维生素、易消化饮食，维生素A、维生素C缺乏可降低免疫力。少量多餐，避免因饱胀而影响呼吸运动。避免进食产气和易引起便秘的食物，多饮水。

（2）保持呼吸道通畅：湿化气道，有效咳嗽，协助排痰。痰多黏稠、难以咳出的患者需多饮水（2000ml/d以上），使痰液稀释易于咳出。雾化吸入可消除炎症。

（3）合理氧疗：给予鼻导管持续低流量给氧，氧流量 $1 \sim 2L/min$，一般吸入氧浓度 28% $\sim$ 30%，每天吸氧时间 > 15 小时，夜间不可间断。氧疗有效的指标：呼吸困难减轻、呼吸频率减慢、发绀减轻、心率减慢、活动耐力增加。

（4）呼吸肌功能训练

①缩唇呼吸：患者闭嘴，经鼻吸气，缩唇（吹口哨样）缓慢呼气，同时收缩腹部，以能将距面前 $15 \sim 20cm$ 处、与口唇等高水平的蜡烛火焰吹摇动而不灭为宜。缩唇缓慢呼气可提高支气管内压，防止呼气时小气道过早塌陷，利于肺泡气排出。

②腹式呼吸：取立位、平卧位或半卧位。用鼻吸气，经口呼气，呼吸缓慢均匀。吸气时腹肌放松，腹部鼓起；呼气时腹肌收缩，腹部下陷。呼气与吸气时间比为（2 $\sim$ 3）：1，呼吸约10次/分，每天训练2次，每次 $10 \sim 15$ 分钟，熟练后可增加训练次数和时间。通过训练可减低呼吸阻力，增加肺泡通气量，提高呼吸效率。

四、支气管哮喘

支气管哮喘简称哮喘，是气道的一种慢性变态反应性炎症性疾病。

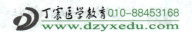
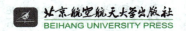

1. 临床表现

（1）症状：典型表现为反复发作性伴哮鸣音的呼气性呼吸困难，气急、胸闷、干咳或咳大量白色泡沫痰。发作严重时，表现为张口抬肩、大汗、喘气费力、烦躁不安，甚至发绀，患者常被迫坐起或端坐呼吸。持续数分钟至数小时或更长，可经药物控制或自行缓解。哮喘大多有季节性，在夜间或清晨发作和加重是哮喘的特征之一。

（2）体征：典型体征是胸部呈过度充气状态，双肺闻及广泛哮鸣音，呼吸音为主。严重者有心率增快、奇脉、胸腹反常运动、发绀、意识障碍等表现。缓解期可无任何症状或体征。

（3）重症哮喘及哮喘持续状态：用药后哮喘发作持续24小时不缓解称为哮喘持续状态。严重哮喘发作时，气道极度收缩且被黏液栓堵塞，哮鸣音反而减弱，甚至消失，表现为"沉默肺"；若全身情况不见好转，呼吸浅快，甚至神志淡漠和嗜睡，提示病情危重，随时可能发生心搏和呼吸骤停。一般经支气管扩张药物治疗后仍有缺氧症状，如发绀。

（4）并发症：哮喘发作时可出现自发性气胸、纵隔气肿和肺不张等，长期反复发作和感染易并发COPD。

（5）分期

①急性发作期：哮喘突然发生或加剧，呼吸困难，常因接触变应原等刺激物或治疗不当所致。病情加重可在数小时或数天内出现，偶尔可在数分钟内即危及生命，称哮喘猝死。原因可能与哮喘突然发作或加重，引起严重气流受限或其他心、肺并发症，导致心搏和呼吸骤停有关。按严重程度分为4级（表1-4）。

②慢性持续期：也称为非急性发作期。部分患者在没有急性发作的期间，每周仍有不同频度和（或）不同程度的哮喘症状。

表1-4　哮喘急性发作期病情分级及治疗原则

分　级	症　状	体　征	辅助检查	治疗用药
轻　度	步行或上楼时气短，可有情绪焦虑	呼吸频率轻度增加，闻及散在哮鸣音	肺通气功能和血气分析正常	短效β_2受体激动剂吸入，效果不佳加茶碱缓释片或抗胆碱药
中　度	稍事活动感气短，讲话常有中断，时有情绪焦虑	呼吸频率增快，可有三凹征，闻及响亮、弥漫的哮鸣音，心率增快，可出现奇脉	$PaO_2$60～80mmHg，$PaCO_2$≤45mmHg，$SaO_2$91%～95%	短效β_2受体激动剂吸入，联合吸入抗胆碱药-激素混悬液，或静脉注射氨茶碱；效果不佳应尽早口服激素治疗
重　度	休息时感气短，端坐呼吸，只能发单字表达，常有情绪焦虑和烦躁，大汗淋漓	常有三凹征，闻及响亮、弥漫的哮鸣音，心率增快，常＞120次/分，奇脉	PaO_2＜60mmHg，$PaCO_2$＞45mmHg，SaO_2≤90%，pH可降低	除吸入短效β_2受体激动剂、抗胆碱药-激素混悬液外，尽早静脉使用糖皮质激素，待病情缓解后改为激素口服
危　重	不能讲话，嗜睡或意识模糊	胸腹矛盾运动，哮鸣音减弱甚至消失，脉率变慢或不规则	PaO_2＜60mmHg，$PaCO_2$＞45mmHg，SaO_2＜90%，pH降低	除重度哮喘的治疗外，维持水、电解质平衡，纠正酸碱平衡紊乱

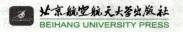

③临床缓解期：指哮喘的表现消失，肺功能恢复到急性发作前水平，并维持 3 个月以上。

2. 治疗要点

（1）脱离变应原：是防治哮喘最有效的方法。避免和消除过敏原及各种诱发因素，发作时应尽快使患者脱离变应原。

（2）药物治疗：哮喘治疗药物分为控制性药物（需长期使用的药物）和缓解性药物（按需使用的药物），见表 1-5。

表1-5 支气管哮喘治疗常用药物

药物种类	常用药物	药理机制	临床应用
β_2受体激动剂	沙丁胺醇（舒喘灵）特布他林	舒张气道平滑肌，减少肥大细胞等释放颗粒和介质，缓解哮喘症状	吸入法为首选；沙丁胺醇是轻度哮喘的首选药
糖皮质激素	倍氯米松 布地奈德 氟替卡松 甲泼尼龙 氢化可的松	是目前控制哮喘最有效的抗炎药物，机制为抑制气道变应性炎症，降低气道的高反应性	吸入法：是目前推荐长期抗炎治疗哮喘的首选方法；口服给药：用于吸入法无效或需要短期加强者；静脉给药：适用于哮喘持续状态、重症或用支气管舒张药不能缓解者
茶碱类	氨茶碱 茶碱缓释片	舒张支气管平滑肌，强心、利尿等	口服：适用于夜间哮喘；静脉给药：适用于危重症哮喘
抗胆碱药	异丙托溴铵	与气道平滑肌上的M_3受体结合，舒张支气管	吸入法；对夜间哮喘及痰多患者更有效
抗变态反应药	色甘酸钠	稳定肥大细胞膜，抑制过敏反应介质释放	预防运动及过敏性哮喘发作
白三烯调节剂	孟鲁斯特	抗炎，舒张支气管平滑肌	单独应用可控制哮喘发作，尤其适用于阿司匹林、运动及过敏性鼻炎引起的哮喘

（3）抗感染：有呼吸道感染者，可应用磺胺类或青霉素等抗菌药。

（4）哮喘的长期治疗：哮喘急性发作经治疗控制症状后，其哮喘的慢性病理基础仍然存在，因此必须以患者的病情严重程度为基础，根据其控制水平制订合理的长期治疗方案。

3. 护理措施

（1）促进排痰，改善缺氧状态：指导患者有效咳嗽，协助翻身拍背。鼓励患者多饮水，每天饮水 2500ml 以上，哮喘持续状态静脉补液 2500 ～ 3000ml 以稀释痰液。重症患者给予持续低流量吸氧。应用支气管解痉药物和抗炎药物，严重者可用负压吸引器吸痰。

（2）持续家庭氧疗：哮喘发作时患者常伴有不同程度的低氧血症，应遵医嘱给予鼻导管或面罩吸氧，氧流量 1 ～ 3L/min，氧浓度＜ 40%。吸氧时呼吸道应湿化，避免寒冷、干燥的气流刺激。给氧过程中监测动脉血气，如 $PaO_2 < 60mmHg$，$PaCO_2 > 50mmHg$，应准备机械通气。

（3）用药护理

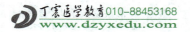 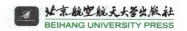

①β₂受体激动剂：易产生耐受性，不宜长期规律单独使用，应按需服药。口服沙丁胺醇或特布他林时，注意观察心悸和骨骼肌震颤等不良反应。

②糖皮质激素：长期使用应注意不良反应，如声音嘶哑、白色念珠菌感染、骨质疏松、消化道溃疡等。指导患者正确的吸入方法，两种吸入剂同时使用时，一般先用β₂受体激动剂，后用糖皮质激素。

③茶碱类：餐后服用可减轻胃肠道反应。静脉注射速度不宜过快，注射时间宜在10分钟以上。该类药的血药浓度与中毒浓度接近，用量过大或静脉注射过快易引起严重心律失常，出现头晕、心悸、血压剧降、抽搐，严重者导致心脏骤停。氨茶碱有较强碱性，局部刺激性较强，不宜肌内注射，急性心肌梗死及血压降低的患者禁用，妊娠、发热、小儿或老年人及心、肝、肾功能异常者慎用。避免与影响茶碱代谢的药物（如大环内酯类、喹诺酮类药物）同服。

④抗胆碱药：可引起口干等不良反应，注意多饮水。早期妊娠者及青光眼、前列腺肥大的患者应慎用。

⑤色甘酸钠：咽喉不适，恶心，呛咳，胸部紧迫感。

五、慢性肺源性心脏病

慢性肺源性心脏病简称慢性肺心病，是由肺组织、肺血管或胸廓的慢性病变引起肺组织结构和（或）功能异常，造成肺血管阻力增加，肺动脉压力增高，继而右心室结构和（或）功能改变的疾病。

1. **临床表现**　常在冬、春季节和气候变化时急性发作。男女患病率无明显差异，吸烟者、地处寒冷地区患病率较高。

（1）肺、心功能代偿期

①症状：咳嗽、咳痰、气促，活动后心悸、呼吸困难等。偶见胸痛或咯血。

②体征：发绀，肺气肿，肺动脉高压时肺动脉第二心音（P₂）亢进。右心室肥厚时三尖瓣区有收缩期杂音，剑突下可见心脏搏动增强。部分患者可出现颈静脉充盈甚至怒张。

（2）肺、心功能失代偿期

①症状：以呼吸衰竭为主要表现，肺血管疾病引起的肺心病则以心力衰竭为主。失代偿期最突出的表现为呼吸困难加重，夜间尤甚，严重者出现谵妄、嗜睡、躁动、抽搐等肺性脑病的表现，是肺心病死亡的首要原因。心力衰竭以右心衰竭为主，表现为心悸、气短、恶心、腹胀等。

②体征：明显发绀，球结膜充血、水肿，严重时可有视神经乳头水肿等颅内压增高的表现。因CO_2潴留可出现周围血管扩张的表现如皮肤潮红、多汗；腱反射减弱或消失。心力衰竭时可见肝大、颈静脉怒张，肝颈静脉反流征阳性，心率增快，心律失常，剑突出可闻及收缩期杂音，下肢或全身水肿，重者有腹水。

（3）并发症：肺性脑病、电解质及酸碱平衡紊乱、心律失常、休克、消化道出血和弥散性血管内凝血等。

2. **治疗要点**　肺心病的治疗以治肺为本、治心为辅为原则。

（1）急性加重期

①控制感染：抗菌药物的选择应根据感染环境、痰培养和药物敏感结果确定。常用抗菌药物有青霉素类、氨基糖苷类、喹诺酮类及头孢菌素类等。注意有无真菌感染的可能。

②维持呼吸道通畅：合理氧疗，采用低浓度、低流量持续给氧，氧流量1～2L/min，24小时持续不间断地吸氧。同时，应给予扩张支气管、祛痰等治疗，必要时给予无创正压通气或气管插管有创正压通气治疗。

③控制和纠正心力衰竭：心力衰竭一般在控制感染、改善缺氧后得到改善。若上述治疗无效，需

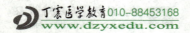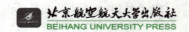

使用利尿药、正性肌力药或扩血管药物。选用温和的利尿药，小剂量、短疗程使用，如氢氯噻嗪，大剂量利尿可致痰液黏稠不易咳出。正性肌力药的选用应慎重，因肺心病缺氧易致洋地黄中毒，原则上选用作用快、排泄快的洋地黄类药物，小剂量静脉给药；注意不应依据心率快慢作为洋地黄毒性反应的观察指标，因缺氧和低钾血症都可使心率加快。钙通道阻滞剂有一定的降低肺动脉压效果，能减轻右心负荷。

④控制心律失常及抗凝治疗：可用普通肝素或低分子肝素抗凝。

（2）缓解期：可采用中西医结合治疗的方法，坚持长期家庭氧疗，营养支持，同时增强免疫力，避免诱发因素。

3. 护理措施

（1）饮食护理：给予高热量、高蛋白、高纤维、清淡、易消化的饮食。避免含糖高的食物，以免引起痰液黏稠。水肿患者应限制水、钠摄入，每天饮水不超过 1500ml，钠盐 < 3g。

（2）氧疗护理：持续低流量（1 ～ 2L/min）、低浓度（25% ～ 29%）给氧，保持 PaO_2 在 60mmHg 以上，防止高浓度吸氧抑制呼吸，加重缺氧和二氧化碳潴留。

（3）用药护理：见表 1-6。

表1-6　慢性肺源性心脏病用药护理

药物种类	不良反应	注意事项
镇静药	呼吸抑制，影响咳嗽反射，诱发肺性脑病	重症呼吸衰竭患者禁用
呼吸兴奋药	恶心，呕吐，烦躁，面部潮红，皮肤瘙痒，肌颤等	注意用量不宜过大
利尿药	碱中毒，脱水过度，排痰不畅等	监测电解质变化，尽量白天给药
正性肌力药	洋地黄中毒反应，心律失常等	右心衰竭患者慎用，注意观察中毒反应
血管扩张药	心率增快，血压下降，氧分压降低	观察心率、血压

六、支气管扩张症

支气管扩张症是继发于急、慢性呼吸道感染和支气管阻塞后，由于反复发作支气管炎症，致使支气管管壁结构破坏，引起支气管异常和持久性扩张的疾病。

1. 临床表现

（1）症状：长期咳嗽和咳大量脓痰是最主要的症状。痰量与体位有关，常在晨起和夜间卧床时，由于体位改变致气管内痰液易流出而加重。痰液收集于玻璃瓶中静置后分为 3 层，上层为泡沫，中层为浑浊黏液，下层为脓性黏液和坏死组织沉淀物。如有厌氧菌感染，呼吸和痰液均有臭味。多数患者可发生咯血，反复肺感染。可出现发热、乏力、食欲缺乏等症状。

（2）体征：气道内有较多分泌物时，体检可闻及湿啰音和干啰音。病情较重或继发感染时，在病变部位听到局限性、固定的小水泡音。病情严重尤其是合并慢性缺氧、肺心病、右心衰竭者可出现杵状指（趾）。

2. 治疗要点

（1）治疗基础疾病。

（2）控制感染：感染急性加重时须针对性地应用抗生素，根据痰培养结果选择敏感抗生素，常用

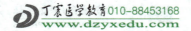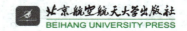

药物有阿莫西林、克拉霉素或头孢类抗生素，铜绿假单胞菌感染可联合应用氨基糖苷类或喹诺酮类抗菌药，如有厌氧菌混合感染可加用甲硝唑、替硝唑等。

（3）清除气道分泌物

①体位引流和理疗：常用振动、拍背和体位引流等。加强痰液引流是减少肺部继发感染和全身中毒症状最关键的措施，根据病变部位采取相应体位引流，头低足高位。

②雾化吸入：常用生理盐水、α-糜蛋白酶和脱氧核糖核酸酶等，有喘息者加用支气管扩张药。

③祛痰药：常用复方甘草合剂、盐酸氨溴索或溴己新。盐酸氨溴索（沐舒坦）可促进呼吸道内黏稠分泌物的排出，减少黏液的滞留，显著促进排痰。溴己新有较强的溶解黏痰作用，降低痰液黏度。

（4）外科治疗：仅限于支气管扩张症局限而内科治疗仍顽固反复者或大咯血者。

3. 护理措施

（1）用药护理：遵医嘱使用抗生素、祛痰药和支气管舒张药，指导患者掌握药物的疗效、剂量、用法和不良反应。

（2）体位引流

①早晨清醒后立即进行效果最好，或餐后 1～2 小时进行，每次引流 15～20 分钟。

②引流前 15 分钟给予支气管舒张药，必要时雾化吸入，测量生命体征。

③抬高病灶部位的位置，引流支气管开口向下，借重力的作用使痰排出。

④注意观察和记录引流出痰液的量及性状。

⑤一旦出现咯血、发绀、出汗等，应立即停止引流。

⑥高血压、呼吸衰竭、心力衰竭患者，高龄及危重患者，均禁止体位引流。

（3）咯血的护理：大量咯血者禁食，小量咯血者进少量温凉饮食，多饮水，避免刺激性食物。剧烈咳嗽者遵医嘱给予小剂量镇咳药，年老体弱、肺功能不全者慎用，防止抑制咳嗽反射。大咯血者遵医嘱使用血管加压素，冠心病、高血压和妊娠者禁用。迅速清除口喉部血块，必要时行气管切开或气管插管。

七、肺 炎

（一）肺炎链球菌肺炎

肺炎链球菌肺炎是肺炎链球菌感染引起的肺炎，居社区获得性肺炎发病率的首位。

1. 临床表现 好发于冬季、初春，以既往健康的青壮年男性、老年人或婴幼儿多见。

（1）症状：常有上呼吸道感染的前驱症状。典型表现为急性起病，寒战、高热、咳嗽、咳痰、呼吸急促和胸痛。体温高峰在下午或傍晚，多呈稽留热，伴头痛和全身肌肉酸痛。咳嗽，早期干咳，继之出现脓痰，呈铁锈色。胸痛常见，可放射至肩部或下腹部，深呼吸或咳嗽时加剧。食欲明显减退，伴有恶心、呕吐、腹胀、腹泻等表现。

（2）体征：急性病容，面颊绯红，鼻翼扇动，口角和鼻周有单纯疱疹，严重者出现发绀。早期肺部无明显体征，肺实变时表现为患侧呼吸运动减弱，语颤增强，叩诊浊音，听诊呼吸音减低及胸膜摩擦音，消散期常有湿啰音。

2. 治疗要点

（1）支持和对症治疗：卧床休息，增加营养，高热患者给予物理降温，低氧血症患者给予吸氧，胸痛患者给予少量镇痛药。

（2）控制感染：首选青霉素，对青霉素过敏或耐药者，应用喹诺酮类或头孢菌素类抗菌药。抗菌药疗程一般为 5～7 天，或热退后 3 天停药，或由静脉用药改口服，维持数天。

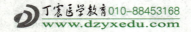
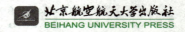

（3）休克型肺炎的抢救：广谱抗生素早期、联合、大剂量给药的同时，补充血容量，纠正酸中毒，给予血管活性药物和糖皮质激素。

3. 护理措施

（1）休息活动护理：急性期卧床休息，采取半卧位，给氧，流量 2 ～ 4L/min。胸痛时取患侧卧位，以减轻疼痛，改善健侧通气。

（2）对症护理：畏寒、寒战时注意保暖。高热时给予物理降温，使用冰袋局部冷敷，温水或乙醇拭浴。降温时避免使用阿司匹林等解热药，必要时酌情小剂量应用，以免大量出汗导致虚脱。定时翻身拍背，痰液黏稠不易咳出时，多饮水并给予雾化吸入。鼓励患者经常漱口，加强口腔护理。

（3）休克型肺炎的护理

①严密观察生命体征、意识状态、皮肤黏膜及尿量变化。

②休克者绝对卧床，采取中凹卧位，给予中、高流量吸氧，氧流量 4 ～ 6L/min。迅速建立静脉通路，遵医嘱应用抗休克和抗感染药物。注意限制输液速度，以免发生急性心力衰竭。

③休克好转的指标：神志逐渐清醒，口唇红润，脉搏有力，呼吸平稳，肢端温暖，收缩压＞90mmHg，尿量＞30ml/h。

（二）支原体肺炎

支原体肺炎是由肺炎支原体引起的呼吸道和肺部的急性炎症病变。

1. 临床表现　起病缓慢，起初有数天至一周的无症状期，继而乏力、头痛、咽痛、肌肉痛，咳嗽为阵发性刺激性干咳，可有少量黏痰或脓痰。一般为中等发热，也可不出现发热。胸部体检与肺部病变程度常不成比例。

2. 治疗要点　首选药物为大环内酯类抗生素，如红霉素、罗红霉素和阿奇霉素，对大环内酯类抗生素过敏者，可选用四环素类或喹诺酮类药物治疗。对 β- 内酰胺类不敏感。

3. 护理措施

（1）休息活动护理：急性期卧床休息，采取半卧位。

（2）对症护理：对高热患者给予物理降温，使用冰袋局部冷敷，温水或乙醇拭浴。对剧烈咳嗽者，遵医嘱适当给予镇咳药。定时翻身拍背，痰液黏稠不易咳出时，多饮水并给予雾化吸入。鼓励患者经常漱口，加强口腔护理。

（三）军团菌肺炎

军团菌肺炎是革兰阴性噬肺军团杆菌引起的细菌性肺部炎症。

1. 临床表现　潜伏期 2 ～ 10 天，起病初乏力、肌痛、头痛，1 ～ 2 天后体温升高，呈稽留热同时伴有寒战。咳嗽，少量黏痰，可伴胸痛、呼吸困难等。或有恶心、呕吐、水样腹泻。严重者有呼吸、循环或肾衰竭。患者常有急性病容、相对缓脉，两肺湿啰音。

2. 治疗要点　首选药物为大环内酯类抗生素，如红霉素、罗红霉素和阿奇霉素，对 β- 内酰胺类治疗无效。积极纠正水、电解质紊乱及酸碱失调。

3. 护理措施　对高热患者给予物理降温，使用冰袋局部冷敷，温水或乙醇拭浴。剧烈疼痛者，给予少量镇痛药，定时翻身拍背，痰液黏稠不易咳出时，多饮水并给予雾化吸入。鼓励患者经常漱口，加强口腔护理。

（四）革兰阴性杆菌肺炎

革兰阴性杆菌肺炎常见于克雷伯杆菌、铜绿假单胞菌等感染，是医院获得性肺炎的常见致病菌，

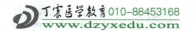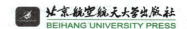

耐药菌不断增加，病情危重，病死率高。

1．临床表现

（1）肺炎克雷伯杆菌肺炎：咳嗽、咳痰、胸痛、呼吸困难，寒战、高热等。典型痰液为砖红色胶冻样痰。

（2）铜绿假单胞菌肺炎：中毒症状明显，高热呈弛张热，常有咳嗽、咳痰，典型痰液呈翠绿色脓性痰。

2．治疗要点

（1）肺炎克雷伯杆菌肺炎：首选药物为头孢菌素类和氨基糖苷类。

（2）铜绿假单胞菌肺炎：有效的抗菌药物有β-内酰胺类、氨基糖苷类和喹诺酮类。

3．护理措施

（1）对症护理：对高热患者给予物理降温，使用冰袋局部冷敷，温水或乙醇拭浴。对剧烈咳嗽者，遵医嘱适当给予镇咳药。定时翻身拍背，痰液黏稠不易咳出时，多饮水并给予雾化吸入。鼓励患者经常漱口，加强口腔护理。

（2）预防交叉感染：革兰阴性杆菌肺炎大多为院内感染，应严格床旁隔离，尽量将同病原菌的患者安置在同一病房，医护人员及家属进出病房、所有操作均需严格执行无菌操作原则，有条件者，住单间、安排专门护士护理，可有效控制交叉感染的发生。

八、肺结核

肺结核是结核分枝杆菌引起的肺部慢性传染性疾病。

1．临床表现

（1）全身症状：由结核杆菌毒素所致，以发热最常见，多表现为长期午后低热。可伴有乏力、食欲缺乏、消瘦、盗汗，女性月经失调或闭经。

（2）呼吸系统症状

①咳嗽、咳痰：浸润型肺结核咳嗽轻微，干咳或仅有少量黏液痰；空洞型肺结核痰量增加，若伴继发感染，痰可呈脓性。

②咯血：1/3～1/2患者有小量咯血，严重者可大咯血，发生窒息或失血性休克。肺结核是临床引起咯血最常见的原因。

③胸痛：病变累及壁层胸膜时发生，呼吸运动和咳嗽时加重。

④呼吸困难：多见于干酪样肺炎、空洞型肺结核或大量胸腔积液患者。

（3）体征：早期可无异常体征。病变范围较大或干酪样坏死者，患侧呼吸运动减弱，语颤增强，叩诊浊音，听诊呼吸音减低。慢性纤维空洞型肺结核或胸膜粘连时，患侧胸廓凹陷，纵隔及气管向患侧移位。因肺结核好发于肺尖，肩胛间区或锁骨上下部位于咳嗽后闻及湿啰音，对诊断有重要意义。

2．分型

（1）原发型肺结核：由结核杆菌初次侵入肺部后发生的原发感染，是小儿肺结核的主要类型，典型的原发综合征呈"双极"（哑铃形）病变，即一端为原发病灶，一端为肿大的肺门淋巴结、纵隔淋巴结。

（2）血行播散型肺结核：含急性血行播散型肺结核（急性栗粒型肺结核）及亚急性、慢性血行播散型肺结核。

（3）继发型肺结核：继发型肺结核含浸润性肺结核、纤维空洞性肺结核和干酪性肺炎等。

（4）其他肺外结核：如肠结核、骨关节结核、肾结核等。

（5）菌阴肺结核：为三次痰涂片及一次培养均阴性的肺结核。

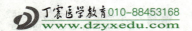
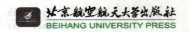

3．治疗要点

（1）化学药物治疗：是治疗和控制疾病、防止传播的主要手段。

①治疗原则：早期、联合、适量、规律和全程治疗。

②一线化疗药物：全杀菌药如异烟肼、利福平；半杀菌药如链霉素、吡嗪酰胺；抑菌药如乙胺丁醇。

③化疗方案：分为强化和巩固两个阶段。总疗程6～8个月，初治强化期2个月，巩固期4个月；复治强化期3个月，巩固期5个月。

（2）对症治疗

①全身中毒症状：经有效抗结核治疗1～3周可消退，无须特殊治疗。症状严重者短期加用糖皮质激素，以减轻炎症和变态反应。

②咯血：痰中带血或小量咯血者，应卧床休息，口服止血药。注意年老体弱、肺功能不全者慎用强镇咳药，防止抑制咳嗽和呼吸。中、大量咯血应严格卧床，保持呼吸道通畅。大量咯血者静脉给予垂体后叶素。

（3）手术治疗

4．护理措施

（1）休息活动护理：有明显中毒症状、咯血或大量胸腔积液者应卧床休息，恢复期可适当增加活动。长期慢性患者或轻症患者可正常工作和生活，避免劳累和重体力活动。

（2）用药护理：注意观察抗结核药物的主要不良反应（表1-7）。

表1-7　常用抗结核药物不良反应

药　物	不良反应
链霉素	耳毒性和肾毒性：听力障碍、眩晕、口周麻木、肾损害及过敏反应
利福平	胃肠道不适、肝损害（ALT升高和黄疸）、过敏反应
异烟肼	周围神经炎、肝损害（ALT升高）
吡嗪酰胺	药物性肝炎（ALT升高、黄疸）、高尿酸血症常见，皮疹、胃肠道反应少见
对氨基水杨酸	胃肠道反应、过敏反应、肝损害
乙胺丁醇	球后视神经炎、胃肠道反应

（3）咯血的护理：咯血时禁止屏气，取患侧卧位，有利于健侧通气，并防止病灶扩散。咯血量多时采取患侧半卧位，保持气道通畅。有窒息先兆应立即通知医生，取头低足高位，迅速排出血块。大咯血者暂禁食，小量咯血给予少量温凉的流质饮食。垂体后叶素给药速度不宜过快，注意观察不良反应。

（4）预防感染传播

①管理传染源：关键在于早期发现和彻底治愈肺结核患者。

②切断传播途径：做好呼吸道隔离，单人病室，保持空气对流，每天使用紫外线消毒病室。咳嗽或打喷嚏时用双层纸巾遮掩。将痰吐在纸上用火焚烧是最简便有效的处理方法，或留置于容器的痰液经灭菌处理后再弃去。接触痰液后用流水清洗双手。餐具煮沸消毒，被褥、书籍曝晒6小时以上。

③保护易感人群：接种卡介苗是最有效的预防措施，可使人体产生对结核菌的获得性免疫力。对于高危人群，如与新发现的排菌肺结核患者密切接触的儿童及结核菌素试验新近转阳性者，应预防性给予异烟肼6～12个月。

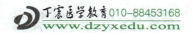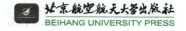

九、肺脓肿

肺脓肿是肺组织坏死形成的脓腔。急性吸入和（或）气道阻塞导致微生物清除障碍，大量微生物导致肺组织感染性炎症、坏死、液化，由肉芽组织包绕形成脓腔。

1．**分类**　根据感染途径分为三类。

（1）吸入性肺脓肿：是临床上最常见的类型，多由吸入口、鼻、咽部病原菌（主要是厌氧菌）引起。误吸和气道防御清除功能降低是其发生的重要原因。吸入性肺脓肿常为单发性，其发病部位与支气管解剖和体位有关。右主支气管较陡直，且管径较粗大，吸入物易进入右肺。在仰卧位时，好发于上叶后段或下叶背段；直立位或坐位时，好发于下叶基底段；右侧位时，好发于右上叶前段或后段。

（2）继发性肺脓肿：一些基础疾病，如支气管扩张症、支气管囊肿、支气管肺癌、肺结核空洞等继发感染可引起肺脓肿；支气管异物堵塞是导致小儿肺脓肿的重要因素；肺部邻近器官的化脓性病变可直接侵犯肺组织形成肺脓肿。

（3）血源性肺脓肿：皮肤创伤感染、疖、痈、骨髓炎、腹腔感染、盆腔感染和感染性心内膜炎等所致的菌血症所致，菌栓经血行播散到肺，引起肺脓肿。致病菌以金黄色葡萄球菌、表皮葡萄球菌及链球菌为常见。

2．**临床表现**

（1）症状：典型表现为高热、咳嗽和咳大量脓臭痰。血源性肺脓肿多常有肺外原发病灶引起的畏寒、高热等全身脓毒血症的症状。经数日至 2 周后才出现咳嗽、咳痰、痰量不多，极少咯血。

（2）体征：与肺脓肿的大小和部位有关。疾病早期，肺部可无异常体征。当脓肿形成时，所累及的肺野可闻及空瓮音或空洞型呼吸音。病变累及胸膜可闻及胸膜摩擦音或出现胸腔积液体征。慢性肺脓肿（病程超过 3 个月）常有杵状指（趾）、贫血和消瘦。

3．**治疗要点**　原则是抗生素治疗和脓液引流。

（1）抗生素治疗：肺脓肿主要是以厌氧菌感染为主的混合性感染，一般对青霉素敏感，对青霉素过敏或不敏感者，可选用甲硝唑、林可霉素或克林霉素等。

（2）脓液引流：是提高疗效的有效措施；痰黏稠不易咳出者可用祛痰药或雾化吸入以利于痰液引流；引流体位应使脓肿处于最高位，每天 2 ～ 3 次，每次 10 ～ 15 分钟；有条件者宜尽早使用纤维支气管镜冲洗及吸引，并向脓腔内注入抗生素以加强局部治疗，提高疗效并缩短病程。

（3）手术适应证

①肺脓肿病程超过 3 个月，经内科治疗脓腔不缩小，或脓腔过大（5cm 以上）不易吸收者。

②并发支气管胸膜瘘或脓胸经抽吸、冲洗治疗效果不佳者。

③大咯血内科治疗无效或危及生命者。

④肿瘤阻塞支气管。

4．**护理措施**

（1）口腔护理：肺脓肿患者的口腔护理尤为重要，主要原因是患者高热持续时间长，使口腔内唾液分泌减少，口腔黏膜干燥；患者咳大量脓痰，利于细菌繁殖，易引起口腔炎及黏膜溃疡；治疗中大量应用抗生素，易致菌群失调而诱发真菌感染。应协助患者及时漱口；对意识障碍者应由护士定时给予口腔护理。

（2）用药护理：肺脓肿患者应用抗生素治疗时间较长，应向患者强调坚持治疗的重要性、疗程及可能出现的不良反应，使患者坚持治疗。用药期间要密切观察药物疗效及不良反应。

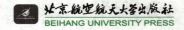

十、原发性支气管肺癌

原发性支气管肺癌简称肺癌,是起源于支气管黏膜上皮的恶性肿瘤,发病率居男性恶性肿瘤的首位。

1.分类

(1)按解剖学部位分类:中央型肺癌多为鳞癌和小细胞癌;周围型肺癌多为腺癌。

(2)按组织学分类

①鳞癌:以中央型肺癌为主,多见于老年男性,与吸烟关系最密切。

②腺癌:最常见,多见于女性,以周围型肺癌为主,对化疗、放疗敏感性较差。

③大细胞癌:恶性程度较高。

④小细胞癌:40岁左右吸烟男性多见,恶性程度最高。

2.临床表现　40岁以上好发,男性多见。

(1)原发肿瘤症状

①咳嗽:是出现最早的症状,多为刺激性干咳或少量黏液痰。癌肿引起支气管狭窄时,咳嗽加重,为持续性高调金属音或刺激性呛咳。

②血痰或咯血:以中央型肺癌多见,常为痰中带血或间断血痰。癌肿侵犯大血管时可引起大咯血。

③喘鸣:因肿瘤部分阻塞支气管所致,胸痛和呼吸困难是晚期患者最突出的症状。

④其他:低热、体重减轻、食欲减退等。

(2)肿瘤压迫症状

①胸痛:侵袭胸膜、胸壁、肋骨所致。

②吞咽困难:侵犯或压迫食管引起。

③声音嘶哑:压迫喉返神经导致。

④上腔静脉压迫综合征:表现为面部、颈部、上肢及前胸部静脉怒张。

⑤Horner综合征:肺尖肿瘤压迫颈交感神经,出现患侧上睑下垂、瞳孔缩小、眼球内陷、额部少汗等。

(3)远处转移症状

①转移至中枢神经系统,引起头痛和颅内压增高。

②转移至骨骼,可有骨痛和病理性骨折,如股骨局部破坏。

③转移至肝,引起肝区疼痛和肝大、黄疸等。

④转移至淋巴结,导致淋巴结肿大。

(4)副癌综合征:骨关节痛,杵状指,库欣综合征(水肿、高血压、血糖增高),男性乳房发育,重症肌无力,多发性肌肉神经痛,钙、磷代谢紊乱。

3.治疗要点　非小细胞癌(鳞癌、腺癌、大细胞癌)采取以手术治疗为主,辅以化学治疗和放射治疗的综合治疗。小细胞癌主要进行化学治疗和放射治疗。

(1)手术治疗:是肺癌最重要和最有效的治疗手段。

(2)放射治疗:小细胞癌最敏感,其次为鳞癌,腺癌最低。

(3)化学治疗:小细胞癌疗效较好,采用联合、间歇、短程用药。

(4)其他:靶向治疗、免疫治疗及中医中药治疗。

十一、自发性气胸

胸膜腔内积气称为气胸。根据病因,气胸分为自发性气胸和损伤性气胸。根据胸膜腔内压力情况,

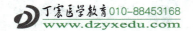
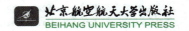

气胸分为闭合性气胸、开放性气胸和张力性气胸。

1．临床表现

（1）症状：起病急骤，多数于日常活动或休息时发作，也可见于剧咳、持重物、屏气、剧烈体力活动时。最常见的症状是突感一侧胸痛，刀割样或针刺样，持续时间短，继之出现胸闷、气促、刺激性咳嗽，咳嗽为气体刺激胸膜所致，严重者可因呼吸困难而不能平卧；如侧卧，被迫健侧卧位，以减轻呼吸困难。

（2）体征：少量气胸时体征不明显。大量气胸时，患侧胸部隆起，气管向健侧移位；呼吸运动和触觉语颤减弱；叩诊呈过清音或鼓音，心浊音界缩小、肝浊音界下移甚至消失；听诊呼吸音减弱或消失。

2．治疗要点

（1）一般治疗：卧床休息，适当吸氧。根据患者病情给予镇静、镇痛、镇咳、扩张支气管等处理。

（2）排气治疗：促进患侧肺复张是自发性气胸的首要治疗目标。小量气胸者不需要特殊处理，积气一般可在1～2周自行吸收。大量气胸者需行胸膜腔穿刺或胸腔闭式引流术。

十二、呼吸衰竭

呼吸衰竭简称呼衰，指各种原因引起的肺通气和（或）换气功能严重障碍，使静息状态下亦不能维持足够的气体交换，导致低氧血症伴（或不伴）高碳酸血症，进而引起一系列的病理生理改变和相应的临床表现的综合征。

1．分型　呼吸衰竭是临床急危重症，按照动脉血气结果，分为Ⅰ型和Ⅱ型呼吸衰竭；按照发病急缓，分为急性和慢性呼吸衰竭；按照发病机制，分为泵衰竭和肺衰竭。

（1）Ⅰ型呼衰：仅存在缺氧而无二氧化碳潴留，即$PaO_2 < 60mmHg$，而$PaCO_2$正常或低于正常。见于肺换气功能障碍疾病，如急性呼吸窘迫综合征、严重肺部感染、间质性肺疾病、急性肺栓塞等。

（2）Ⅱ型呼衰：缺氧伴二氧化碳潴留，即$PaO_2 < 60mmHg$且$PaCO_2 > 50mmHg$，多由于肺泡通气不足所致，如慢性阻塞性肺疾病。

2．临床表现

（1）症状

①原发病症状：如COPD的表现，如咳嗽、咳痰、喘息。

②呼吸困难：是最早、最突出的症状。表现为呼吸费力伴呼气延长，严重者可有浅快呼吸。CO_2潴留严重时，可出现CO_2麻醉现象，呼吸由浅快转为浅慢，甚至潮式呼吸。

③发绀：是缺氧的主要表现，当血氧饱和度低于90%时出现，最早因缺氧发生损害的组织器官是大脑。

④精神神经症状：智力及定向力障碍是主要表现。轻度缺氧和二氧化碳潴留可使脑血管扩张，脑血流增加；严重缺氧可使脑间质和脑细胞水肿，颅内压增高，甚至发生脑疝。

a．缺氧的表现：早期表现注意力分散、智力和视力轻度减退，缺氧加重可出现搏动性头痛、烦躁不安、定向力和记忆力障碍、精神错乱、嗜睡甚至昏迷。

b．CO_2潴留的表现：先兴奋、后抑制，兴奋表现为失眠、躁动、昼睡夜醒；严重潴留时抑制神经中枢，可出现神志淡漠、嗜睡、昏迷、抽搐、扑翼样震颤、腱反射减弱或消失等肺性脑病的表现。

⑤心血管系统症状：CO_2过多可引起体表小静脉扩张，皮肤充血，颜面潮红，球结膜水肿，四肢及皮肤温暖潮湿。早期可反射性地使心肌收缩力加强、血压升高、心率增快；严重的缺氧和CO_2潴留可直接抑制心血管中枢，使血压下降、心动过缓，可出现严重心律失常、右心衰竭。

⑥消化和泌尿系统症状：肝、肾功能损害，尿量减少，上消化道出血等。

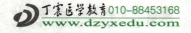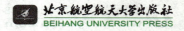

（2）体征：体格检查可见静脉充盈、皮肤潮红、血压先升后降、心率增快，右心衰竭时常有体循环淤血体征。

3．治疗要点　处理原则是保持呼吸道通畅，迅速纠正缺氧，改善通气，积极治疗原发病，消除病因，纠正酸碱平衡失调及维持重要脏器的功能。

（1）缓解支气管痉挛：使用支气管扩张药，常用药物有氨茶碱、β_2 受体激动剂等。

（2）控制感染：选用有效抗菌药，如第三代头孢菌素、氟喹诺酮类等。

（3）呼吸中枢兴奋药：最常用的是尼可刹米（可拉明），可兴奋呼吸中枢，增加通气量，也可促进苏醒。洛贝林（山梗菜碱）可通过刺激颈动脉窦和主动脉体的化学感受器，反射性兴奋呼吸中枢，增加通气量。

（4）氧疗：Ⅱ型呼吸衰竭给予低浓度（＜35%）持续吸氧，不可给予高浓度氧，因高浓度氧可解除缺氧对外周化学感受器的刺激，使呼吸受到抑制，造成通气恶化。Ⅰ型呼吸衰竭给予较高浓度（＞35%）给氧，可以迅速缓解低氧血症而不引起 CO_2 潴留。对于伴有高碳酸血症的急性呼吸衰竭，常需机械通气治疗。

4．护理措施

（1）病情观察：密切观察呼吸困难的程度、生命体征及神志改变，准确记录出入量，监测血气分析结果。一旦出现肺性脑病的表现，应立即报告医生并协助处理。

（2）氧疗护理：当慢性呼吸衰竭患者的 $PaO_2 < 60mmHg$ 时，应及时给予氧疗。常用鼻导管或面罩给氧。根据呼吸衰竭类型选择给氧浓度。

（3）对症护理：清醒患者指导有效咳嗽、咳痰，意识不清、咳痰无力者给予吸痰，建立人工气道和机械通气支持，保持呼吸道通畅。吸痰时动作应轻柔，每 2 小时一次，严格执行无菌操作，防止感染。

十三、呼吸系统疾病患者常用诊疗技术及护理

（一）胸腔穿刺术

胸腔穿刺术常用于抽胸腔内积液或积气，以缓解压迫症状；检查胸腔积液的性质，协助诊断；通过穿刺胸膜腔内给药，协助治疗。

1．适应证

（1）胸腔积液性质不明者，胸水检查以协助病因诊断。

（2）胸腔大量积液或积气者，缓解压迫症状。

（3）脓胸抽脓灌洗治疗，或恶性胸腔积液需胸腔内注射药物者。

2．禁忌证　胸膜腔已消失、有明显出血倾向、血小板＜ $60×10^9/L$。

3．方法

（1）体位：协助患者坐在靠椅上并面向椅背，两前臂置于椅背上，前额伏于前臂上。不能坐起者取半坐位，患侧前臂上举高于枕部。

（2）穿刺部位：穿刺点选在胸部叩诊实音最明显部位，胸腔积液较多时一般选择肩胛线或腋后线第 7 ～ 8 肋间；有时也选择腋中线 6 ～ 7 肋间或腋前线第 5 肋间为穿刺点。气胸取患侧锁骨中线第 2 肋间隙或腋前线第 4 ～ 5 肋间隙为穿刺点。

（3）消毒和麻醉：常规消毒皮肤，术者戴无菌手套。铺消毒洞巾，用 2% 利多卡因在下一肋骨上缘的穿刺点，自皮肤至胸膜壁层逐层浸润麻醉。

（4）穿刺：穿刺前将穿刺针后的胶皮管用血管钳夹住，穿刺时术者左手示指与中指固定穿刺部位的皮肤，右手将穿刺针沿局部麻醉处缓慢刺入，当针锋抵抗感突然消失时，再接上注射器，松开止血钳，

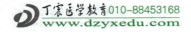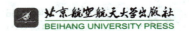

抽吸胸腔积液，吸满后再次用血管钳夹闭胶管，然后取下注射器，将液体注入试管送检或注入弯盘记录液体量。术毕拔出穿刺针，再次消毒穿刺点后，覆盖无菌纱布，用胶布固定后协助患者静卧。

（5）抽液抽气量：**每次抽液、抽气时，不宜过多、过快，防止胸腔内压骤降，发生肺水肿或循环衰竭、纵隔移位等意外。减压抽液时，首次抽液量不宜超过 600ml，以后每次抽吸量不应超过 1000ml；诊断性抽液为 50～100ml 即可，注入无菌试管送检。如治疗需要，抽液抽气后可注射药物。**

（二）纤维支气管镜检查术

纤维支气管镜检查（简称纤支镜）是利用光学纤维内镜对气管支气管管腔进行检查。可深入亚段支气管，甚至更细的支气管。

1. 适应证

（1）原因不明的咯血需明确病因及出血部位，或需局部止血治疗者。

（2）原因不明的喉返神经麻痹、膈神经麻痹或上腔静脉阻塞者。

（3）胸部 X 线占位改变或阴影而致肺不张、阻塞性肺炎、支气管狭窄或阻塞，刺激性咳嗽，经抗生素治疗不缓解，疑为异物或肿瘤者。

（4）用于清除黏稠的分泌物、黏液栓或异物。

（5）行支气管肺泡灌洗及用药等治疗。

（6）引导气管导管，进行经鼻气管插管。

2. 禁忌证

（1）肺功能严重损害，重度低氧血症，不能耐受检查者。

（2）严重心功能不全、高血压或心律失常、频发心绞痛者。

（3）严重肝、肾功能不全，全身状态极度衰竭者。

（4）出凝血机制严重障碍者。

（5）哮喘发作或大咯血者，近期上呼吸道感染或高热者。

（6）有主动脉瘤破裂危险者。

（7）对麻醉药物过敏，不能配合检查者。

3. 方法　纤支镜可经鼻或口插入，目前大多数经鼻插入。**患者常取平卧位，不能平卧者，可取坐位或半坐位。直视下自上而下依次检查各叶、段支气管。**

4. 护理措施

（1）术前护理：**常规检查 X 胸片、心电图、乙肝五项、凝血功能等**；患者术前 4 小时禁食禁水，以防误吸。

（2）术后护理：**术后 2 小时内禁食禁水，以防误吸；2 小时后，可进温凉流质或半流质饮食。**

（三）采集动脉血和血气分析

动脉血气分析是通过测量血液的酸碱度（pH）、氧分压（PaO_2）、二氧化碳分压（$PaCO_2$），判断呼吸衰竭的类型和程度，以及患者有无缺氧、二氧化碳潴留和酸碱失衡的可靠方法。对指导氧疗、纠正酸碱失衡和电解质紊乱均有重要的临床意义。

1. 适应证

（1）各种疾病、创伤或外科手术疑发生呼吸衰竭者。

（2）心肺复苏患者。

（3）进行机械通气者。

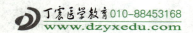
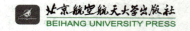

2. 护理措施

（1）操作过程：护士左手食指、中指固定穿刺动脉，右手垂直或与动脉走向成40°角刺入；注射器穿刺前抽吸肝素，湿润管腔后弃去余液；血气分析的采血量为 0.1～1ml；拔出针头后，立即将针尖斜面刺入软木塞或橡胶塞，隔绝空气，轻搓注射器使血液与肝素混匀，立即送检。采血完毕，穿刺部位用无菌纱布加压止血 5～10 分钟。

（2）操作后护理：穿刺处按压 5 分钟以上，防止局部出血或形成血肿；采血后标本立即送检，若不能及时送检，应将其保存于 4℃环境中，但不得超过 2 小时，以免影响测定结果。

---

1. 慢性阻塞性肺疾病呼吸功能锻炼正确的方式是
   A. 胸式呼吸　　　　　　　　　B. 平静呼吸　　　　　　　C. 腹式呼吸
   D. 用力呼气　　　　　　　　　E. 快速呼吸

2. 除对原发病进行综合治疗外，治疗肺气肿、改善肺功能的重要措施是
   A. 休息、保暖、多饮水　　　　B. 控制感染　　　　　　　C. 合理饮食
   D. 祛痰、止咳、平喘　　　　　E. 适当的长期氧疗

3. 慢性支气管炎急性发作患者最首要的治疗是
   A. 镇咳　　　　　　　　　　　B. 祛痰　　　　　　　　　C. 平喘
   D. 抗感染　　　　　　　　　　E. 抗过敏

4. 患者，男，28 岁。受凉后出现鼻塞、流涕、咽痛不适，咳嗽、黏液脓痰。查体：双肺呼吸音粗，可闻及散在干、湿啰音。血常规示白细胞计数稍增多。X 线胸片检查示肺纹理增粗。最可能的诊断是
   A. 急性上呼吸道感染　　　　　B. 急性支气管炎　　　　　C. 肺炎
   D. 肺结核　　　　　　　　　　E. 胸腔积液

5. 缓解支气管痉挛的药物中，其作用机制为兴奋 β_2 肾上腺素能受体的是
   A. 氨茶碱　　　　　　　　　　B. 沙丁胺醇　　　　　　　C. 异丙托溴铵
   D. 色甘酸钠　　　　　　　　　E. 甲泼尼龙

6. 慢性肺源性心脏病肺心功能失代偿期的护理措施最首要的是
   A. 预防上呼吸道感染　　　　　　B. 注意神志变化，警惕肺性脑病的发生
   C. 低盐饮食，避免含糖高的饮食　　D. 纠正缺氧和二氧化碳潴留
   E. 增加体育锻炼和呼吸肌锻炼

7. 慢性肺心病急性加重期治疗措施**不包括**
   A. 控制肺部感染　　　　　　　　B. 纠正心力衰竭
   C. 保持呼吸道通畅　　　　　　　D. 迅速利尿，减少血容量，减轻心脏前负荷
   E. 纠正缺氧和二氧化碳潴留及电解质紊乱

8. 慢性阻塞性肺气肿患者并发早期肺心病出现的症状是
   A. 发绀、头痛、嗜睡、神志恍惚　　B. 咳泡沫样痰
   C. 剑突下心脏搏动，心音增强　　　D. 血气分析 PaO_2 降低，$PaCO_2$ 升高
   E. 端坐呼吸

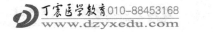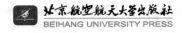

9. 支气管扩张症患者最典型的体征为

A. 消瘦　　　　　　　　　　　B. 杵状指（趾）　　　　　C. 贫血

D. 桶状胸　　　　　　　　　　E. 病变部位持续湿啰音

10. 预防支气管扩张症继发感染的关键措施是

A. 选择广谱抗生素　　　　　　B. 口服祛痰药　　　　　　C. 使用支气管扩张药

D. 加强呼吸道痰液引流　　　　E. 注射疫苗

11. 一般情况下肺炎链球菌肺炎在炎症消散后常见有

A. 肺部实变　　　　　　　　　B. 肺部留有空洞　　　　　C. 造成胸膜粘连、增厚

D. 肺组织完全恢复正常　　　　E. 形成钙化灶

12. 患者，男，47岁。因畏寒、高热伴咳嗽、咳铁锈色痰3天，急诊治疗。查体：胸部X线检查可见右肺下叶大片致密阴影，血白细胞和中性粒细胞增高。若对患者痰液进行培养可见

A. 支原体　　　　　　　　　　B. 肠杆菌　　　　　　　　C. 铜绿假单胞菌

D. 肺炎球菌　　　　　　　　　E. 结核菌

13. 判断肺炎严重程度主要依靠

A. 肺啰音多少　　　　　　　　B. 咳嗽严重程度　　　　　C. 体温高低

D. 呼吸困难程度　　　　　　　E. 血压变化

14. 肺结核患者应采取的护理措施是

A. 绝对卧床休息　　　　　　　B. 健侧卧位　　　　　　　C. 症状消失后即可停药

D. 做好隔离消毒工作和对症护理　　E. 饮食以肉食为主，增加抵抗力

15. 干酪性肺炎和结核球属于

A. 原发性肺结核　　　　　　　B. 血行播散型肺结核　　　C. 浸润型肺结核

D. 慢性纤维空洞型肺结核　　　E. 结核性胸膜炎

16. 肺结核大咯血最危急的并发症是

A. 窒息　　　　　　　　　　　B. 肺不张　　　　　　　　C. 出血性休克

D. 肺部感染　　　　　　　　　E. 广泛结核菌播散

17. 患者，女，23岁。近2个月来轻度咳嗽，痰中带血丝，午后低热，盗汗，面颊潮红，消瘦。X线检查示右上肺有云雾状淡薄阴影，无透光区，痰菌3次验查阴性。护理措施不妥的是

A. 住院隔离　　　　　　　　　B. 高热量、高维生素、高蛋白饮食

C. 按医嘱给予抗结核药物治疗　　D. 对患者的食具、用品进行消毒

E. 做好保健指导

18. 判断肺结核传染性最主要的依据是

A. 血沉增快　　　　　　　　　B. 反复痰中带血　　　　　C. 胸部X线有空洞

D. 结核菌素试验阳性　　　　　E. 痰结核菌检查阳性

19. 最为常见的继发型肺结核类型是

A. 胸内淋巴结核　　　　　　　B. 血行播散型肺结核　　　C. 浸润性肺结核

D. 慢性纤维空洞性肺结核　　　E. 结核性胸膜炎

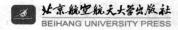

20. 可引起高尿酸血症的抗结核药物是
A. 异烟肼   B. 利福平   C. 吡嗪酰胺
D. 乙胺丁醇   E. 链霉素

21. 肺结核可咯出
A. 白色泡沫状痰   B. 大量脓痰   C. 胶冻样痰
D. 粉红色泡沫痰   E. 血痰

22. 肺脓肿患者，住院治疗4个月余仍有反复咯血，其最佳治疗方案是
A. 祛痰及体位引流   B. 痰培养选用敏感抗生素
C. 超声雾化吸入药物   D. 气管滴入药物
E. 肺叶切除

23. 患者持续痰中带血最可能的疾病是
A. 血源性肺脓肿   B. 肺炎链球菌肺炎   C. 慢性支气管炎
D. 原发性支气管肺癌   E. 慢性阻塞性肺气肿

24. Horner 综合征是
A. 肿瘤直接侵犯胸膜引起   B. 肿瘤侵犯或压迫食管引起
C. 肿瘤压迫颈交感神经引起   D. 肿瘤直接压迫大气道引起
E. 肿瘤直接压迫喉返神经引起

25. 患者，男，56岁。刺激性咳嗽6个月，近1个月痰中带血，伴有胸闷、气促、发热、食欲减退，消瘦明显。X线胸片示右肺门毛刺状阴影。为尽快明确诊断，首选的检查的
A. CT   B. 磁共振   C. 支气管镜
D. 胸腔镜   E. 痰细胞学检查

26. 鳞状上皮细胞型肺癌首选的治疗手段是
A. 手术治疗   B. 放射治疗   C. 化学药物治疗
D. 中医中药治疗   E. 免疫学治疗

27. 患者，男，67岁。患慢性支气管炎和肺气肿10年，一天前于剧烈咳嗽后突感右侧胸痛，呼气困难加重，不能平卧而就诊，其最可能的原因是
A. 自发性气胸   B. 心肌梗死   C. 肺栓塞
D. 急性左心衰竭   E. 肺部感染导致呼吸衰竭

28. 自发性气胸典型的临床表现**不包括**
A. 胸痛   B. 干咳   C. 呼吸困难
D. 气促   E. 意识不清

29. 缓解气胸患者呼吸困难的首选方法是
A. 吸氧   B. 镇静   C. 人工呼吸
D. 气管切开   E. 胸腔穿刺放气

30. 纠正慢性呼吸衰竭患者缺氧和二氧化碳潴留，最重要的措施为
A. 氧气疗法   B. 保持呼吸道通畅   C. 增加通气量

D. 纠正酸碱平衡失调　　　　　　　　E. 提高呼吸系统兴奋性

31. 呼吸衰竭患者最早、最突出的表现是

A. 视物模糊　　　　　　　　B. 呼吸困难　　　　　　　　C. 皮肤湿冷

D. 血压升高　　　　　　　　E. 肝肾功能损害

32. 呼吸衰竭的主要治疗目标是

A. 保持呼吸道通畅，改善通气　　　B. 纠正酸碱失衡　　　　C. 纠正缺氧和 CO_2 潴留

D. 纠正电解质紊乱　　　　　　　　E. 控制感染

33. 患者，男，68 岁。有吸烟史 30 余年，出现慢性咳嗽、咳痰已 20 多年，近 5 年来明显加剧，伴有喘息和呼吸困难，以冬春季更甚。3 天前因受凉感冒而致发热、剧咳、咯多量黄脓痰、气急、发绀，今晨起出现神志模糊，躁动不安，送医院急诊并急测血气分析为 $PaO_2$51.8mmHg，$PaCO_2$60mmHg。患者宜采用的体位是

A. 半坐卧位　　　　　　　　B. 头低脚高位　　　　　　　C. 平卧位

D. 俯卧位　　　　　　　　　E. 胸膝卧位

答案：1. C。2. E。3. D。4. B。5. B。6. D。7. D。8. C。9. E。10. D。11. D。12. D。13. D。14. D。15. C。16. A。17. A。18. E。19. C。20. C。21. E。22. E。23. D。24. C。25. C。26. A。27. A。28. E。29. E。30. B。31. B。32. C。33. A。

第二章　循环系统疾病

一、心力衰竭

心力衰竭是由于心脏结构或功能异常，导致心室充盈和（或）射血能力受损，肺循环和（或）体循环静脉淤血，主要表现为呼吸困难及液体潴留的一组临床综合征。按左心室射血分数降低或保留可分为收缩性心力衰竭和舒张性心力衰竭；按发生的部位可分为左心衰竭、右心衰竭和全心衰竭；按发生的速度和严重程度可分为急性心力衰竭和慢性心力衰竭，以慢性心力衰竭居多。

（一）慢性心力衰竭

慢性心力衰竭是指在原有慢性心脏疾病基础上逐渐出现心衰的症状和体征。**其特征性的症状为呼吸困难和体力活动受限，特征性的体征为水肿。**

1. 心功能评估

（1）心功能分级：见表1-8。

表1-8　纽约心脏病协会（NYHA）心功能分级及活动指导

分　级	心功能表现	活动指导
Ⅰ级	体力活动不受限，日常活动（一般活动）不引起明显的气促、乏力或心悸	注意休息，不限制一般的体力活动，适当锻炼，但应避免剧烈运动和重体力劳动
Ⅱ级	体力活动轻度受限，休息时无症状，日常活动（一般活动）如平地步行200～400m或以常速上3层以上楼梯的高度时，出现气促、乏力和心悸	适当限制体力活动，可从事轻体力活动和家务劳动，增加午睡时间，劳逸结合
Ⅲ级	体力活动明显受限，稍事活动或轻于日常活动（一般活动）如平地步行100～200m或以常速上3层以下楼梯的高度时，即引起显著气促、乏力或心悸	限制日常体力活动，以卧床休息为主，鼓励或协助患者自理日常生活
Ⅳ级	体力活动重度受限，休息时也有气促、乏力或心悸，稍有体力活动症状即加重，任何体力活动均会引起不适	无需静脉给药者为Ⅳa级，可在室内或床边略活动；需静脉给药者为Ⅳb级，应绝对卧床休息；日常生活由他人照顾完成，卧床时应做肢体被动运动

（2）心衰分度：测定6分钟步行距离，要求患者在走廊内尽可能快走，用于测定心衰患者的运动耐力。步行距离＜150m为重度心衰，150～450m为中度心衰，＞450m为轻度心衰。

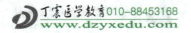
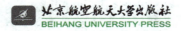

2．临床表现

（1）左心衰竭：主要表现为肺循环淤血和心排血量降低。

①不同程度的呼吸困难：是左心衰竭最主要的症状。

a．劳力性呼吸困难：是左心衰竭最早出现的症状。运动使回心血量增加，左心房内压力增大，加重肺淤血。

b．夜间阵发性呼吸困难：是心源性呼吸困难最典型的表现，患者入睡后突然因憋气而惊醒，被迫坐起，重者可出现哮鸣音，也称为心源性哮喘。其发生机制为：睡眠平卧使回心血量增加，迷走神经兴奋剂增高使小支气管痉挛，膈肌抬高使肺活量减小等。

c．端坐呼吸：肺淤血达到一定程度，患者不能平卧，因平卧位会使回心血量增多，肺静脉压力增高，加重肺水肿，也可使膈肌抬高，而引起呼吸困难。

d．急性肺水肿：是左心衰竭呼吸困难最严重的情况。

②咳嗽、咳痰、咯血：是肺泡和支气管黏膜淤血、气道受刺激的表现。夜间加重，而站位、立位时减轻。

a．咳白色浆液性泡沫样痰：原因是肺毛细血管压增高，浆液样分泌物渗出。

b．痰带血丝：是由于肺微血管破损。

c．咳粉红色泡沫样痰：是急性肺水肿的表现，由于血浆渗入肺泡所致。

d．大咯血：长期慢性肺淤血可导致肺循环和支气管循环之间形成侧支，曲张破裂可致咯血。

③其他症状：心排血量降低，出现倦怠、乏力、头晕、失眠、嗜睡、烦躁等症状。重者可有少尿及肾功能损害、肾前性肾衰竭。

④一般体征：心率加快，血压下降，脉压减小，呼吸急促。

⑤肺部湿啰音：是左心衰竭的主要体征，由于肺毛细血管压力增高，液体渗出到肺泡所致，随着肺淤血的加重，湿啰音可由局限于双肺底扩大到全肺，可伴哮鸣音。

⑥心脏体征：左心室扩大，可闻及舒张早期奔马律，肺动脉瓣区第二心音亢进；心尖部可闻及收缩期杂音是左心室扩大引起相对性二尖瓣关闭不全所致。交替脉是左心衰竭的重要体征，常见于高血压、冠心病引起的心衰。

（2）右心衰竭：主要表现为体循环静脉淤血。

①消化道症状：恶心、呕吐、食欲缺乏、腹胀、肝区胀痛等是右心衰竭最常见的症状，是由胃肠道长期慢性淤血所致。肝大伴压痛，是由肝淤血肿大，肝包膜被牵拉所致。严重者可发展为心源性肝硬化。

②呼吸困难：继发于左心衰的右心衰，呼吸困难已经存在。单纯右心衰的呼吸困难是由于右心室扩大，限制了左心室充盈而引起肺淤血所致。发绀是由于体循环静脉淤血，血流缓慢，血液中的还原血红蛋白增多所致。

③颈静脉征：颈静脉充盈、怒张是右心衰竭的最早征象，怒张与静脉压升高程度成正比。肝颈静脉反流征阳性是指按压右上腹时，使回心血量增加，出现颈外静脉充盈，是右心衰竭的特征性体征。

④水肿：是右心衰竭的典型体征，由于体循环静脉压力增高所致。水肿从足、踝开始，逐渐向上蔓延，呈对称性、凹陷性，晚期出现全身性水肿，长期卧床患者以腰骶尾部最明显。

⑤胸水和腹水：双侧胸水，右侧更明显，与体循环和肺循环压力增高、胸膜毛细血管通透性增大有关。腹水是由心源性肝硬化所致。

⑥心脏体征：右心室扩大，胸骨左缘或剑突下可见心脏搏动。三尖瓣听诊区可闻及收缩期杂音，是由于相对性三尖瓣关闭不全所致。

（3）全心衰竭：右心衰竭继发于左心衰竭而形成全心衰竭。但当右心衰竭出现时，右心排血量减少，

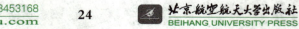

呼吸困难等肺淤血的临床表现反而减轻。

3. 治疗要点

（1）病因治疗：治疗原发疾病，去除诱发因素。

（2）一般治疗

①减轻心脏负荷：失代偿期患者应休息，限制体力活动，减轻焦虑情绪，降低心脏负荷。

②给氧：仅用于急性心衰。无肺水肿的患者给氧反而会使血流动力学情况恶化。

（3）药物治疗原则：已经从传统采用强心、利尿、扩血管药物，转变为采用神经内分泌抑制剂，并积极应用非药物的器械治疗。治疗目标不仅是改善症状，提高生活质量，更重要的是延缓心肌重构的发展，从而降低心衰的病死率和住院率。

（4）利尿药：合理使用利尿药是其他心力衰竭药物治疗取得成功的基础，但单独使用利尿药并不能有效治疗心力衰竭。利尿药通过排钠、排水，减轻液体潴留，可显著减轻肺淤血，降低体重，从而改善心功能和运动耐量。分排钾和保钾两类。

①排钾利尿药：机制为阻碍肾小管对钠、钾、氯、镁、钙等离子的重吸收。

a. 袢利尿药：首选呋塞米（速尿）、布美他尼等，利尿作用强，适用于有明显液体潴留和肾功能不全的患者。

b. 噻嗪类利尿药：常用药为氢氯噻嗪（双氢克尿噻），口服利尿、降压，仅适用于轻度液体潴留、伴高血压且肾功能正常的患者。

②保钾利尿药：醛固酮受体拮抗剂类药物有螺内酯（安体舒通）、依普利酮。肾小管上皮细胞钠通道阻滞剂类药物氨苯蝶啶、阿米洛利。保钾利尿药的利尿作用较弱，常与排钾利尿药合用以防止发生低钾血症。对肝硬化和肾病综合征顽固性水肿也有效。

（5）血管紧张素转换酶抑制剂（ACEI）：常用药物有卡托普利、依那普利、福辛普利等。ACEI是目前治疗和改善慢性心力衰竭预后的首选药，其主要机制是通过抑制血管紧张素转换酶（ACE），减少血管紧张素 II（Ang II）生成，从而减轻 Ang II 的收缩血管、刺激醛固酮释放、增加血容量、升高血压与促心血管细胞肥大增生等作用，最终可降低血压，抑制心肌重构，延缓心力衰竭进展，降低病死率。ACEI 还具有保存缓激肽活性、保护血管内皮细胞、抗心肌缺血、增敏胰岛素受体等作用。

（6）β 受体阻滞剂：常用药物有美托洛尔（倍他乐克）、比索洛尔、卡维地洛等。β 受体阻滞剂通过拮抗交感系统活性，避免心肌细胞坏死，从而抑制心肌重构，长期应用可明显改善心功能，降低病死率，而其还有明显的抗心律失常和抗心肌缺血的作用，也是能够显著降低心衰患者病死率的原因。

（7）醛固酮受体拮抗剂：常用药物有螺内酯、依普利酮等。醛固酮除具有保钾排钠的作用外，还可促进心肌纤维化和重构，使心衰恶化。因此，醛固酮受体拮抗剂可抑制心肌纤维化和重构，改善预后，降低病死率。

（8）血管紧张素 II 受体拮抗剂（ARB）：常用药物有氯沙坦、缬沙坦、坎地沙坦等。可阻止 Ang II 与其受体结合，从而发挥拮抗 Ang II 的作用。ARB 与 ACEI 的药理作用基本相同，当患者因 ACEI 引起的干咳不能耐受时，可改用 ARB。

（9）洋地黄类药物：又称为强心苷，作为正性肌力药的代表，可显著缓解轻、中度心力衰竭患者的症状，提高运动耐量，改善生活质量，但对降低心力衰竭患者的病死率无明显改善。

①药理作用：在增强心肌收缩力的同时，不增加心肌耗氧量，是临床最常用的强心药物。强心苷还有减慢心率的作用。

②作用机制：可抑制 Na^+-K^+-ATP 酶，使细胞内 Na^+ 增加，K^+ 减少。细胞内 Na^+ 增加后，启动 Na^+-Ca^{2+} 双向交换机制，使 Ca^{2+} 内流增加，导致心肌收缩力增强。K^+ 可阻止强心苷与心肌细胞膜 Na^+-K^+-ATP 酶结合，减轻强心苷中毒，由于细胞内 K^+ 浓度降低，成为强心苷容易中毒的重要原因。

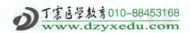
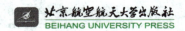

以上机制解释了钙剂不能与强心苷合用的原因，也解释了使用强心苷时应补钾的原因。

③常用药物

a．地高辛：常用其口服制剂，适用于中度或慢性心力衰竭的维持治疗。

b．毛花苷丙（毛花苷C，西地兰）：常用其静脉注射制剂，适用于急性心力衰竭或慢性心力衰竭加重时。

④适应证：已使用ACEI（或ARB）、β受体阻滞剂、醛固酮受体拮抗剂和利尿药之后，心力衰竭的症状仍不能改善者，尤其适用于心力衰竭伴心室率快的房颤患者。

⑤禁忌证：绝对禁忌证为强心苷中毒或过量者。重度二尖瓣狭窄、严重房室传导阻滞、肥厚型梗阻性心肌病等禁用。急性心肌梗死等缺血性心脏病、肺源性心脏病应慎用。

⑥强心苷治疗心力衰竭有效的指标：呼吸困难缓解，水肿消退，尿量增加，发绀减轻。

（二）急性心力衰竭

临床最常见的是急性左心衰竭。急性左心衰竭是指急性发作或加重的心肌收缩力明显降低，造成急性心排血量骤降、肺循环压力突然升高，引起急性肺淤血、肺水肿，以及伴组织器官灌注不足的心源性休克的一种临床综合征。

1．临床表现

（1）症状：突发严重呼吸困难，呈端坐呼吸，强迫坐位，双臂支撑协助呼吸，呼吸频率增快（达30～40次/分），咳嗽频繁并咳出大量粉红色泡沫样血痰，烦躁不安，伴恐惧感。

（2）体征：心率和脉率增快，第一心音减弱，两肺布满湿啰音和哮鸣音，心尖区可闻及舒张期奔马律。

（3）心源性休克：持续性低血压（收缩压＜90mmHg），皮肤湿冷，面色苍白，口唇发绀，尿量减少甚至无尿，意识障碍。

2．治疗要点

（1）体位：取坐位，双腿下垂以减少静脉回流，降低心脏前负荷。

（2）吸氧：使氧饱和度≥95%，高流量氧气吸入，氧流量为6～8L/min，使肺泡内压力增高，减少肺泡内毛细血管渗出液产生；同时给予20%～30%乙醇湿化，因乙醇能减低肺泡内泡沫的表面张力，使泡沫破裂消散，从而改善肺泡通气，迅速缓解缺氧症状。

（3）基础用药

①镇静药：阿片类药物如吗啡静脉注射，可减少急性肺水肿患者的焦虑及呼吸困难引起的痛苦。此类药物还具有扩血管的功能，主要降低心脏前负荷，同时降低交感系统兴奋性。

②强心药：毛花苷丙缓慢静脉注射。

（4）利尿药：袢利尿药如呋塞米、布美他尼等，先静脉推注，继而连续静脉滴注。除可减轻容量负荷，还具有扩张静脉的作用。

（5）血管扩张药：通过降低心室充盈压和全身血管阻力，减轻心脏负荷。扩张容量血管（小静脉）可减轻心脏前负荷，扩张外周阻力血管（小动脉）可减轻心脏后负荷。收缩压＞110mmHg是使用该类药物的前提，90～110mmHg应慎用，＜90mmHg应禁用。静脉滴注。常使用硝酸甘油和硝普钠，一般不推荐使用钙通道阻滞剂（CCB）和ACEI类药物。

①硝酸甘油：主要扩张小静脉，降低心脏前负荷。特别适合急性冠脉综合征伴心力衰竭的患者。

②硝普钠：扩张小动脉和小静脉，降低心脏后、前负荷。特别适合严重心衰、由心脏后负荷增加所导致的心力衰竭。

（6）非洋地黄类正性肌力药

 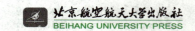

①β受体兴奋剂：常用药物有多巴胺和多巴酚丁胺。特别适用于急性心肌梗死伴心力衰竭者。应短时间使用，主要帮助慢性心力衰竭加重时的患者度过难关，长时间使用反而增加病死率。

②磷酸二酯酶抑制剂：常用药有米力农和氨力农。适用于重症或顽固性心衰时的短期治疗，长期使用病死率反而更高。

（7）血管收缩药：收缩外周血管，调整血液到重要脏器。常用去甲肾上腺素、肾上腺素等。应用血管收缩药的前提是已使用正性肌力药后仍存在心源性休克及低血压。

（三）心力衰竭的护理

1. 护理措施

（1）休息与活动护理：失代偿期需卧床休息，多做被动运动以预防深部静脉血栓形成。病情缓解或稳定后，鼓励适当活动，防止肌肉废用性萎缩。慢性心衰患者病情稳定者，可每天步行多次，每次 5～10 分钟。

（2）饮食护理：少食多餐，限制总热量，避免增加心脏负担；进食低盐、低脂、易消化、高维生素、高纤维素、高蛋白质、不胀气的食物，戒烟，严重消瘦者应给予营养支持。心衰急性发作或有容量负荷过重的患者应严格限制水、钠摄入量，限制钠盐摄入＜2g/d，严重低钠血症者液体摄入量一般＜2000ml/d，严重心衰患者液体摄入量控制在 1500～2000ml。但轻、中度心衰或稳定期心衰患者，严格限水、限制钠盐摄入对肾功能及神经体液调节机制不利，反而无益处。

（3）病情观察：观察呼吸困难加重、心率增快、烦躁、面色苍白、尿量减少情况。观察水肿的消长情况，每天测体重，准确记录液体出入量。大便时勿用力，必要时使用缓泻药，但禁忌大剂量灌肠，以免增加心脏负担。控制输液速度，一般 20～30 滴／分，小儿＜5ml/（kg·h）。

2. 用药护理

（1）利尿药：应从小剂量开始，间断使用，液体潴留纠正后可短期停用利尿药，防止电解质紊乱和利尿药抵抗。

①袢利尿药、噻嗪类利尿药

a. 主要不良反应是易引起低钠、低钾、低氯、低钙、低镁血症性碱中毒，其中低钾血症最危险。应用排钾利尿药时严密观察水、电解质变化，低钾血症易诱发洋地黄中毒和心律失常，故应同时补充氯化钾或与保钾类利尿药同时使用。含钾丰富的食物有深色蔬菜、柑橘、瓜果、大枣、菇类、豆类等。

b. 可引起高尿酸血症，痛风患者慎用。

c. 长期大剂量应用可干扰糖和胆固醇代谢，糖尿病、高脂血症患者慎用。

d. 袢利尿药、噻嗪类利尿药均为磺胺类衍生物，故具有磺胺类药物的不良反应，如皮疹、光敏性皮炎、白细胞和血小板减少等。

e. 袢利尿药还有耳毒性，与氨基糖苷类药物合用时更易导致听力障碍。

②保钾利尿药：使用后定期监测血钾和肾功能，如血钾＞5.5mmol/L，应减量或停用。螺内酯可引起男性乳房增生，停药后可消失。

（2）ACEI：与血管紧张素Ⅱ被抑制有关的不良反应有首剂低血压、高钾血症、肾功能损害等；与缓激肽积聚有关的不良反应有无痰干咳、血管神经性水肿等。无痰干咳是 ACEI 较常见的不良反应，也是被迫停药的主要原因。出现血管神经性水肿应立即停药。此外，ACEI 还有低血糖、引起胎儿畸形，皮疹，白细胞减少及恶心、呕吐等消化道反应和头晕、头痛等中枢神经系统反应。治疗应从小剂量开始，耐受后逐渐加量，直至达到目标剂量，终生用药，避免突然撤药。应注意监测血压、血钾及肾功能情况。

（3）β受体阻滞剂：常见恶心、呕吐、轻度腹泻等胃肠道反应，偶见过敏性皮疹。应用不当还可

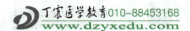
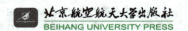

引起低血压、液体潴留及心衰恶化、窦性心动过缓、房室传导阻滞等；诱发哮喘是其严重的不良反应，机制是阻滞 β_2 受体，使支气管收缩。故支气管哮喘、心动过缓、房室传导阻滞、重度心力衰竭患者禁用。长期应用还可影响脂肪代谢和糖代谢，血脂异常及糖尿病患者慎用。为避免初始用药抑制心肌收缩力而可能加重或诱发心衰的不良影响，起始剂量须小，递加剂量须慢，达到目标剂量后长期维持，才能发挥其治疗心衰的作用。突然停药可致反跳现象，应避免。

（4）强心苷：治疗剂量和中毒剂量接近，易发生中毒，使用后应重点观察其中毒反应。

①心脏毒性反应：是强心苷较严重的毒性反应，主要表现为各种心律失常。

a．快速心律失常：最常见和最早出现的是室性期前收缩，如二联律、三联律甚至室颤。

b．慢速心律失常：房室传导阻滞或窦性心动过缓。

c．心电图特征性表现：ST 段出现鱼钩样改变。

②胃肠道反应：表现为食欲缺乏、恶心、呕吐。在普及维持量给药法以来已较少见。

③神经系统反应：表现为头痛、头晕、视物模糊、黄绿视等。

④加强用药监测：严格遵医嘱用药，用药前应先测量心率。静脉给药时务必稀释后缓慢静注，观察患者用药后的反应，同时监测心律、脉率、心电图及血压变化。当患者心律或脉搏节律由规则变为不规则，或由不规则变为规则（如长期心房颤动患者的不规则心律在使用强心苷后心律变得规则），心率或脉搏 < 60 次 / 分，均提示强心苷中毒，应暂停用药并通知医生。

⑤毒性反应处理：一旦发现中毒，应立即停用强心苷，严格卧床，半卧位；同时停用排钾利尿药，积极补钾，快速纠正心律失常。

a．快速心律失常：给予苯妥英钠或利多卡因抗心律失常。一般不使用电复律，因易致室颤。

b．缓慢心律失常：使用阿托品治疗。

⑥配伍禁忌：注意不与奎尼丁、普罗帕酮（心律平）、维拉帕米（异搏定）、胺碘酮、钙剂、阿司匹林等药物合用。

二、心律失常

心律失常是指心脏冲动的频率、节律、起源部位、传导速度或激动次序的异常。心电图表现是诊断心律失常主要的诊断依据。

（一）窦性心律失常

正常窦性心律的冲动起源于窦房结，频率为 60 ～ 100 次 / 分。窦性心律失常是指由于窦房结冲动发放频率的异常或窦性冲动向心房的传导受阻而导致的心律失常。

1. 窦性心动过速

（1）定义：成人窦性心率 > 100 次 / 分，称窦性心动过速。频率大多在 100 ～ 150 次 / 分，偶可高达 200 次 / 分。

（2）心电图特点：窦性 P 波规律出现，频率 > 100 次 / 分，PP（或 RR）间期 < 0.6 秒（图 1-1）。心电图记录横竖交织的线形成标准的小格。每一小格的两条竖线及两条横线相距均为 1mm，竖线间 1 小格代表时间 0.04 秒；横线间 1 小格代表电压 0.1mV。

（3）治疗：针对病因，去除诱发因素。刺激迷走神经可使其频率逐渐减慢。必要时可应用 β 受体阻滞剂如美托洛尔或钙通道阻滞剂地尔硫䓬治疗。

2. 窦性心动过缓

（1）心电图特点：窦性 P 波规律出现，频率 < 60 次 / 分，PP（或 RR）间期 > 1 秒（图 1-2）。

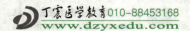 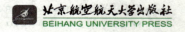

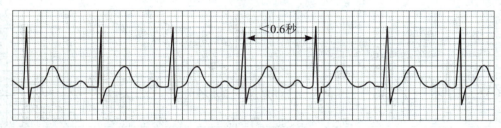

图1-1　窦性心动过速

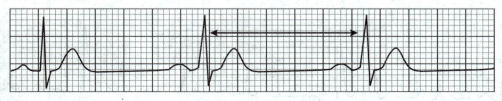

图1-2　窦性心动过缓

（2）治疗：无症状时一般无须治疗。如因心率过慢、出现排血量不足的症状，可使用阿托品、异丙肾上腺素等药物，或者采用心脏起搏治疗。

3. **窦性心律不齐**　窦性 P 波，PP（或 RR）间期长短不一，相差 0.12 秒以上（图 1-3）。

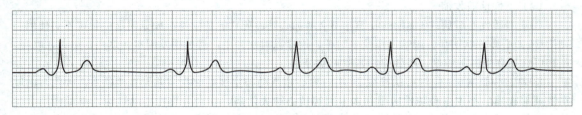

图1-3　窦性心律不齐

（二）期前收缩

期前收缩是指由于窦房结以外的异位起搏点兴奋性增高，过早发出冲动引起的心脏搏动，也称为早搏，是临床上最常见的心律失常。根据异位起搏点部位的不同，可分为房性、房室交界区性和室性期前收缩。

1. **临床表现**　偶发期前收缩者大多无症状，可有心悸、失重感或代偿间歇后心脏有力的搏动感。听诊室性期前收缩后出现较长的停歇，脉搏减弱或不能触及。室性期前收缩可孤立，也可规律出现，每隔 1 个正常搏动后出现 1 次期前收缩称二联律，每隔 2 个正常搏动后出现 1 次期前收缩称三联律，连续发生 2 个期前收缩称成对期前收缩。

2. **心电图特点**

（1）房性期前收缩：P′ 波提早出现，其形态与窦性 P 波不同；PR 间期 ≥ 0.12 秒，QRS 波群形态与正常窦性心律的 QRS 波群相同，期前收缩后有一不完全代偿间歇（图 1-4）。

（2）室性期前收缩：QRS 波群提前出现，形态宽大畸形，QRS 时限 > 0.12 秒，其前无相关的 P 波；T 波常与 QRS 波群的主波方向相反；期前收缩后有完全代偿间歇（图 1-5）。

3. **治疗要点**

（1）房性期前收缩：通常不需要特殊治疗，主要的措施是充分休息，放松心情，劝导患者戒烟、限酒，

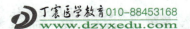
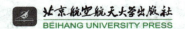

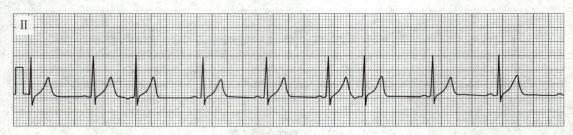

图1-4 房性期前收缩

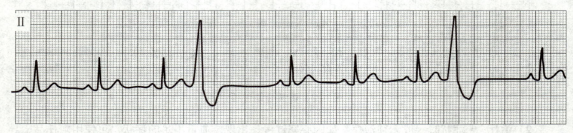

图1-5 室性期前收缩

避免饮用浓茶和咖啡。触发室上性心动过速时可应用 β 受体阻滞剂、普罗帕酮等。

（2）室性期前收缩

①无器质性心脏病：室性期前收缩并不会增加心脏性死亡的危险性，如无明显症状可不必使用药物治疗；如心悸症状明显，影响工作及生活者，治疗以对症为主，避免诱发因素如烟酒、浓茶、咖啡，药物可选用 β 受体阻滞剂、美西律、普罗帕酮等。

②急性心肌缺血：急性心肌梗死 24 小时内心室颤动与室性期前收缩并无直接联系，因此，出现室性期前收缩后不主张预防性应用利多卡因等抗心律失常药。如合并窦性心动过速，早期应用 β 受体阻滞剂可减少心室颤动的危险。严重心力衰竭并发室性期前收缩，应警惕有无洋地黄中毒或电解质紊乱（低钾、低镁）。

（三）心动过速

1. 临床表现

（1）房性心动过速：心悸、头晕、胸痛、憋气、乏力。严重者甚至可发生晕厥、心肌缺血、急性心力衰竭。听诊心律不恒定。

（2）阵发性室上性心动过速：突发突止，持续时间长短不等。发作时有心悸、胸闷、乏力、头痛等。晕厥、心绞痛、心力衰竭少见。听诊第一心音强度恒定，心律绝对规则。

（3）室性心动过速：非持续性发作（时间不超过 30 秒，可自行终止）患者可无症状。持续发作患者常伴有血流动力学障碍和心肌缺血，表现为心绞痛、血压下降、呼吸困难、晕厥等。听诊第一、二心音分裂。

2. 心电图特点

（1）房性心动过速：心房率 150 ～ 200 次 / 分，P 波形态与窦性者不同，常出现二度 I 型或 II 型房室传导阻滞，刺激迷走神经不能终止发作，仅可加重房室传导阻滞。QRS 波形态正常。发作时心率逐渐加速（图 1-6）。

（2）阵发性室上性心动过速：心率 150 ～ 250 次 / 分，节律规则。QRS 波形态正常，P 波为逆行性。起始突然，通常由一个房性期前收缩触发（图 1-7）。

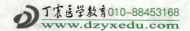 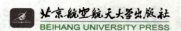

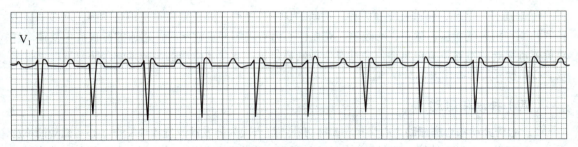

图1-6 房性心动过速

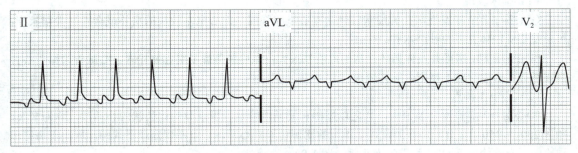

图1-7 阵发性室上性心动过速

（3）室性心动过速：**心室率 150～250 次 / 分，QRS 波群宽大畸形，＞ 0.12 秒**，ST-T 波常与 QRS 波群主波方向相反。心律规则或轻度不规则，P 波与 QRS 波群无固定关系（图1-8）。

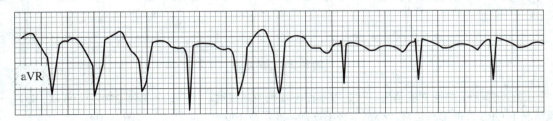

图1-8 室性心动过速

3．治疗

（1）房性心动过速：心室率不太快且无明显的血流动力学障碍者，可不必紧急处理。心室率＞ 140 次 / 分，应紧急治疗，如为洋地黄引起，立即停用，纠正低钾、低镁，药物选择 β 受体阻滞剂；控制心室率还可选用钙通道阻滞剂。药物治疗不佳时考虑射频消融治疗。

（2）阵发性室上性心动过速

①刺激迷走神经：**如患者心功能和血压正常，首先采取兴奋迷走神经的方法，如刺激咽部引起呕吐反射、按摩颈动脉窦、做 Valsalva 动作、将面部浸没于冰水中等，可终止发作。**

②药物治疗：**首选腺苷，**腺苷无效时可选用钙通道阻滞剂维拉帕米或地尔硫草；还可应用短效 β 受体阻滞剂如艾司洛尔等；对于合并心功能不全的患者，洋地黄静脉注射仍可作为首选。

③直接电复律：出现心绞痛、低血压、心力衰竭等严重表现，应立即电复律。但已经应用洋地黄者禁忌。

（3）室性心动过速

①无器质性心脏病、短暂室速、无血流动力学改变的患者，处理原则同室性期前收缩。

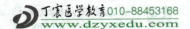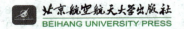

②器质性心脏病、持续性室速发作，应给予针对性治疗。终止发作可选用胺碘酮、利多卡因或普罗帕酮。出现低血压、休克、心绞痛、充血性心力衰竭等严重症状时，迅速施行直流电复律。洋地黄中毒引起的室速不宜电复律。急性发作控制后可选用 β 受体阻滞剂、胺碘酮预防复发，可显著减少心肌梗死后的心律失常及猝死。

（四）扑动和颤动

1. 心房扑动和心房颤动　心房扑动简称房扑，可表现为阵发性或持续性发作。心房颤动简称房颤，分为初发、阵发、持续、长期和永久性 5 种类型。房扑和房颤均为心房激动频率快的心律失常。

（1）临床表现

①心房扑动：阵发性房扑的症状较轻，有心慌和胸闷。但心室率较快的房扑或合并二尖瓣狭窄，可诱发心源性休克或急性肺水肿。

②心房颤动：房颤并发体循环栓塞的危险性很大，血栓脱落最易引起脑栓塞。心脏听诊第一心音强弱不等、心律绝对不规则、脉搏短绌。

（2）心电图特点

①心房扑动：窦性 P 波消失，代之以振幅和间期较恒定、呈规律的锯齿状的扑动波，称为 F 波，频率 250 ～ 350 次 / 分。房扑波常以 2 ∶ 1 的比例传导到心率，心室率规则或不规则，取决于房室传导比例，一般情况下 QRS 波群形态正常（图 1-9）。

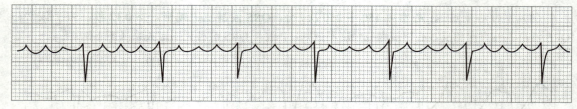

图1-9　心房扑动

②心房颤动：窦性 P 波消失，代之以小而不规则的基线波动（f 波），频率 350 ～ 600 次 / 分，一般情况下 QRS 波群形态正常。心室率极不规则，通常在 100 ～ 160 次 / 分（图 1-10）。

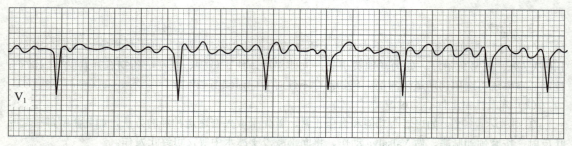

图1-10　心房颤动

（3）治疗要点：房扑和房颤的治疗原则基本相同。

①转复并维持窦性心律：首选胺碘酮，因其很少引起致命性心律失常，特别适合于器质性心脏病的患者。奎尼丁、普罗帕酮可诱发致命性心律失常，现已很少用。

②控制心室率：治疗药物有 β 受体阻滞剂、钙通道阻滞剂（维拉帕米、地尔硫䓬）或洋地黄类药物。药物治疗无效者，可选用射频消融术。

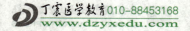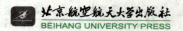

③直流电复律：是终止房扑最有效的方法。房颤伴急性心力衰竭或低血压时，应紧急施行电复律治疗。

④抗凝治疗：房扑和房颤的栓塞发生率高，尤其对合并瓣膜病者，应给予华法林抗凝。

2. 心室扑动和心室颤动　心室扑动简称室扑，是指心室快而弱的无效性收缩。心室颤动简称室颤，是指心室各部位不协调的颤动，是最严重、最危险的致命性心律失常，对血流动力学的影响相当于心脏骤停。

（1）临床表现：意识丧失、发绀、抽搐、呼吸停止，甚至死亡。查体心音消失，脉搏触不到，血压测不到。

（2）心电图特点：室扑呈正弦波形，波幅大而规则，频率150～300次/分（图1-11）。室颤的波形、振幅和频率完全无规则，无法辨认 QRS 波群与 T 波（图1-12）。

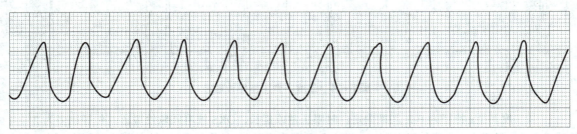

图1-11　心室扑动

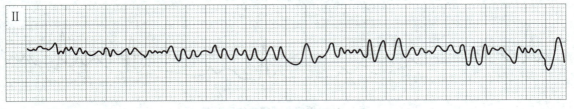

图1-12　心室颤动

（五）房室传导阻滞

1. 临床表现

（1）一度房室传导阻滞：传导时间延长，全部冲动仍能传导。患者多无自觉症状。

（2）二度房室传导阻滞：患者常有心悸和心搏脱落感，也可无症状。分为二度Ⅰ型（文氏型房室传导阻滞，又称为莫氏Ⅰ型）和二度Ⅱ型（又称莫氏Ⅱ型）两型。

（3）三度房室传导阻滞：又称为完全性房室传导阻滞。症状的严重程度取决于心室率的快慢，常见的症状有疲倦、乏力、头晕、晕厥、心绞痛、心衰等。因心室率过慢或出现长停搏，可引起阿-斯综合征，容易发生猝死。

2. 心电图特点

（1）一度房室传导阻滞：PR 间期＞0.20 秒，每个 P 波之后都有 1 个下传的 QRS 波群（图1-13）。

（2）二度房室传导阻滞

①二度Ⅰ型：特征为 PR 间期进行性延长，直至 P 波不能下传心室，QRS 波群脱落，传导的比例为 3∶2 或 5∶4，之后 PR 间期又恢复以前时限，如此周而复始。QRS 波群正常，很少进展到三度房室传导阻滞（图1-14）。

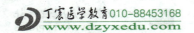
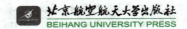

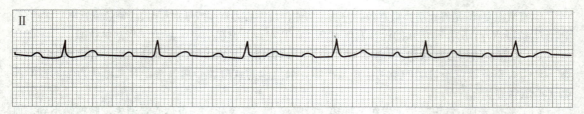

图1-13　一度房室传导阻滞

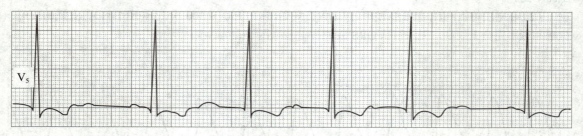

图1-14　二度Ⅰ型房室传导阻滞

②二度Ⅱ型：特征为 P-R 间期固定，时限正常或延长，QRS 波群间歇性脱落，传导比多为 2∶1 或 3∶1。阻滞位于房室结时，下传的 QRS 波群形态正常；位于希氏束时，呈束支阻滞图形（图 1-15）。

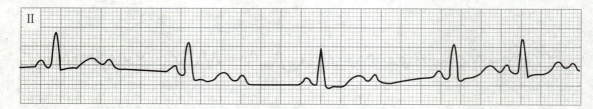

图1-15　二度Ⅱ型房室传导阻滞

（3）三度房室传导阻滞：全部心房冲动均不能传导至心室，心房和心室各自独立活动，P 波与 QRS 波群完全脱离关系，心房率快于心室率（图 1-16）。起搏点如位于希氏束及其分叉以上，心室率为 40～60 次/分，QRS 波群形态正常；如位于希氏束分叉以下，心室率可低至 40 次/分以下，QRS 波群增宽。

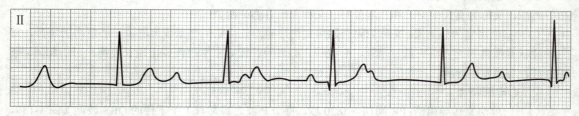

图1-16　三度房室传导阻滞

3. 治疗要点

（1）一度及二度Ⅰ型心室率不慢者，一般不需要特殊治疗。二度Ⅱ型及三度患者，心室缓慢、伴有血流动力学障碍，甚至出现阿 - 斯综合征时，应及早给予临时或永久心脏起搏治疗。

（2）阿托品可提升心率，适用于阻滞位于房室结的患者。异丙肾上腺素适用于任何部位的房室

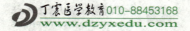

传导阻滞患者；但不良反应严重，应短期应用，仅适用于无心脏起搏条件的应急治疗。

（六）心律失常的护理

1. 体位护理　心律失常发作导致胸闷、心悸、头晕时，应采用高枕卧位、半卧位，避免左侧卧位，因左侧卧位会加重其不适。

2. 病情观察　密切观察生命体征，测量脉搏或心率的时间不少于 1 分钟。注意观察神志、面色（发绀或苍白）的变化，出现呼吸困难、晕厥等表现应立即通知医生。监测心电图、血氧饱和度、电解质的变化。频发、成联律的室性期前收缩，室速，持续性房颤，二度Ⅱ型或三度房室传导阻滞等严重心律失常，有潜在猝死的危险，应加强监护。出现室颤，应按心脏骤停做好抢救。

3. 用药护理

（1）胺碘酮：化学结构与甲状腺素相似，其作用与不良反应与甲状腺素受体有关。可抑制多种离子通道，主要用于抗心律失常，可减慢心脏传导；还可治疗心绞痛，具有舒张血管平滑肌、扩张冠状动脉、降低心肌耗氧量的作用。对房扑、房颤、室上速、室速均有效，还常用于急性心肌梗死后心律失常的治疗。常见不良反应有窦性心动过缓、房室传导阻滞，静脉给药时低血压常见，很少引起致命性心律失常，故应用较广。心外毒性最严重的为肺纤维化，长期使用可致死亡，应严密监测呼吸功能，及早发现肺损伤。长期应用还可发生角膜色素沉积，停药可恢复，不影响视力。少数患者可出现甲状腺功能亢进或减退。胃肠道反应有恶心、呕吐、便秘等。静脉给药时应选择大血管，观察穿刺局部情况，防止药液外渗。

（2）利多卡因：为钠通道阻滞剂，对因缺血或洋地黄中毒引起的心律失常有较强的抑制作用，对房性心律失常效果差，常用于治疗室性心律失常，如室性期前收缩、室速和室颤。肝功能不全的患者静脉注射过快，可出现头晕、嗜睡。大剂量可引起房室传导阻滞和低血压。眼球震颤是利多卡因中毒的早期症状。

（3）奎尼丁：对心脏毒性较严重，避免夜间给药，白天给药剂量较大时，应严密监测血压、心律变化，如血压明显下降、心率减慢或心律不规则，须暂停用药，报告医生。奎尼丁还会引起恶心、呕吐、腹痛、腹泻等消化道不良反应。

（4）腺苷：静脉快速推注，注射后迅速降低窦性心率，减慢房室传导，主要用于室上速的治疗。静脉注射速度过快可引起短暂心脏停搏。治疗剂量可有胸部压迫感、呼吸困难、面色潮红等反应。支气管哮喘患者禁用。

三、心脏瓣膜病

心脏瓣膜病是由于炎症、黏液性变性、退行性改变、先天性畸形、缺血性坏死和创伤等原因引起的单个或多个瓣膜的功能或结构异常，导致瓣口狭窄和（或）关闭不全。在我国，最常见于风湿性心脏病患者，与 A 组 β 型（A 组乙型）溶血性链球菌反复感染有关。其中，二尖瓣最常受累，其次为主动脉瓣。最常见的联合瓣膜病是二尖瓣狭窄合并主动脉瓣关闭不全。

急性风湿热是全身结缔组织的非化脓性炎症，主要侵犯心脏和关节。患者感染链球菌后产生异常免疫反应，链球菌抗原与抗链球菌抗体可形成循环免疫复合物，沉积于人体关节滑膜、心肌、心瓣膜，激活补体成分产生炎性病变。

（一）二尖瓣狭窄

1. 症状

（1）呼吸困难：是最常见也是最早期的症状，在运动、情绪激动、妊娠、感染等情况下易诱发。

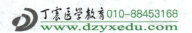
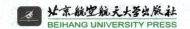

原因为左心衰竭。随着病情的进展，可出现夜间阵发性呼吸困难，严重时可导致急性肺水肿。

（2）咳嗽、咳痰：多在夜间睡眠或劳动后出现。起初为无痰干咳或泡沫痰，发生急性肺水肿时咳粉红色泡沫痰。

（3）咯血：突然大咯血是由于严重二尖瓣狭窄使左心房压力增高，继而肺静脉压力增高，支气管静脉曲张破裂出血导致。痰中带血或血痰可能与支气管炎、肺部感染、肺充血或肺毛细血管扩张破裂有关。

（4）其他症状：晚期右心衰竭时可有食欲减退、腹胀、下肢水肿等体循环静脉淤血的表现。扩大的左心房压迫喉返神经引起声音嘶哑。

2. 体征 典型体征为"二尖瓣面容"，双颧绀红，口唇轻度发绀。出现右心衰竭时可有颈静脉怒张、肝颈静脉反流征阳性等。特征性的心脏杂音为心尖区舒张中晚期低调的隆隆样杂音，伴舒张期震颤。心尖区第一心音亢进，出现肺动脉高压时可有肺动脉瓣区第二心音（P_2）亢进、分裂。

3. 并发症

（1）心房颤动：是最常见的心律失常，也是相对早期的常见并发症，可能是患者就诊的首发症状。房颤的原因是左心房扩大及房壁纤维化。

（2）左心衰竭：是晚期最常见的并发症，也是死亡的主要原因。突然出现的急性肺水肿常由房颤引起。

（3）血栓栓塞：以脑栓塞最多见。栓子多来自于扩大的左心房伴心房颤动者。右心房血栓脱落可导致肺栓塞。

（4）右心衰竭：为晚期常见并发症。右心衰竭时，右心排出量减少，使肺淤血症状减轻，呼吸困难反而缓解。

（5）感染性心内膜炎：较少见。

（6）肺部感染：肺淤血易合并肺部感染，感染后诱发或加重心力衰竭。

（二）二尖瓣关闭不全

1. 症状 轻度二尖瓣反流常无症状，严重反流心排血量少，表现为疲劳、乏力。病程长，呼吸困难出现晚，心力衰竭一旦发生进展迅速。

2. 体征 心脏搏动呈抬举样，向左下移位。心尖部全收缩期吹风样杂音是典型体征，在心尖区最响，伴有震颤。第一心音减弱或不能闻及。

3. 并发症 与二尖瓣狭窄相似，常有房颤。相比二尖瓣狭窄，感染性心内膜炎常见，体循环栓塞较少见。

（三）主动脉瓣狭窄

1. 症状 无症状期长。瓣口严重狭窄时出现主动脉狭窄典型三联症，即呼吸困难、心绞痛和晕厥。

（1）呼吸困难：劳力性呼吸困难是晚期常见的首发症状，继而出现左心衰竭的其他呼吸困难。

（2）心绞痛：是重度主动脉狭窄最早、最常见的症状，因心肌缺血所致，常由运动诱发。

（3）晕厥：因心排血量减少导致，常由劳力诱发。休息时晕厥常由心律失常如房颤引起。

2. 体征 心尖区可触及收缩期抬举样搏动。收缩压降低，脉压减小，脉搏细弱。胸骨右缘第2肋间（主动脉瓣听诊区）可闻及粗糙、响亮的收缩期吹风样杂音是最主要的体征，向颈部传导。

3. 并发症 主要有房颤、心力衰竭和胃肠道出血。心脏性猝死、感染性心内膜炎和体循环栓塞较少见。

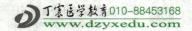
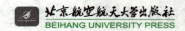

（四）主动脉瓣关闭不全

1. 症状　轻症者无症状时间长，出现心悸、心前区不适、头部动脉搏动感与心排血量增大有关。晚期可出现左心代偿性肥大和扩张、左心衰竭、肺淤血、呼吸困难。有效心排血量降低时患者出现疲劳、乏力和体位性头晕，重度主动脉瓣反流可引起晕厥甚至猝死。

2. 体征　面色苍白，头随心搏摆动。特征性体征为主动脉瓣第二听诊区（胸骨左缘第 3、4 肋间）可闻及高调叹气样舒张期杂音，轻度反流者只有坐位前倾、呼气末才能听到。严重主动脉瓣反流患者收缩压升高、舒张压降低、脉压增大，出现周围血管征，如点头征、水冲脉、毛细血管搏动征、股动脉枪击音等。

3. 并发症　感染性心内膜炎、左心衰竭、室性心律失常较常见，心脏性猝死少见。心脏瓣膜病鉴别见表 1-9。

表1-9　心脏瓣膜病鉴别

	二尖瓣狭窄	二尖瓣关闭不全	主动脉瓣狭窄	主动脉瓣关闭不全
早期症状	劳力性呼吸困难	无症状或疲劳、乏力	无明显症状	无症状或心悸、心尖区不适
严重症状	急性肺水肿常见	呼吸困难出现较晚	呼吸困难、心绞痛、晕厥三联症	呼吸困难
杂音听诊部位	心尖区	心尖区	胸骨右缘第2肋间	胸骨左缘第3、4肋间
杂音时期	舒张中晚期	全收缩期	收缩期	舒张期
杂音性质	隆隆样	粗糙吹风样	粗糙、响亮吹风样	高调叹息样
最常见并发症	房颤	房颤	房颤	感染性心内膜炎
其他并发症	左心衰竭、血栓栓塞、右心衰竭、肺炎、感染性心内膜炎	左心衰竭、感染性心内膜炎、体循环栓塞	左心衰竭、胃肠道出血	左心衰竭、室性心律失常

（五）心脏瓣膜病的治疗和护理

1. 治疗要点

（1）内科治疗：早期以内科治疗为主。预防风湿性心瓣膜病最根本的措施是积极防治 A 组 β 型溶血性链球菌感染，控制病情进展，改善心功能，防治并发症。有风湿活动的患者应长期应用苄星青霉素。β 受体阻滞剂和非二氢吡啶类钙通道阻滞剂可改善运动耐量；避免重体力活动，预防感染性心内膜炎，出现心力衰竭、心律失常等并发症时，给予相应治疗。

（2）介入或外科治疗：外科手术或介入手术是治疗心脏瓣膜病的根本性措施。

①主要的手术方法有经皮球囊瓣膜成形术、瓣膜修补术、瓣膜分离术及人工瓣膜置换术。

②单纯二尖瓣狭窄首选经皮穿刺球囊二尖瓣成形术。

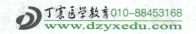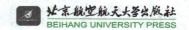

（3）并发症治疗

①二尖瓣狭窄并发急性心力衰竭时，不主张使用洋地黄，仅在急性房颤伴快速心室率时可静注毛花苷丙，减慢心室率。

②慢性房颤可考虑电复律治疗，电复律前、后应口服华法林，预防血栓栓塞。药物复律可给予β受体阻滞剂如艾司洛尔、非二氢吡啶类钙通道阻滞剂如地尔硫草。

2. **护理措施** 遵医嘱用药，如应用抗心律失常、抗血小板聚集及抗凝药物，预防附壁血栓形成和栓塞。一旦发生栓塞，立即报告医师，遵医嘱给予溶栓、抗凝治疗，配合抢救。应用阿司匹林和华法林时，应密切观察有无出血倾向，如鼻出血、牙龈出血、血尿、柏油样便等，定期复查凝血功能。

四、冠状动脉粥样硬化性心脏病

冠状动脉粥样硬化性心脏病是指冠状动脉粥样硬化后造成血管腔狭窄、阻塞，导致心肌缺血、缺氧或坏死引起的心脏病，简称冠心病，又称为缺血性心脏病。分为慢性心肌缺血综合征（稳定型心绞痛、缺血性心肌病、隐匿性冠心病）和急性冠状动脉综合征两大类。急性冠状动脉综合征又包括不稳定型心绞痛、非 ST 段抬高心肌梗死和 ST 段抬高心肌梗死。

本病的主要危险因素：年龄（＞40 岁）、血脂异常、高血压、吸烟、糖尿病或糖耐量异常、肥胖、家族遗传。其他危险因素还包括 A 型性格、口服避孕药、性别、缺少体力活动（久坐不动）、饮食不当等。

（一）稳定型心绞痛

稳定型心绞痛也称劳力性心绞痛，是在冠状动脉固定性严重狭窄的基础上，由于心肌负荷增加引起心肌急剧的、暂时的缺血缺氧的临床综合征，可伴心功能障碍，但没有心肌坏死。

1. **临床表现**

（1）典型症状：发作性胸痛和胸部不适。

（2）疼痛部位：主要在胸骨体上、中段之后及心前区，范围有手掌大小。

（3）放射方式：多至左肩，沿左臂尺侧至无名指和小指，向上可达颈、咽部和下颌部。

（4）疼痛特点：压迫、发闷、紧缩感，也可有烧灼感，偶伴濒死、恐惧感。不会有针刺或刀割样锐痛。

（5）持续时间：疼痛逐步加重，然后逐渐消失，一般持续 3～5 分钟。发作时，患者往往不自觉地停止原来的活动，一般会在原来诱发疼痛的活动停止后缓解。

（6）好发时段：清晨和上午，与晨间痛阈低、交感神经兴奋性增高等昼夜节律变化有关。

（7）体征：发作时可见患者心率增快、血压升高、表情焦虑、出冷汗等。

2. **治疗要点**

（1）发作时治疗

①休息与给氧：一般停止活动后症状可逐渐消失。持续给氧，流量为 2～4L/min。

②药物治疗：硝酸酯类药物是最有效、作用最快终止心绞痛发作的药物，可扩张冠状动脉，降低冠脉阻力，增加冠状动脉血流量；同时扩张外周静脉，减少静脉回流心脏的血量，减轻心脏容量负荷和需氧量，从而缓解心绞痛。硝酸甘油 0.5mg，舌下含化，1～2 分钟开始起效，30 分钟后作用消失。硝酸异山梨酯（消心痛）舌下含化 2～5 分钟起效，作用持续 2～3 小时。

（2）缓解期治疗

①避免诱发因素：调整生活方式，饮食不宜过饱，戒烟限酒，避免精神紧张，保持适当体力活动，一般不需要卧床休息。

②药物治疗

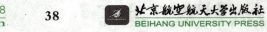

a．改善缺血，减轻症状：β受体阻滞剂可减慢心率，减弱心肌收缩力，降低血压，从而降低心肌耗氧，提高运动耐量。硝酸酯类药物可减少心肌耗氧和改善心肌灌注。钙通道阻滞剂可抑制心肌收缩，减少心肌耗氧，解除冠脉痉挛。

b．预防心肌梗死，改善预后：阿司匹林、氯吡格雷可抑制血小板聚集。他汀类药物如洛伐他汀、普伐他汀、辛伐他汀等降低血脂，延缓斑块进展。β受体阻滞剂、血管紧张素转换酶抑制剂可显著降低心血管病死亡的危险。

③血管重建：经皮冠状动脉介入治疗，冠状动脉旁路移植术。

（二）急性心肌梗死

急性心肌梗死（简称急性心梗）是指在冠状动脉病变的基础上，发生冠状动脉血供急剧减少或中断，使相应心肌严重、持久地缺血而导致的部分心肌急性坏死。本节主要讲解急性ST段抬高型心肌梗死。

1．临床表现 多数患者在发病前数天有乏力、胸部不适、活动时心悸等心绞痛的前驱症状。或者心绞痛发作更加频繁，持续更久，硝酸甘油疗效变差等。

（1）症状

①疼痛：心前区剧烈疼痛是最早出现和最突出的症状，其部位和性质与心绞痛相同，但诱因不明显，常发生于安静时，程度更加剧烈，持续时间10～20分钟以上，经休息和含服硝酸甘油不能完全缓解。患者常伴有大汗、呼吸困难、恐惧和濒死感。少数患者症状不典型，一开始即发生心力衰竭或猝死。

②胃肠道症状：有时伴恶心、呕吐、上腹胀，重者可有呃逆，由迷走神经受坏死心肌刺激导致。有时疼痛位于上腹部，易误诊为急腹症，多见于下壁心梗。

③全身症状：发热出现在梗死后24～48小时，一般38℃左右，持续1周，由心肌坏死组织被吸收引起。

④心律失常：多数患者会在发病1～2天出现心律失常，尤其是24小时内，以室性心律失常最多见。如频发室早（每分钟5次以上）、成对期前收缩、短阵室速、多源性室早或RonT室早，为室颤的先兆。室颤常是急性心梗早期，特别是入院前患者死亡最主要的原因，半数患者在发病1小时内死于院外。下壁心梗常易发生完全性房室传导阻滞；前壁心肌梗死如发生房室传导阻滞，说明梗死范围广泛。

⑤心源性休克：胸痛发作中血压下降常见，未必是休克。如疼痛缓解后收缩压仍低于80mmHg，同时伴有烦躁不安、面色苍白、皮肤湿冷、脉搏细速、尿量减少，则为休克表现。

⑥急性心衰：主要是急性左心衰，发生的原因是梗死后导致心脏舒缩能力减弱或不协调。

（2）体征：心脏轻度或中度扩大，心率多增快，血压下降。心尖部第一心音减弱，出现第四心音奔马律。少数患者起病第2～3天出现心包摩擦音，为反应性纤维性心包炎所致。心绞痛与急性心梗鉴别（表1-10）。

（3）并发症：乳头肌功能不全或断裂、心脏破裂、栓塞、心室壁瘤等。

2．治疗要点 及早发现，尽早住院，加强住院前的就地处理。力争在患者入院10分钟内完成首份心电图，30分钟内开始溶栓，90分钟内完成球囊扩张。尽快恢复心肌的血液灌注，防止梗死扩大。及时处理严重心律失常、泵衰竭和各种并发症，防止猝死，使患者度过急性期，尽可能多地保留有功能的心肌。

（1）住院后初步处理

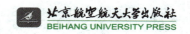

表1-10　心绞痛与急性心梗鉴别

	心绞痛	心肌梗死
典型症状	发作性胸痛和胸部不适	心前区剧烈疼痛是最早出现和最突出的症状
胸痛特点	压榨、憋闷、紧缩、烧灼或窒息感	
濒死、恐惧感	偶伴	常伴
胸痛部位	胸骨后上中段或心前区	
放射	多至左肩，沿左臂尺侧至无名指和小指；向上可至颈、咽部和下颌部	
持续时间	一般3～5分钟，不超过30分钟	10～20分钟以上
诱因	体力劳动、情绪激动、饱餐、寒冷、吸烟	一般无明显诱因
好发时段	早晨和上午	
含服硝酸甘油	1～2分钟开始起效，10分钟以上不缓解考虑非心绞痛	无效
消化道症状	无	恶心、呕吐、上腹胀，重者可有呃逆
全身症状	无	发热，38℃左右
体征	心率增快，血压下降	心率多增快，血压下降，第四心音奔马律
严重表现	无	心律失常、猝死、休克、心衰

①吸氧：改善心肌缺氧，减轻疼痛。氧流量为 4～6L/min。对发生严重肺水肿者应采用持续面罩加压给氧或气管插管并机械通气。

②监护：在冠心病监护病房密切监测心电图、生命体征及血氧饱和度。除颤仪随时备用。

③迅速有效止痛：吗啡静脉注射或哌替啶（度冷丁）肌内注射。吗啡具有强大的镇痛作用，改善由疼痛所引起的焦虑、紧张、恐惧等反应，镇静情绪，从而缓解因胸痛使交感神经过度兴奋、心动过速、血压升高、心肌收缩力增强等不利因素，减少心肌耗氧量，预防快速心律失常；对心血管系统还具有扩张血管的作用，可减小梗死病灶，减少心肌细胞死亡。

（2）溶栓治疗：具有快速、简便、经济、易操作的特点。无条件实施经皮冠状动脉介入治疗的患者，应立即（30分钟内）行溶栓疗法。在发病 3 小时内行溶栓治疗，梗死血管的开通率增高，病死率明显降低。常用药物有链激酶、尿激酶、人重组组织型纤溶酶原激活剂（阿替普酶）等，联合肝素治疗，防止再闭塞。脑出血、脑血管畸形、颅内恶性肿瘤、活动性出血（不包括月经来潮）、未获良好控制的＞ 180/110mmHg 的高血压、近 3 周内有创伤或大手术、近 4 周内有内脏出血、妊娠、活动性消化性溃疡等情况列为禁忌。

（3）经皮冠状动脉介入治疗（PCI）：具备介入治疗条件的医院，在患者抵达急诊室明确诊断之后，对需施行直接 PCI 者边给予常规治疗和做术前准备，边将患者送至心导管室，能在患者住院 90 分钟内施行 PCI。

（4）抗血小板治疗：阿司匹林、氯吡格雷抑制血小板聚集。

（5）抗凝治疗：凝血酶是使纤维蛋白原转变为纤维蛋白最终形成血栓的关键环节，因此抑制凝血

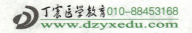
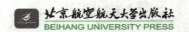

酶至关重要。普通肝素可作为溶栓治疗最常用的辅助用药。

（6）抗心肌缺血治疗

①硝酸酯类药物：扩张冠状动脉，增加心肌血供；扩张外周静脉，减轻心脏前负荷。不宜用于明显的低血压患者。

②β受体阻滞剂：通过降低交感神经兴奋性、减慢心率，降低体循环血压和减弱心肌收缩力，以减少心肌耗氧量和改善缺血区的氧供需失衡，缩小心肌梗死面积；还可预防室颤等恶性心律失常，对降低急性期病死率的疗效非常确切。

③血管紧张素转换酶抑制剂（ACEI）：通过影响心肌重构、减轻心室过度扩张而减少充血性心力衰竭的发生，降低远期病死率。

（7）抗心律失常治疗

①无症状室早和非持续性室速：一般不需要抗心律失常药物治疗。预防性使用利多卡因可减少室颤发生，但可引起心动过缓或心脏骤停，应避免使用。

②持续性室速和室颤：治疗同心肺复苏。纠正低钾血症和低镁血症，复苏后给予胺碘酮和β受体阻滞剂治疗。

③室上性快速心律失常：房颤可增加脑卒中和心衰的危险，治疗原则为控制心室率和转复窦性心律，可选用钙通道阻滞剂如维拉帕米、β受体阻滞剂等。

④缓慢心律失常：窦性心动过缓可使用阿托品。严重的窦性心动过缓和房室传导阻滞应安装临时心脏起搏器。

（8）急性心力衰竭治疗：发病2小时内不可使用洋地黄，因其有增加室性心律失常的危险。合并快速房颤时，可选用胺碘酮治疗。

（三）冠状动脉粥样硬化性心脏病的护理

1. **判断溶栓是否成功的临床指标**　胸痛2小时内基本消失；心电图的ST段于2小时内回降大于50%；2小时内出现再灌注性心律失常；血清CK-MB峰值提前出现（14小时以内），或根据冠状动脉造影直接判断冠脉是否再通。

2. **防治便秘**　急性心梗患者适当增加纤维素类食物，必要时使用缓泻药及通便药如开塞露，以防止便秘时用力排便导致心律失常或心力衰竭，甚至心脏破裂。

3. **用药护理**

（1）硝酸酯制剂：用药后常有头部胀痛、面色潮红、心悸等血管扩张的表现，嘱患者含药后应立即平卧，以防直立性低血压的发生；静脉用药时要控制滴速，不可擅自调节，随时监测血压变化。

（2）吗啡或哌替啶：注意有无呼吸抑制、血压下降等表现。

（3）抗栓药、抗凝药及溶栓药：应用阿司匹林、氯吡格雷、肝素等药物，使用过程中应严密观察有无出血倾向。应用尿激酶等溶栓药物应严密监测出凝血时间和纤溶酶原，注意观察有无皮肤和牙龈出血。

（4）他汀类药物：可引起肝损害和肌病，用药期间应严密监测血清转氨酶及肌酸激酶。

4. **PCI术后护理**　停用肝素4小时后，患者继续卧床24小时，术肢制动，加压包扎。观察足背动脉搏动情况，术区有无出血、血肿。

五、心脏骤停

心脏骤停是临床中最危重的急症，是指心脏在严重致病因素的作用下射血功能突然停止，引起全身缺血、缺氧，常可迅速导致死亡，部分患者经过及时有效的心肺复苏可获存活。

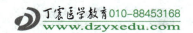
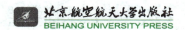

1．病因

（1）心脏因素：是指导致原发性心肌损害的疾病，如冠心病、急性病毒性心肌炎、原发性心肌疾病、瓣膜病、先天性心脏病及严重的心律失常等。其中，冠心病是成人心脏性猝死最常见的原因。

（2）呼吸因素：是指导致通气不足、上呼吸道阻塞及呼吸衰竭的疾病，如中枢神经系统疾病、气道异物阻塞、呼吸道感染、哮喘、肺水肿、肺栓塞等。

（3）循环因素：是指导致有效循环血量不足、血流循环梗阻的疾病，如出血性休克、感染性休克、张力性气胸等。

（4）代谢因素：电解质紊乱，如低钾血症、高钾血症、低钙血症等。

（5）中毒因素：药物、毒物中毒。

（6）环境因素：淹溺、触电等。

2．临床表现　典型三联症包括：突发意识丧失、呼吸停止和大动脉搏动消失。

（1）突然倒地，意识丧失。

（2）大动脉搏动消失，触摸不到颈动脉或股动脉。

（3）呼吸停止或呈叹息样呼吸。

（4）双侧瞳孔散大，对光反射消失。

（5）脑缺氧常引起抽搐和大小便失禁。

（6）皮肤苍白或青紫。

（7）听诊心音消失、血压测不出、脉搏摸不到。

3．心电图　表现为心室颤动、心室停搏及无脉性电活动 3 种类型。但 3 种血流动力学的结果相同，即心脏不能有效排血，血液循环停止。

六、原发性高血压

高血压是一种以体循环动脉收缩压和（或）舒张压持续升高为主要表现的临床综合征。可分为原发性高血压（高血压病）及继发性高血压（症状性高血压）两类。其中，原发性高血压占绝大多数。

依据《中国高血压防治指南 2010》，高血压定义为在未使用降压药物的情况下，非同日 3 次测量血压，均有收缩压 ≥ 140mmHg 和（或）舒张压 ≥ 90mmHg。患者既往有高血压史，目前正在使用降压药物，血压虽然低于 140/90mmHg，也诊断为高血压。家庭自测血压 ≥ 135mmHg 和（或）舒张压 ≥ 85mmHg 也可诊断为高血压。高血压分类水平和定义见表 1-11。

1．临床表现

（1）症状：多数起病隐匿，症状不明显，仅在测量血压或出现心、脑、肾等并发症后才被发现。常见症状有头痛、头晕、心悸、后枕部或颞部搏动感。还有的表现为失眠、健忘、注意力不集中、情绪激动易怒、耳鸣等神经症状。症状严重程度并不一定与血压水平成正比。

（2）体征：长期持续高血压可有左心室肥厚，主动脉瓣区第二心音（A_2）亢进。

（3）并发症

①心血管病：长期高血压使左心室后负荷加重，左心室肥厚、扩大，久之可致充血性心力衰竭。高血压还可促进冠状动脉粥样硬化的形成和发展，是冠心病的重要危险因素。

②脑血管病：包括脑出血、脑血栓形成、短暂性脑缺血发作、腔隙性脑梗死等。长期高血压使脑血管形成微动脉瘤，破裂可发生脑出血。

③慢性肾衰竭：长期高血压会使肾小动脉硬化，晚期出现慢性肾衰竭。

④视网膜病变：视网膜小动脉痉挛、硬化。

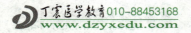 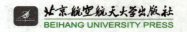

表1-11 高血压分类水平和定义（mmHg）

分类	收缩压	舒张压
正常血压	＜120和	＜80
正常高值	120～139和（或）	80～89
高血压	≥140和（或）	≥90
1级高血压（轻度）	140～159和（或）	90～99
2级高血压（中度）	160～179和（或）	100～109
3级高血压（重度）	≥180和（或）	≥110
单纯收缩期高血压	≥140和	＜90

注：当收缩压和舒张压分属于不同级别时，以较高的分级为准；家庭自测血压135/85mmHg相当于诊室的140/90mmHg。

⑤主动脉夹层。

（4）高血压急症和高血压亚急症：曾被称为高血压危象。

①高血压急症：是指原发性或继发性高血压患者，在某些诱因作用下，血压突然和明显升高，超过180/120mmHg，同时伴有进行性心、脑、肾等重要靶器官功能不全的表现。血压水平的高低与急性靶器官损害的程度并非呈正比。高血压急症包括高血压脑病、颅内出血、蛛网膜下腔出血、脑梗死、急性心力衰竭、急性冠状动脉综合征、急进性肾小球肾炎、子痫等。

②恶性高血压：是指病情发展急骤、舒张压持续≥130mmHg，除有头痛、视力模糊、眼底出血、渗出和乳头水肿外，还有突出的肾脏损害表现，如持续性蛋白尿、血尿与管型尿。

③高血压亚急症：是指血压明显升高但不伴靶器官损害。患者可以有血压明显升高造成的症状，如头痛、胸闷、鼻出血和烦躁不安等。高血压急症与高血压亚急症区分的标准不在于血压的高低，而在于是否有新近发生的急性进行性靶器官损害。

2. 危险评估及预后 见表1-12。

3. 治疗要点

（1）治疗基本原则：高血压常伴有其他危险因素、靶器官损害或临床疾病，需要进行综合干预。大多数患者需长期甚至终生坚持治疗。定期测量血压，规范治疗，尽可能坚持长期平稳有效地控制血压。

表1-12 原发性高血压心血管危险分层

其他危险因素和病史	高血压		
	1级	2级	3级
无	低危	中危	高危
1～2个其他危险因素	中危	中危	很高危
≥3个其他危险因素或靶器官损害	高危	高危	很高危
临床合并症或合并糖尿病	很高危	很高危	很高危

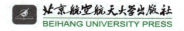

（2）治疗目标：**最大限度地降低心脑血管并发症发生和死亡的总体危险**，对低、中危患者进行更积极的治疗，以防止或延缓此疾病发展进入高危阶段。一般情况下应将血压降至 140/90mmHg 以下，合并糖尿病、心力衰竭、冠心病或肾脏疾病者应降至 130/80mmHg，老年收缩期高血压患者一般控制在 150mmHg 以下。

（3）非药物治疗：即治疗性生活方式干预。健康的生活方式在任何时候、对任何高血压患者（包括正常高值血压）都是有效的治疗方法。**1 级高血压的治疗以促进身心休息为主，经过数周的生活方式干预后，血压仍 ≥ 140/90mmHg 时，再开始降压药物治疗。**

①减少钠盐摄入：< 6g/d。增加钾盐摄入。

②控制体重：体重指数（BMI）< 24kg/m² 为正常。男性腰围 < 90cm，女性 < 85cm。

③合理膳食：少吃或不吃肥肉和动物内脏，多食新鲜蔬菜和水果。

④不吸烟，限制饮酒。每天白酒 < 50ml，啤酒 < 300ml。

⑤体育运动：每天体力活动约 30 分钟，每周有 3 次以上有氧体育锻炼。

⑥减轻精神压力，保持心理平衡。

（4）药物治疗：遵循 4 个原则，**即从小剂量开始，优先选择长效制剂，联合 2 种或 2 种以上药物，个体化治疗**。治疗的主要对象为 2 级或 2 级以上高血压、高血压合并糖尿病或已有心脑肾等靶器官损害及经生活方式干预效果不理想的患者。老年人、病程较长、已有靶器官损害或并发症的患者，降压速度应适度缓慢。目前常用的一线降压药物有 5 类。

①利尿药：**常用药有氢氯噻嗪。降压的机制为促进体内电解质（主要为 Na^+）排出，增加尿量，减少血容量，从而降低血压。**尤其适用于老年高血压、单纯收缩期高血压或伴心力衰竭患者，也是难治性高血压的基础药物之一。

②β 受体阻滞剂：常用药有美托洛尔、阿替洛尔等（××洛尔）。**其降压的机制是抑制心肌收缩力、减慢心率、抑制肾素释放、抑制交感神经系统活性而降低血压。**

③钙通道阻滞剂（CCB）：又称为钙拮抗剂、钙离子拮抗剂。**常用药有二氢吡啶类的硝苯地平（××地平）和非二氢吡啶类的维拉帕米、地尔硫草等。药理作用的主要机制是阻止 Ca^{2+} 由细胞外流入细胞内，达到舒张血管的作用，主要舒张动脉。**扩张外周阻力血管，可用于治疗高血压；还可扩张冠状动脉，用于缓解心绞痛；扩张脑血管，可治疗高血压脑病及脑血管栓塞、痉挛等疾病；扩张外周血管，治疗周围血管痉挛性疾病。此外，CCB 还具有负性肌力、减慢心率及抗动脉粥样硬化等作用。高血压伴冠心病患者首选硝苯地平；伴脑血管疾病患者首选尼卡地平；伴快速心律失常患者则应首选维拉帕米治疗，如阵发性室上性心动过速、心房颤动等。

④血管紧张素转换酶抑制剂（ACEI）：如卡托普利（××普利）、依那普利、贝那普利、福辛普利等。**其降压的机制为阻止血管紧张素 II 生成，取消血管紧张素 II 收缩血管、升高血压的作用。**另外 ACEI 还具有保护血管内皮细胞、增敏胰岛素受体等作用，从而改善胰岛素抵抗，减少尿蛋白，特别适合伴有心力衰竭、蛋白尿、糖耐量异常等情况的高血压患者。

⑤血管紧张素 II 受体拮抗剂（ARB）：常用药有氯沙坦（××沙坦）、缬沙坦、厄贝沙坦等。可以避免 ACEI 类药物的不良反应。

除以上 5 类药物外，还有抑制交感神经的药物如利血平和可乐定，直接松弛血管平滑肌的药物肼屈嗪等，α_1 受体阻滞剂哌唑嗪等。但以上药物因不良反应较严重，已不主张单独使用。

（5）高血压急症的治疗：实施抢救，持续监测血压，立即进行降压治疗以阻止靶器官进一步损害。数分钟至 1 小时血压降低幅度不超过治疗前水平的 25%，在随后的 2 ~ 6 小时内降至 160/100mmHg 左右，24 ~ 48 小时内降至正常水平。

①硝普钠：**通常为首选药物；可同时扩张动脉和静脉，分别降低心脏的后、前负荷。**

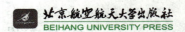

②硝酸甘油：可扩张静脉和冠脉，主要降低心脏的前负荷。常用于高血压急症伴急性心力衰竭或急性冠脉综合征时。

③尼卡地平：钙通道阻滞剂。作用快，持续时间短。在降压的同时还可以改善脑血流量。主要用于高血压急症伴急性脑血管病时。

④拉贝洛尔：兼有 α 受体阻滞作用的 β 受体阻滞剂。主要用于高血压急症伴妊娠或肾功能衰竭时。

⑤地尔硫䓬：钙通道阻滞剂。可控制快速室上性心律失常。

⑥脱水药：甘露醇，快速静滴。

⑦镇静药：伴烦躁、抽搐者应用镇静类药物。

（6）高血压亚急症的治疗：可在 24 ～ 48 小时将血压缓慢降至 160/100mmHg。

4. 护理措施

（1）直立性低血压护理：服降压药后如有眩晕、恶心、乏力时，立即平卧，取头低足高位，增加脑部供血。指导患者改变体位要缓慢，禁止长时间站立，防止直立性低血压。避免用过热的水洗澡或洗蒸汽浴，防止周围血管扩张导致晕厥。

（2）高血压急症护理

①避免危险因素：保持心情舒畅，遵医嘱服药，避免过劳和寒冷刺激。

②病情监测：加强生命体征监测，静滴降压药过程中，每 5 ～ 10 分钟测量血压一次。发现血压急症，应立即通知医生，保持病室安静，给氧，连接好心电、血压、呼吸监护。做好心理护理。

（3）用药护理

①钙通道阻滞剂：常见不良反应为颜面潮红、头痛、眩晕、心悸、踝部及胫前水肿、牙龈增生等，踝部及胫前水肿非因水钠潴留，而是由毛细血管扩张所致。心力衰竭患者慎用二氢吡啶类钙通道阻滞剂，因其有负性肌力作用。心动过缓、房室传导阻滞患者禁用非二氢吡啶类钙通道阻滞剂，因维拉帕米、地尔硫䓬的减慢心率作用较明显。

②硝普钠：不良反应有恶心、呕吐、精神不安、肌肉痉挛、头痛、皮疹、发热等。口服不吸收，静脉给药后 5 分钟即见效，停药后作用仅维持 3 ～ 5 分钟，故只可静脉滴注。因其降压迅速，使用时应调整给药速度，严密监测血压变化，有条件者可用输液泵控制滴速。应现用现配，保存和应用不超过 12 小时。滴注过程中应避光，黑纸遮挡。溶液不可添加其他药物。在体内代谢可产生氰化物，肝肾功能不全的患者大剂量或连续使用可致氰化物中毒。

七、病毒性心肌炎

病毒性心肌炎是由病毒侵犯心肌引起的以心肌细胞的变性和坏死为病理特征的疾病。有时病变也可累及心包或心内膜。

1. 临床表现　临床表现差异很大，预后大多数良好，轻者可无明显症状，重者可猝死。

（1）前驱症状：在起病前数日或发病前 1 ～ 3 周，多有上呼吸道感染或肠道病毒感染病史，表现为发热、乏力、食欲缺乏、咽痛、肌痛、腹痛或腹泻等。

（2）心肌炎症状：轻者可无症状而仅有心电图异常。一般病例常出现心悸、胸闷、呼吸困难、心前区隐痛、乏力等表现。严重者甚至出现心力衰竭、严重心律失常、心源性休克等。少数患儿呈慢性病程，演变为扩张型心肌病。

（3）体征：心脏正常或轻度扩大，第一心音减弱，可出现奔马律和交替脉等心力衰竭的体征。心律失常，心动过速与发热程度不平行。伴心包炎可闻及心包摩擦音。重症患儿可出现血压下降或心源性休克。

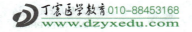
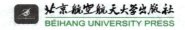

2. **治疗要点** 为自限性疾病，尚无特殊治疗手段，主要是减轻心脏负担，改善心肌代谢，促进心肌修复。

（1）抗病毒治疗：早期应用利巴韦林、阿昔洛韦、干扰素等药物，但疗效不确定。

（2）营养心肌、促进心肌代谢治疗：大剂量维生素 C 以葡萄糖稀释成 10% ～ 25% 的浓度静脉注射；能量合剂治疗的药物有三磷酸腺苷、辅酶 A 等。1,6 二磷酸果糖可改善心肌能量代谢，促进受损心肌修复。维生素 C、辅酶 Q 具有保护心肌和清除自由基的作用。丹参或黄芪等中药治疗。重症患儿可使用大剂量丙种球蛋白。

（3）对症治疗：心力衰竭者使用利尿药、强心药、血管扩张药、血管紧张素转换酶抑制剂等。频发室性期前收缩或有快速性心律失常者，可选用抗心律失常药物；完全性房室传导阻滞者，可使用临时起搏器。糖皮质激素可起到减轻心肌炎症反应和抗休克的作用，轻症及早期患儿不推荐使用，仅用于危重病例。

3. **护理措施** 重点是充分休息，加强营养。

（1）饮食护理：心力衰竭者限制钠盐摄入，避免刺激性食物，如浓茶、浓咖啡等，戒烟、酒。保持情绪稳定。

（2）病情观察：进行心电监护，注意有无心律失常和心功能改变，发现多源性期前收缩、频发室性期前收缩、高度或完全性房室传导阻滞、心动过速、心动过缓时应立即报告医生，采取紧急处理措施。心肌炎患儿对洋地黄类药物敏感，易中毒，应减少药量。

八、循环系统疾病患者常用诊疗技术及护理

（一）人工心脏起搏器和心脏电复律

1. **人工心脏起搏器** 是通过发放一定形式的电脉冲电流，刺激心脏，使之收缩，即模拟正常心脏的冲动形成及传导。分为临时心脏起搏和植入式心脏起搏。

（1）适应证

①植入式心脏起搏

a. 明确的症状性心动过缓，建议植入永久性起搏器。

b. 临床症状可能与心动过缓相关，可以植入永久性起搏器。

c. 二度Ⅱ型及三度房室传导阻滞，无论有无临床症状，均应植入永久性起搏器。

d. 病态窦房结综合征、反射性晕厥患者。

②临时心脏起搏

a. 阿 - 斯综合征发作、一过性高度或完全房室传导阻滞且逸搏心律过缓。

b. 操作过程中或急性心肌梗死、药物中毒、严重感染等危急情况下出现危及生命的缓慢型心律失常。

（2）护理：沙袋加压伤口 6 小时，保持伤口处皮肤清洁干燥，每天严格无菌换药。

2. **心脏电复律** 心脏电复律是利用短促而强烈的电能使心脏各部分的心肌同时除极，消除异位心律，使之转复为窦性心律的方法。最早用于消除心室颤动，后来用于各种异位性快速心律失常。心脏电复律的种类及适应证

（1）同步电复律：适用于除心室颤动与扑动以外的快速型心律失常。除颤器上设有的同步装置可使放电时电流正好与心电图上 R 波同步，即电流刺激仅在心动周期的绝对不应期，避免诱发室颤。

（2）非同步电复律：适用于心室颤动与扑动。此时已无心动周期，也无 QRS 波，患者神志多已丧失，一旦发现应立即实施电除颤。

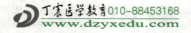
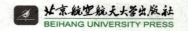

（二）冠状动脉造影术

选择性冠状动脉造影术 (SCA) 是目前诊断冠心病最为可靠的方法，它可提供冠状动脉病变的部位、性质、范围、侧支循环状况等准确资料，有助于选择最佳治疗方案。

1. 适应证　凡疑有冠状动脉病变者。

2. 禁忌证　严重心功能不全；外周动脉血栓性脉管炎；造影剂过敏；严重心动过缓者应在临时起搏保护下手术。

3. 方法　将心导管经皮穿刺插入股动脉、肱动脉或桡动脉，推送至主动脉根部，使导管顶端进入左、右冠状动脉开口，注入造影剂而使其显影。常用造影剂为 76% 泛影葡胺及其他非离子型腆造影剂如优维显。

4. 护理措施　术前需训练床上排尿及连续咳嗽动作，术前 6 小时禁食、禁水，但不禁药。术后动脉穿刺部位按压 15 ～ 20 分钟，以彻底止血，加压包扎，沙袋压迫 6 小时，术侧肢体制动 12 小时。

（三）经皮穿刺腔内冠状动脉成形术

经皮穿刺腔内冠状动脉成形术是扩张冠状动脉内径，解除其狭窄，改善其对心肌血液供应的一种非外科手术方法，其缓解症状的作用迅速可靠。

1. 适应证　稳定型心绞痛药物疗效欠佳或不稳定型心绞痛患者有单支、孤立的局限性或不完全性狭窄；冠状动脉近端或远端的狭窄、冠状动脉旁路移植术后移植血管狭窄、不稳定型心绞痛、急性心肌梗死、冠状动脉几乎完全阻塞和成形术后再狭窄者。

2. 禁忌证　冠状动脉僵硬或钙化性狭窄或偏心性狭窄、完全闭塞、多支广泛性弥漫性病变，狭窄程度小于 50% 或仅有痉挛者不宜做本手术治疗。左冠状动脉主干狭窄或病变在主干分叉附近时，手术有一定的危险性。

3. 方法　先做冠状动脉造影并录像确定狭窄部位。然后用指引导管将带球囊导管置入，再通过导丝引至狭窄病灶处，以造影剂注入球囊，用 3040 ～ 6080mmHg(405 ～ 810kPa) 压力扩张球囊，每次一般持续 15 ～ 30 秒，球囊完全膨胀，血管已经扩张后逐渐减压，然后回抽造影剂，将球囊抽成负压状态撤出。术时宜将临时起搏导管预先放置于右心室内以备发生缓慢心律失常时作起搏治疗之用。

4. 护理措施　术前口服抑制血小板药物如阿司匹林，术中肝素化。术后坚持长期服用阿司匹林，并控制冠心病危险因素，应特别重视调节血脂药的应用，以减少再狭窄的发生。本手术的主要并发症是冠状动脉闭塞、栓塞、夹层分离或破裂，需作紧急冠状动脉旁路手术治疗。严重室性心律失常亦为常见并发症。

（四）经皮穿刺冠状动脉内支架安置术

经皮穿刺冠状动脉内支架安置术是将金属或塑料制成的支架，置入狭窄的冠状动脉内，支撑其管壁，以保持管腔内血流畅通。

1. 适应证　由冠状动脉成形术治疗引起的冠状动脉急性闭塞，内膜撕裂所致，支架可撑开血管，粘合内膜。冠状动脉成形术疗效不佳或术后发生狭窄。

2. 禁忌证　有出血倾向者、有左主干病变而无保护措施、病变血管直径＜ 2mm、近端血管明显扭曲、冠状动脉成形处有血栓等。

3. 方法　手术操作与经皮穿刺腔内冠状动脉成形术相仿。多数患者先行冠状动脉成形，然后置入导引导管使其顶端到达冠状动脉，再向导引导管腔内置人带支架的导管将支架送到预定的位置，

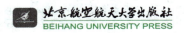

支架脱离，留在血管病变处自动撑张；或置入带支架的球囊导管将支架送到预定的位置，快速高压充盈球囊以扩张支架，待其完全扩张后，继续维持高压 5 ～ 10 秒，然后减压退出导管，支架留在病变处。

4. 护理措施 术中用肝素抗凝，术后口服噻氯匹定或华法林维持抗凝治疗 1 ～ 3 个月。其他处理如冠状动脉成形术。常见并发症有血管内膜撕裂、冠状动脉闭塞、心室颤动、心肌梗死、冠状动脉再狭窄、血栓栓塞、出血、支架脱落等。

---

1. 患者，女，25 岁。因外伤住监护室，血压 85/55mmHg，中心静脉压 8cmH_2O，遵医嘱在 10 分钟内静脉输入等渗盐水 250ml，半小时后，血压 90/55mmHg，中心静脉压 12cmH_2O，提示
   A. 血容量不足   B. 心功能衰竭   C. 血管收缩过度
   D. 血管扩展过度   E. 血容量相对过多

2. 左心功能不全最严重的表现是
   A. 心悸气短   B. 劳力性呼吸困难   C. 端坐呼吸
   D. 夜间阵发性呼吸困难   E. 急性肺水肿

3. **不符合**急性肺水肿处理原则的是
   A. 双腿下垂坐位   B. 静脉注射吗啡   C. 低流量吸氧
   D. 快速利尿   E. 静脉注射氨茶碱

4. 长期卧床的心力衰竭患者容易引起栓塞的部位是
   A. 心   B. 脑   C. 肺
   D. 肾   E. 脾

5. 风湿性心脏病二尖瓣狭窄患者，休息时感心悸，气促，双肺闻及湿啰音。应判断为
   A. 心功能 0 级   B. 心功能 I 级   C. 心功能 II 级
   D. 心功能 III 级   E. 心功能 IV 级

6. 应用血管扩张剂治疗心力衰竭易发生的不良反应是
   A. 心率加快   B. 血压降低   C. 低血钾、低血钠
   D. 呼吸抑制   E. 心率缓慢

7. 右心衰竭患者常有食欲缺乏、恶心，水肿等症状是由于
   A. 左心室扩大   B. 体循环淤血   C. 右心室扩大
   D. 左房增大   E. 肺循环淤血

8. 可同时扩张小动脉和静脉的药物是
   A. 硝酸甘油   B. 酚妥拉明   C. 心得安
   D. 潘生丁   E. 硝普钠

9. 洋地黄**不具有**的药理作用是
   A. 增强心肌收缩力   B. 减慢心率
   C. 增加心肌供血，扩张冠状血管   D. 减慢房室传导
   E. 加重房室传导阻滞

10. 用于持续性房颤患者转复的首选药物是
    A. 洋地黄   B. 利多卡因   C. 西地兰

D. 胺碘酮　　　　　　　　　　　　E. 阿托品

11. **不可用** β 受体阻滞剂治疗的心律失常是
A. 窦性心动过速　　　　　B. 窦性心动过缓　　　　　C. 阵发性室上性心动过速
D. 房性期前收缩　　　　　E. 频发室性早搏

12. 药物治疗不能满意控制心室率的心房颤动，选用
A. 同步直流电复律　　　　B. 非同步直流电复律　　　C. 临时起搏器安置术
D. 永久起搏器安置术　　　E. 射频消融术

13. 供应窦房结血液的血管为
A. 右冠状动脉　　　　　　B. 左冠状动脉　　　　　　C. 冠状动脉的前降支
D. 冠状动脉的回旋支　　　E. 冠状动脉的后降支

14. 急性下壁心肌梗死患者最常出现的心律失常是
A. 房性期前收缩　　　　　B. 室性期前收缩　　　　　C. 心房扑动
D. 心房颤动　　　　　　　E. 房室传导阻滞

15. 心排血量突然下降出现的晕厥被称为
A. 心脏骤停　　　　　　　B. 脑梗死　　　　　　　　C. 急性心肌梗死
D. 阿 - 斯综合征　　　　　E. 低血糖综合征

16. 二度 Ⅱ 型房室传导阻滞伴阿 - 斯综合征患者，最佳的治疗方法是
A. 安装永久性心脏起搏器　　　　B. 静脉滴注异丙肾上腺素
C. 静脉注射阿托品　　　　　　　D. 口服麻黄碱
E. 静脉滴注地塞米松

17. 患者，女，31 岁。发热后伴随心悸，自数脉率为 126 次 / 分，节律规整。此时患者最可能发生的心律失常是
A. 窦性心动过速　　　　　B. 阵发性心动过速　　　　C. 室性期前收缩
D. 心房颤动　　　　　　　E. 病态窦房结综合征

18. 当护士发现患者室颤时，首选的抢救措施是
A. 吸氧　　　　　　　　　B. 开放静脉　　　　　　　C. 电除颤
D. 气管插管　　　　　　　E. 颈动脉按摩

19. 患者，男，38 岁。半年来多在过劳、精神压力过大时发生胸骨后紧缩感，持续 1 ～ 2 分钟，休息后缓解。曾做心电图检查正常，为明确诊断，最重要的检查是
A. 心电图　　　　　　　　B. 超声心动图　　　　　　C. 胸部 X 线摄片
D. 冠脉造影　　　　　　　E. 血清心肌酶

20. 冠心病患病的危险因素**不包括**
A. 血脂异常　　　　　　　B. 高血压　　　　　　　　C. 吸烟
D. 体力劳动　　　　　　　E. 高钠饮食

21. 对于不稳定型心绞痛患者，最优先考虑的护理诊断是
A. 疼痛　　　　　　　　　B. 活动无耐力　　　　　　C. 焦虑

D. 气体交换受损   E. 知识缺乏

22. β受体阻滞剂治疗心绞痛的作用机制是
A. 抑制血小板聚集，防止血栓形成   B. 阻断儿茶酚胺类物质与β受体结合
C. 兴奋迷走神经   D. 扩张周围血管，减轻心脏负荷
E. 抗血小板聚集，改善心肌微循环

23. 患者，女，70岁。冠心病心绞痛3年，心绞痛发作时经休息或含服硝酸甘油可以缓解，预防发作的药物**不包括**
A. 消心痛   B. 倍他洛克   C. 硝苯地平
D. 阿司匹林   E. 氨苯蝶啶

24. **不属于**溶栓治疗禁忌证的是
A. 有缺血性脑卒中发生史   B. 有消化道活动性出血病史
C. 高血压病史，血压已控制   D. 有施行过外科大手术病史
E. 有进行过抗凝治疗史

25. 患者，男，60岁。1小时前忽感心前区闷痛、大汗、恶心，来院就诊，经心电图检查确诊为急性心肌梗死收入院。24小时内患者最易发生的是
A. 心源性休克   B. 心律失常   C. 发热
D. 心力衰竭   E. 心脏破裂

26. 梗死后心绞痛是指心肌梗死后
A. 1周内出现的心绞痛   B. 2周内出现的心绞痛
C. 2个月内出现的心绞痛   D. 1个月内出现的心绞痛
E. 3周内出现的心绞痛

27. 急性心肌梗死患者突然发生面部青紫，呼吸困难，神志不清，脉搏消失，应首选的抢救措施是
A. 心电监护   B. 静脉注射西地兰   C. 气管插管
D. 肌注肾上腺素   E. 体外心脏按压、人工呼吸

28. 心脏骤停最可靠最迅速的判断依据是
A. 意识丧失和呼吸停止   B. 意识丧失伴抽搐   C. 意识丧失和瞳孔散大
D. 意识丧失和大动脉搏动消失   E. 意识丧失和瞳孔对光反射消失

29. 原发性高血压最常见的死亡原因是
A. 心律失常   B. 心力衰竭   C. 脑血管意外
D. 尿毒症   E. 高血压危象

30. 护士在为一就诊患者测量血压，测得结果为180/110mmHg，嘱患者治疗的时间是
A. 3周内   B. 1个月内   C. 1周内
D. 立即处理   E. 2周内

31. 高血压的用药原则是
A. 诊断确立通常需要终身治疗

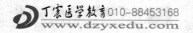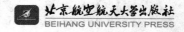

B．达到降压目的后逐步减量

C．老人降压控制在 120 ～ 130/80mmHg 以下

D．快速降压首选硝酸甘油静滴

E．有烦躁抽搐者禁用地西泮肌注

32．高血压危象的处理原则最主要的是

A．吸氧   B．心电监护   C．肌注安定

D．立即降低血压   E．增加心肌供血

答案：1．B。2．E。3．C。4．C。5．E。6．B。7．B。8．E。9．C。10．D。11．B。12．E。13．A。14．E。15．D。16．A。17．A。18．C。19．D。20．D。21．A。22．B。23．E。24．C。25．B。26．B。27．E。28．D。29．C。30．D。31．A。32．D。

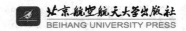

第三章　消化系统疾病

一、胃　炎

（一）急性单纯性胃炎

1. 临床表现

（1）症状：发病快，可有中上腹不适、腹痛、食欲减退、恶心、呕吐等表现，严重者可有发热、脱水、酸中毒，甚至引起休克。

（2）体征：腹部有压痛、肠鸣音亢进。

2. 治疗要点　针对病因进行治疗，可暂时禁食，鼓励饮水，严重者可能发生水、电解质、酸碱平衡紊乱，注意观察，疼痛剧烈者遵医嘱用药。

（二）急性糜烂性胃炎

1. 临床表现　上消化出血为主要表现。部分患者症状轻，或有腹部不适、恶心、呕吐等症状。

2. 治疗要点　针对病因进行治疗，避免诱发因素，可使用保护胃黏膜药物。

（三）慢性胃炎

慢性胃炎指多种原因引起的胃黏膜慢性炎症。分为非萎缩性、萎缩性和特殊类型 3 类。炎症仅累及胃小弯和黏膜固有层的表层，未累及腺体，称为慢性浅表性胃炎。如炎症累及到腺体深部，并使腺体破坏，数量减少，黏膜萎缩、变薄，称为慢性萎缩性胃炎。萎缩性胃炎又分为多灶性和自身免疫性两类。

1. 临床表现　大多数患者无任何症状。有症状者的典型表现是上腹饱胀不适，钝痛、烧灼痛，餐后常加重，伴反酸、嗳气、食欲缺乏、恶心等消化不良的表现。体征不明显，可有上腹轻压痛。自身免疫性胃炎患者还可出现贫血、厌食、体重减轻等症状。

2. 治疗要点　原则是消除病因、缓解症状、控制感染、防治癌前病变。

（1）根除幽门螺杆菌：联合应用多种药物治疗，可有效根治幽门螺杆菌。

①标准三联疗法：质子泵抑制剂 + 克拉霉素 + 阿莫西林或甲硝唑（二选一）。

②经典四联疗法：质子泵抑制剂 + 铋剂 + 四环素 + 甲硝唑。四联疗法中的两种抗生素还可以选择阿莫西林、克拉霉素、呋喃唑酮、左氧氟沙星等药物。

（2）胃肠动力药：由十二指肠 - 胃反流引起的慢性胃炎，治疗常用助消化、改善胃肠动力的药物。西沙必利为选择性 $5\text{-}HT_4$ 受体激动剂，促进肠壁神经细胞末梢释放乙酰胆碱，增强胃肠道运动。多潘立酮为外周多巴胺受体拮抗剂，可增强胃肠蠕动，促进胃排空，防止食物反流。

（3）自身免疫性胃炎引起的恶性贫血：应用维生素 B_{12}。

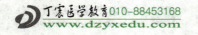
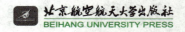

（四）急、慢性胃炎的护理

1. **腹痛护理**　避免精神紧张，采取转移注意力、腹部按摩、深呼吸等方法缓解疼痛。在排除急腹症的前提下，遵医嘱给予局部热敷。

2. **用药护理**　禁用或慎用阿司匹林、糖皮质激素如强的松等药物，减少对胃黏膜的损伤。

二、消化性溃疡

消化性溃疡是指发生在胃或十二指肠，被胃酸、胃蛋白酶消化而造成的慢性溃疡。胰液对胃黏膜有损伤作用。

1. **临床表现**　以慢性、周期性发作、节律性上腹部疼痛为特点，伴反酸、嗳气、烧心、恶心、食欲减退等消化不良症状，但缺乏特异性。部分患者无症状。十二指肠溃疡比胃溃疡更多见，周期性和节律性更明显，秋冬和冬春之交更易发病，常可被进食或服用抗酸药所缓解。胃溃疡与十二指肠溃疡的鉴别见表1-13。

表1-13　胃溃疡与十二指肠溃疡的鉴别

	胃溃疡	十二指肠溃疡
好发人群	中壮年男性	青壮年男性
好发部位	胃小弯，胃角或胃窦	球部，前壁较常见
胃酸分泌	正常或偏低	增高
发病机制	防御修复因素减弱为主	侵袭因素增强为主
疼痛部位	中上腹或剑突下稍偏左	中上腹或稍偏右
疼痛性质	烧灼、隐痛、钝痛、胀痛或饥饿样不适感	
疼痛节律	"进餐—餐后疼痛—空腹缓解"规律，即餐后30分钟至1小时疼痛，1～2小时后缓解，下次进餐后再重复上述规律	"进餐—餐后缓解—空腹疼痛"规律，即餐后3～4小时疼痛，若不服药或进餐则持续到下次进餐后才缓解
空腹痛	无	有
午夜痛	少有	多有（半数患者）
可否癌变	可能	极少

2. **常见并发症**

（1）出血：消化性溃疡最常见的并发症是上消化道出血，消化性溃疡也是上消化道出血最常见的病因。十二指肠溃疡出血的发生率比胃溃疡高，出血量的多少主要与被溃疡侵蚀基底血管的大小有关。十二指肠溃疡出血多位于球部后壁，胃溃疡出血多位于胃小弯。轻者仅表现为排柏油样便，重者可出现呕血甚至低血容量性休克。出血前常有腹痛加重现象，出血后疼痛多缓解。肠腔内积血刺激肠蠕动增加，肠鸣音增强。

（2）急性穿孔：典型表现为骤发刀割样剧烈腹痛，持续性或阵发性加重，初始位于上腹部，很快波及全腹，有时伴肩胛部牵涉痛。患者出现恶心、呕吐、面色苍白、四肢冰冷、出冷汗，脉搏快、

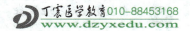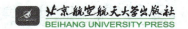

呼吸浅等。病情进一步发展还可出现血压下降、发热、白细胞增高等全身感染中毒表现及腹胀、肠麻痹症状。查体见急性痛苦面容，取屈曲体位，仰卧拒动，腹式呼吸减弱或消失，出现全腹压痛、反跳痛、腹肌紧张呈"木板样"强直等急性腹膜炎的体征。叩诊肝浊音界缩小或消失，移动性浊音阳性。听诊肠鸣音减弱或消失。B超示腹腔有液性暗区。腹部立位X线检查见膈下新月状游离气体影最具特征性，是急性穿孔最重要的诊断依据。腹腔穿刺可抽出黄色浑浊液体或食物残渣。

（3）瘢痕性幽门梗阻：呕吐是最为突出的症状，呕吐物为发酵隔夜食物，且量很大，有大量黏液，不含胆汁，有腐败酸臭味。呕吐后自觉腹胀明显缓解。患者常有低氯、低钾性碱中毒，严重时还可出现低镁血症、酮症、脱水及营养不良。典型体征为上腹可见胃型及自左肋下向右腹的蠕动波、晃动上腹部时可闻及振水声。X线钡剂造影检查和胃镜检查可明确诊断，但钡剂可造成梗阻加重。

（4）癌变：少数胃溃疡患者可发生癌变，十二指肠溃疡则一般不会癌变。发生癌变时，疼痛节律可变为无规律性。对45岁以上、溃疡久治不愈、大便隐血试验阳性者，应高度警惕。

3. 治疗要点

（1）药物治疗：目的在于去除病因、控制症状、促进溃疡愈合、预防复发和防治并发症。

（2）手术治疗：胃大部切除术是消化性溃疡的主要术式，适用于非手术治疗无效或并发穿孔、出血、幽门梗阻、癌变者。

4. 护理措施

（1）一般护理

①饮食护理

a. 进餐方式：指导患者规律进食，定时定量，少量多餐，细嚼慢咽，每天进餐4～5次，以中和胃酸。避免餐间零食，避免急食及过饱，以减少胃酸分泌。症状控制后尽快恢复正常的饮食规律。

b. 食物选择：溃疡活动期以清淡、营养丰富、无刺激的饮食为主。缓解期给予高热量、高蛋白、高维生素、易消化的饮食。症状较重者以面食为主，因面食柔软易消化，且其因含碱，可有效中和胃酸。不习惯面食者，以软饭、米粥代替。如有少量出血，可给予温牛奶、米汤等温凉、清淡流质饮食，以中和胃酸，利于黏膜恢复；如合并大出血、穿孔、幽门梗阻，应禁食。避免食用过咸、过甜、过硬、生冷、刺激性食物（如辣椒）或饮料（如浓茶、咖啡）、粗纤维食物（如芹菜、韭菜）和油炸食品。戒烟、禁酒。两餐之间可给适量的脱脂牛奶，蛋白质可中和胃酸，但牛奶中的钙质有刺激胃酸分泌的作用，不宜多饮。脂肪可引起胃排空减慢，致胃酸分泌增多，故摄取应适当。

②疼痛护理：观察上腹部疼痛的部位、性质、节律及与进食的关系，有无恶心、呕吐、黑便、呕血。突发剧烈腹痛，考虑是否穿孔，监测患者的脉搏、血压、意识状态和腹部体征；停用非甾体抗炎药及糖皮质激素类药物；遵医嘱服用抑制胃酸分泌、弱碱抗酸及保护胃黏膜等药物，十二指肠溃疡进食碱性食物如苏打饼干后腹痛可缓解。无出血的患者也可采用局部热敷或针灸止痛。

③用药护理：见表1-14。

（2）非手术治疗护理

①急性穿孔护理

a. 最重要的护理措施是禁食和胃肠减压。胃肠减压可抽出胃肠道内容物和气体，减少消化道内容物继续流入腹腔，减少胃肠内积液、积气，减少胃酸、胰液等消化液分泌，改善肠壁血运。

b. 无休克取半卧位，使腹腔内渗液流入盆腔，有利于炎症局限和引流，减轻中毒症状，减轻腹胀对呼吸和循环的影响，放松腹肌，减轻疼痛。合并休克者应采取平卧位。

c. 监测生命体征，密切观察腹痛、腹膜刺激征及肠鸣音的变化。建立静脉通路，遵医嘱合理使用抗生素控制感染，给予镇痛治疗，缓解患者恐惧心理。吸氧，高热患者给予降温，加强营养支持。静脉补充液体和电解质，维持有效循环血量。进行抗休克治疗的同时做好急症手术准备。

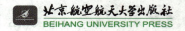

②急性出血护理：取平卧位，下肢抬略高，以保证脑部供血；呕吐时头偏向一侧，防止窒息或误吸。密切监测生命体征，特别注意观察血压变化。

③幽门梗阻护理：不完全梗阻者给予无渣半流食，完全梗阻者术前禁食。观察呕吐情况，给予输液和营养支持，纠正低氯低钾性碱中毒。完全梗阻者术前 3 天每晚用 300 ～ 500ml 温等渗盐水洗胃，以减轻胃壁水肿和炎症，利于术后吻合口愈合。

表1-14 消化性溃疡治疗用药

类 别	药 物	机制及作用	不良反应	服药时间
H₂受体拮抗剂	××替丁（西咪/法莫/雷尼）	阻止组胺与H₂受体相结合，抑制胃酸分泌	头晕、嗜睡、腹泻、腹胀、皮疹、肝损害、骨髓抑制、心律失常	餐中或餐后即刻/睡前，与抗酸药间隔1小时以上
质子泵抑制剂	××拉唑（奥美/兰索/艾司奥美）	抑制H⁺-K⁺-ATP酶，是最强的抑制胃酸分泌药	头晕（避免开车及其他高度集中注意力的工作）、荨麻疹、口苦	晨起吞服或早晚各服1次，不可咀嚼
铋 剂	枸橼酸铋钾胶体果胶铋	形成胃黏膜保护屏障，兼有抗Hp的作用	便秘和粪便变黑，恶心，一过性转氨酶升高，过量蓄积会引起神经毒性，需经肾脏排泄，有肾毒性	餐前半小时，不可与抗酸药同时服
胃黏膜保护药	硫糖铝	保护胃黏膜，刺激内源性前列腺素合成，增加黏膜血流量	便秘、口干、眩晕、嗜睡	餐前1小时及睡前嚼服
弱碱抗酸药	氢氧化铝铝碳酸镁（达喜）	使胃内酸度降低	胃肠不适、消化不良、便秘，避免与奶制品同服	餐前0.5～1小时或疼痛嚼服（铝）餐后1～2小时或睡前嚼服（镁）
促胃肠动力药	西沙必利多潘立酮（吗丁啉）	5-HT₄受体激动剂（西）多巴胺受体拮抗剂（多）促进胃肠动力，治疗反流性疾病	心律失常甚至猝死（西）头晕、嗜睡、泌乳（多）	早餐前或睡前（西）餐前半小时（多）
硝咪唑类	甲硝唑/替硝唑	抗厌氧菌/抗滴虫/抗阿米巴原虫	胃肠道反应为主，苦味、金属味感，干扰乙醛代谢，服药期间严格禁酒	餐后半小时

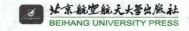

丁震医学教育 010-88453168 www.dzyxedu.com 北京航空航天大学出版社 BEIHANG UNIVERSITY PRESS

（续 表）

类 别	药 物	机制及作用	不良反应	服药时间
青霉素类	阿莫西林	敏感菌所致的呼吸道、尿路、胆道感染；抗肺炎链球菌、幽门螺杆菌效果好	恶心、呕吐、腹泻等消化道反应和皮疹为主，少数有血清转氨酶升高	餐后
大环内酯抗生素	克拉霉素/红霉素/阿奇霉素	治疗葡萄球菌、肺炎链球菌、肺炎支原体、流感嗜血杆菌、淋球菌等感染	呕吐、腹泻、腹痛，肝功能损害	多于餐后，但阿奇霉素空腹

三、肝硬化

肝硬化是由一种或多种原因引起的、以肝组织弥漫性纤维化、假小叶和再生结节为组织学特征的慢性进行性肝病。

1. **临床表现** 好发于 35～50 岁青壮年男性，发病隐匿，病程缓慢，可分为肝功能代偿期和失代偿期。

（1）代偿期：早期无症状或症状轻微，以乏力、食欲缺乏、低热为主要表现，可伴有腹部不适、恶心、厌油腻、腹胀、腹泻等症状。常因劳累、精神紧张或伴随其他疾病而出现，经休息或治疗可缓解。患者营养状况一般或消瘦，脾脏轻、中度肿大，肝功能检查正常或轻度异常。

（2）失代偿期：主要表现为肝功能减退和门静脉高压引起的症状和体征。

①肝功能减退的临床表现

a. 全身表现：一般情况较差，消瘦、乏力、精神不振、面色灰暗黝黑（肝病面容）、皮肤巩膜黄染、皮肤干枯粗糙、夜盲、口角炎、不规则发热等。

b. 消化系统症状：食欲减退是最常见症状，常伴恶心、呕吐，厌油腻，餐后加重，荤食后易腹泻，多由门静脉高压时胃肠道淤血水肿、消化吸收障碍和肠道菌群失调等所致。

c. 出血倾向和贫血：与肝合成凝血因子减少、脾功能亢进和毛细血管脆性增加有关。常表现为鼻出血，牙龈出血，皮肤黏膜瘀点、瘀斑、消化道出血和月经过多等症状。营养不良、肠道吸收障碍、消化道出血和脾功能亢进等因素常导致患者不同程度的贫血。

d. 内分泌失调：雌激素增多（肝对雌激素的灭活功能减退）、雄激素减少，男性出现性欲减退、毛发脱落、不育及乳房发育；女性出现月经失调、闭经、不孕等。雌激素增多的突出体征有蜘蛛痣和肝掌。蜘蛛痣主要分布在面颈部、上胸、肩背和上肢等上腔静脉引流区域。肝掌表现为手掌大小鱼际和指端腹侧部位皮肤发红。肾上腺皮质激素减少，常表现为面部和其他暴露部位皮肤色素沉着。醛固酮和抗利尿激素增多，导致腹水形成。

e. 皮肤瘙痒：与肝功能受损导致血清胆红素增高有关。

f. 低白蛋白血症：常有下肢水肿和腹水。

②门静脉高压的临床表现

a. 腹水：腹水是失代偿期最突出的临床表现。形成机制主要为：门静脉压力增高（为决定性因素）、有效循环血容量不足、低蛋白血症、肝脏对醛固酮和抗利尿激素灭活作用减弱、肝淋巴液生成过多。腹水出现前，常有餐后腹胀。大量腹水时，腹部膨隆，呈蛙状腹，腹壁紧张发亮，出现呼吸困难、

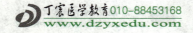
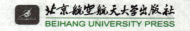

心悸等。**叩诊有移动性浊音，提示腹水量已超过 1000ml。**

　　b．侧支循环的建立与开放：当门脉高压达到 $200mmH_2O$ 以上时，持续的门静脉高压引起回心血液流经肝脏受阻，使门静脉交通支开放并扩张，形成侧支循环。**常见的侧支循环有食管 - 胃底静脉曲张、腹壁静脉曲张、痔静脉扩张、腹膜后吻合支曲张、脾肾分流等。**

　　c．脾大、脾功能亢进：脾因长期淤血而肿大。继而出现脾功能亢进，表现为白细胞、红细胞、血小板等全血细胞减少，易并发感染及出血。

　　③肝脏体征：早期肝增大，表面尚平滑，质地稍硬；晚期肝缩小，表面可呈结节状，质地坚硬。

　　（3）并发症

　　①**上消化道出血：多由食管 - 胃底静脉曲张破裂出血所致，是最常见的并发症。**表现为突发大量呕血或柏油样便，易导致出血性休克或肝性脑病。

　　②胆石症：随着肝功能失代偿的程度加重，胆石症发生率增高。

　　③感染：抵抗力降低、门 - 腔静脉侧支循环开放等易导致细菌感染。

　　④**肝性脑病：是晚期肝硬化的最严重并发症，是最常见的死亡原因。**

　　⑤**原发性肝癌：**若短期内病情迅速恶化，肝脏进行性增大，表面凹凸不平，持续性肝区疼痛，腹水增多且为血性，有不明原因的发热、消瘦等，应怀疑并发原发性肝癌。

　　⑥肝肾综合征：又称功能性肾衰竭，形成机制主要为：肝硬化患者多种扩血管物质如一氧化氮、前列腺素、心房利钠肽等不能被肝脏灭活，引起内脏动脉扩张，有效血容量不足，反射性激活肾素 - 血管紧张素和交感系统产生肾动脉极度收缩，造成肾脏血流量灌注不足，引起肾衰竭。**主要表现为在难治性腹水基础上出现少尿、无尿及氮质血症，肾脏无明显器质性损害。**

　　⑦肝肺综合征：严重肝病伴肺血管扩张和低氧血症。表现为呼吸困难、发绀和杵状指。

　　⑧电解质和酸碱平衡紊乱：常有低钠血症、低钾低氯血症与代谢性碱中毒。

　　⑨门静脉血栓形成或海绵样变：血栓缓慢形成多无明显症状；急性或亚急性发展时，表现为腹胀、剧烈腹痛、脾大、顽固性腹水、呕血、便血。

　　2．治疗要点　代偿期治疗旨在延缓肝功能失代偿，预防肝细胞性肝癌；失代偿期治疗主要是对症治疗，改善肝功能及处理并发症。

　　（1）药物治疗：进行抗肝炎病毒治疗，去除或减轻病因，避免应用损害肝脏的药物，适当使用保肝药物，如葡萄糖醛酸内酯、维生素及助消化药物，但不宜滥用，以免加重肝脏负担。

　　（2）腹水的治疗

　　①限制钠、水的摄入：限制钠盐 1.2 ～ 2.0g/d，24 小时液体入量＜ 1000ml。若合并低钠血症，应限制在 500ml 以内。

　　②**利尿药：是目前临床应用最广泛的治疗腹水方法。首选醛固酮受体拮抗剂螺内酯，因肝硬化患者醛固酮浓度升高，使肾小管对钠的重吸收增加。同时应合用排钾利尿药呋塞米。**

　　③提高血浆胶体渗透压：定期输注血浆、新鲜血或白蛋白。

　　④放腹水、输注白蛋白：适用于无并发症（如肝性脑病）、肝代偿功能尚可、凝血功能正常的难治性腹水者，在 1 ～ 2 小时内放腹水 4 ～ 6L，同时每升腹水补充白蛋白 6 ～ 8g。

　　⑤腹水浓缩回输：将放出的腹水经超滤或透析浓缩后，回输至患者静脉内，已较少使用。

　　⑥经颈静脉肝内门腔分流术：通过介入手术在肝内门静脉属支与肝静脉间建立分流通道，降低门静脉压力。

　　3．护理措施

　　（1）体位护理：少量腹水者取平卧位，并可抬高下肢，以增加肝、肾血流量，减轻水肿；大量腹水者取半卧位，以减轻呼吸困难和心悸。阴囊水肿者可用托带托起阴囊，促进水肿消退。避免剧烈咳嗽、

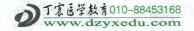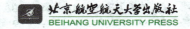

用力排便等腹内压骤增的动作。

（2）病情观察：密切观察生命体征、精神状态，观察呕吐物和排泄物的颜色、性质和量，注意有无休克、肝性脑病和上消化道出血。有腹水者每天测腹围1次，每周测体重1次，准确记录液体出入量。注意监测血常规、肝肾功能、血清电解质和酸碱度的变化。

（3）用药护理：注意利尿速度不宜过快，每天体重减轻不超过0.5（无水肿）～1kg（有下肢水肿），防止诱发肝性脑病和肝肾综合征。

（4）腹腔穿刺放腹水的护理：术前说明注意事项，测量腹围、体重、生命体征，排空膀胱。术后束紧腹带，避免腹内压骤然下降，并用无菌敷料覆盖穿刺部位，注意有无渗血、渗液。准确记录抽出腹水的颜色、性质和量，标本及时送检。

四、原发性肝癌

1. 临床表现　早期缺乏典型表现，中晚期可有局部和全身症状。

（1）症状

①肝区疼痛：是最常见和最主要的症状，也是半数以上患者的首发症状，多为持续性胀痛、钝痛或刺痛，当肿瘤侵犯横膈时，疼痛可牵涉右肩。肿瘤生长缓慢或位于肝实质深部也可完全无疼痛表现。癌肿坏死、破裂可致腹腔内出血，表现为突发右上腹剧痛，有腹膜刺激征等急腹症表现。

②全身与消化道症状：无特异性，表现为消瘦、乏力、低热、食欲缺乏、腹胀等，晚期还可出现贫血、黄疸、腹水及恶病质等表现。

③伴癌综合征：较少见，如低血糖、红细胞增多症、高胆固醇血症及高钙血症等。

（2）体征

①肝大和肿块：为中、晚期肝癌最主要的体征。肝进行性肿大，质地坚硬，边缘不规则，表面凹凸不平，有明显结节，可伴有压痛。

②黄疸和腹水：晚期出现。

（3）并发症

①肝性脑病：为肝癌终末期最严重的并发症，约1/3的患者因此死亡。

②上消化道出血：约占肝癌死亡原因的15%。多因食管 - 胃底静脉曲张破裂出血所致。

③肝癌结节破裂出血：约10%的患者因此致死。肝癌结节破裂出血可局限于肝包膜下，表现为局部疼痛。也可破入腹腔引起急性腹膜炎，出现腹痛剧烈，迅速遍及全腹。

④继发感染。

2. 治疗要点　早期诊断，早期采用以手术切除为主的综合治疗，是提高肝癌长期治疗效果的关键。

（1）手术治疗：以手术切除为首选，是目前根治原发性肝癌的最有效方法。

（2）肿瘤消融：具有微创、安全、简便和易于多次施行的特点。适合于瘤体较小而又无法或不宜手术切除者，特别是肝切除术后早期肿瘤复发者。

（3）肝动脉化疗栓塞（TACE）：是肝癌非手术疗法中的首选方法。

（4）其他治疗：包括放射治疗、分子靶向治疗、生物治疗、中医中药治疗等。

3. 护理措施

（1）肝动脉栓塞化疗术前护理：行各种术前检查及碘过敏试验。术前1天给予易消化饮食，术前6小时禁食、禁水。术前半小时可遵医嘱给予镇静药并测量血压。

（2）肝动脉栓塞化疗术后护理：取平卧位，术后24～48小时卧床休息。穿刺部位压迫止血15分钟再加压包扎，沙袋压迫6～8小时，保持穿刺侧肢体伸直24小时，并观察穿刺部位和肢体远端

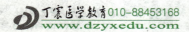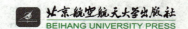

皮肤情况。禁食 2 ～ 3 天，从流质饮食开始，少量多餐。术后 4 ～ 8 小时体温可升高，持续约 1 周，高温者应采取降温措施。术后 1 周后，因肝缺血影响肝糖原储存和蛋白质合成，遵医嘱静脉补充白蛋白和葡萄糖液。

五、肝性脑病

肝性脑病是由严重肝病或门体分流引起的、以代谢紊乱为基础的中枢神经系统功能失调的综合征。

1. 临床表现　主要表现为高级神经中枢的功能紊乱以及运动和反射异常。根据意识障碍程度、神经系统表现和脑电图改变，将肝性脑病分为 5 期（表 1-15）。肝性脑病最具有特征性的体征是扑翼样震颤。

表1-15　肝性脑病的临床分期

分　期	意识障碍程度	神经系统表现	脑电图改变	有无扑翼样震颤
0期（潜伏期）	无	心理或智力测试轻微异常	正常	无
1期（前驱期）	无	轻度性格改变和行为异常	多数正常	有
2期（昏迷前期）	嗜睡	行为异常、言语不清、书写障碍、定向力障碍	特征性异常	有
3期（昏睡期）	昏睡	精神错乱，神经体征持续存在或加重	异常	有
4期（昏迷期）	昏迷	浅昏迷肌张力、腱反射亢进；深昏迷降低或消失	明显异常	无法引出

（1）0 期（潜伏期）：仅在心理测试或智力测试时有轻微异常。

（2）1 期（前驱期）：临床表现不明显，仅有轻度性格改变和行为异常，如焦虑、欣快、激动、淡漠少言等。

（3）2 期（昏迷前期）：以嗜睡、行为异常、言语不清、书写障碍、定向力障碍为主要表现。多有睡眠时间倒错，可出现幻觉、恐惧、躁狂等严重精神症状，衣冠不整或随地便溺，腱反射亢进、肌张力增高、踝阵挛及锥体束征阳性。

（4）3 期（昏睡期）：以昏睡和精神错乱为主，可唤醒，醒后能回答问话，常有神志不清和幻觉。各种神经体征持续存在或加重，肌张力增高，锥体束征阳性。

（5）4 期（昏迷期）：不能唤醒。浅昏迷时，对疼痛等强刺激仍有反应，腱反射和肌张力亢进；深昏迷时，各种反射消失，肌张力降低，可出现阵发性惊厥、踝阵挛和换气过度。

2. 治疗要点

（1）及早识别和去除诱因：纠正电解质和酸碱平衡紊乱；止血和清除肠道积血；预防和控制感染；避免使用镇静药及损害肝功能的药物。

（2）减少肠内毒物的生成和吸收

①开始数天内禁食蛋白质，因蛋白质进行入体内后可分解产生 NH_3。

②使用生理盐水或弱酸溶液（如稀醋酸溶液）清洁灌肠或导泻。

③口服乳果糖或乳梨醇：酸化肠道，有利于不产尿素酶的乳酸杆菌生长，使肠道细菌产氨减少。

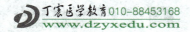
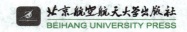

同时，肠道的酸性环境可减少氨的吸收，促进血液中的氨渗入肠道并排出体外。乳果糖也可稀释后保留灌肠。

④口服抗菌药：抑制肠内细菌生长，减少氨的形成和吸收。常用的抗菌药有利福昔明、新霉素、甲硝唑。利福昔明是非氨基糖苷类肠道抗菌药，具有广谱、强效的抑制肠道细菌生长作用，口服不吸收，只在胃肠道局部起作用。

（3）促进有毒物质的代谢清除

①L-鸟氨酸-L-天冬氨酸：鸟氨酸可通过鸟氨酸循环（尿素循环）合成尿素而降低血氨，天冬氨酸可促进谷氨酰胺合成酶的活性。

②L-精氨酸、谷氨酸钾或谷氨酸钠：以往在临床应用广泛，但疗效无法证实，伴肝肾综合征患者禁用谷氨酸钾，以免引起高钾血症。精氨酸为酸性，适用于碱中毒时。

（4）减少或拮抗假神经递质：支链氨基酸制剂可竞争性抑制芳香族氨基酸进入大脑，从而减少假神经递质的形成。

（5）其他治疗：肝移植，人工肝，药用炭（活性炭）、树脂等血液灌流可清除血氨。

3. 护理措施

（1）饮食护理

①急性期发作首日禁食蛋白质，减少蛋白质分解而产生的氨。每天供给足量的热量和维生素，即无蛋白、高热量饮食，以糖类为主，限制摄入脂肪类食物。

②昏迷患者鼻饲25%葡萄糖液供给热量，以减少体内蛋白质代谢产氨。

③清醒后可逐渐增加蛋白质饮食，最好给予植物性蛋白如豆制品，含支链氨基酸较多，有利于保护结肠的正常菌群及酸化肠道，减少氨的生成。慢性肝性脑病患者不需禁食蛋白质。

④禁用维生素 B_6，以免多巴在外周神经处转为多巴胺，影响多巴进入脑组织，减少中枢神经系统正常递质的传导。

⑤显著腹水者给予无盐低钠饮食，24小时摄入液体量为前一天尿量＋1000ml。

（2）去除和避免诱发因素

①积极预防和控制上消化道出血，出血停止后也应继续灌肠和导泻，以清除肠道内积血，减少氨的吸收。

②保持大便通畅。口服或鼻饲25%硫酸镁导泻，也可用生理盐水或弱酸溶液灌肠，禁用肥皂水等碱性溶液灌肠，以免增加氨的吸收。导泻时密切观察患者血压、脉搏、尿量及排便量等4个指标。

③避免应用催眠镇静药、麻醉药和对肝脏有毒性作用的药物等。出现烦躁不安或抽搐时，禁用吗啡、水合氯醛、哌替啶及巴比妥类药物，可用地西泮、氯苯那敏等，使用量为常规用量的1/3～1/2，并减少给药次数。

④避免快速利尿和过快过多放腹水，在放腹水的过程中突然出现昏迷，应立即停止放腹水。

六、急性胰腺炎

急性胰腺炎是由多种病因导致胰酶在胰腺内被激活，引起胰腺组织自身消化，导致水肿、出血甚至坏死等炎性损伤，是一种化学炎症。

1. 临床表现

（1）症状

①腹痛：是主要表现和首发症状，多于暴饮暴食或酗酒后突然发作。疼痛剧烈而持续，可有阵发性加剧。腹痛多位于中、左上腹，向腰背部呈带状放射，取弯腰屈膝侧卧位可减轻疼痛，进食后疼

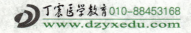 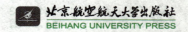

痛加重，一般胃肠解痉药不能缓解。水肿型腹痛 3～5 天可缓解，坏死型腹部剧痛且持续时间较长，极少数年老体弱患者腹痛极轻微或无腹痛。

②腹胀：与腹痛同时存在，早期为反射性，继发感染后由腹膜后的炎症刺激引起。患者可停止排便、排气。

③恶心、呕吐：恶心、呕吐早期即可出现，呕吐物多为胃十二指肠内容物，偶有血液，呕吐后腹痛不缓解。

④发热：常为中度以上发热，持续 3～5 天。如持续不退 1 周以上且白细胞升高，应考虑有胰腺脓肿或胆道炎症等继发感染。

⑤水、电解质及酸碱平衡紊乱：呕吐频繁者出现代谢性碱中毒，重症者可有脱水和代谢性酸中毒，伴有低钾、低镁、低钙，血糖增高。严重低血钙可导致手足抽搐，提示预后不良。

⑥低血压或休克：多见于重症急性胰腺炎。

（2）体征

①轻症急性胰腺炎：中上腹压痛，但无反跳痛、肌紧张，肠鸣音减弱，轻度脱水貌，与腹痛程度不相符。

②重症急性胰腺炎：急性重病面容，痛苦表情，脉搏增快，呼吸急促及血压下降。全腹压痛明显，有肌紧张和反跳痛。可出现移动性浊音，腹水多呈血性。胰酶、血液及坏死组织液穿过筋膜和肌层渗入腹壁下，可导致腰部两侧皮肤呈暗灰蓝色（Grey-Turner 征），或脐周皮肤出现青紫（Cullen 征）。胰头水肿压迫胆总管可引起黄疸。

（3）并发症

①局部并发症：胰瘘、胰腺脓肿和假性囊肿。

②全身并发症：心力衰竭、急性肾衰竭、急性呼吸窘迫综合征、消化道出血、高血糖、DIC、脓毒症和菌血症等。

2. 治疗要点　治疗原则为减轻腹痛，减少胰液分泌，防治并发症。

（1）减少胰液分泌：减少胰液分泌是治疗急性胰腺炎最主要的措施，而减少胰液分泌最主要的措施是禁食、禁水和胃肠减压。

①禁食、禁水、胃肠减压：减少胃酸分泌，从而降低胰液分泌，减轻自身消化，减轻腹胀，降低腹内压

②抗胆碱药及抑制胃酸分泌药：如阿托品、山莨菪碱（654-2）、H_2 受体拮抗剂或质子泵抑制剂等。

③抑制胰腺外分泌：生长抑素、奥曲肽可抑制生长激素释放，还可抑制胃酸、胰腺内分泌（胰岛素和胰高血糖素）及外分泌（胰酶），对胰腺有保护作用。生长抑素、奥曲肽还常用于严重急性上消化道出血如消化性溃疡出血、食管 - 胃底静脉曲张破裂出血的治疗，ERCP 和胰腺手术前的预防性用药。

（2）解痉止痛：在诊断明确的情况下给予解痉止痛药，常用药物有山莨菪碱、阿托品等。但抗胆碱药可诱发或加重肠麻痹，严重腹胀和肠麻痹者不宜使用。严重腹痛者可遵医嘱肌内注射哌替啶，但禁用吗啡，以免引起 Oddi 括约肌痉挛，加重病情。

（3）抗感染：早期使用对革兰阴性菌和厌氧菌敏感的抗生素，如喹诺酮类、头孢类或甲硝唑。还可应用 33% 硫酸镁或芒硝导泻清洁肠道，减少肠内细菌过生长，促进肠蠕动。

（4）静脉输液和营养支持：补充液体，抗休克，纠正水、电解质及酸碱平衡紊乱，加强营养支持。禁食期主要靠完全肠外营养，病情缓解后应尽早过渡到肠内营养。

（5）抑制胰酶活性：仅用于重症胰腺炎的早期，常用药物有抑肽酶、加贝酯。

（6）内镜下 Oddi 括约肌切开术、取石术：适用于胆源性胰腺炎，可迅速缓解症状，改善预后，防止急性胰腺炎复发。

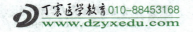
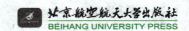

（7）并发症的处理：对急性坏死型胰腺炎伴腹腔内大量渗液者，或伴急性肾衰竭者，给予腹膜透析治疗；急性呼吸窘迫综合征者及时做气管切开或机械通气；并发糖尿病者可进行胰岛素治疗。

3. 护理措施

（1）饮食护理：禁食 3 ～ 5 天，明显腹胀者行胃肠减压。轻症胰腺炎恢复饮食的条件是症状消失、体征缓解、肠鸣音恢复正常、出现饥饿感，而不需要等待淀粉酶完全恢复正常。**开始可给予少量无脂、低蛋白流质饮食。**

（2）防治低血容量性休克：**禁食期间保证每天超过 3000ml 以上的液体摄入量。** 若患者出现血压下降、神志不清、尿量减少、面色苍白、皮肤湿冷等低血容量性休克的表现，立即配合医生进行抢救：

①协助患者平卧，给氧并注意保暖。

②迅速建立静脉通路，遵医嘱补充液体、血浆或全血。

③迅速准备好抢救用物，如静脉切开包、人工呼吸器、气管切开包等。

④如血压仍不回升，遵医嘱应用血管活性药物。

七、上消化道出血

上消化道出血是指屈氏韧带以上的消化道，包括食管、胃、十二指肠、胰腺、胆道及胃空肠吻合术后的空肠病变引起的出血。**上消化道急性大量出血是指在数小时内失血量超过 1000ml 或循环血容量的 20%。**

1. 临床表现

（1）**呕血与黑便：是上消化道出血的特征性表现。**

（2）失血性周围循环衰竭：早期表现为头晕、心悸、乏力、口渴、晕厥等组织缺血的表现。处理不及时可发展为休克状态，出现面色苍白、血压下降、脉搏细速、呼吸急促、四肢湿冷、尿量减少等。

（3）发热：大量出血后，部分患者在 24 小时内出现低热，一般不超过 38.5℃，持续 3 ～ 5 天后可恢复正常。

（4）出血程度的评估：见表 1-16。

表1-16　上消化道出血程度的评估

出血量	临床表现
＞5ml	大便隐血试验阳性
＞50ml	出现黑便
胃内积血＞250ml	出现呕血
1次出血量＜400ml	不出现全身症状
出血量＞400ml	出现头晕、心悸、乏力等症状
短时间内出血量＞1000ml	出现休克表现

2. 治疗要点

（1）急救措施：卧位休息，保持呼吸道通畅，必要时吸氧，活动性出血期间禁食。

（2）补充血容量：立即配血，可以先输平衡溶液或葡萄糖盐水，必要时及早输入浓缩红细胞或全血，

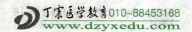 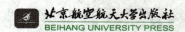

保持血红蛋白在 90 ～ 100g/L 为佳。肝硬化患者需输新鲜血，以免诱发肝性脑病。

（3）止血措施

①非曲张静脉上消化道大量出血：以消化性溃疡出血最常见。

a．药物止血：常用 H_2 受体拮抗剂或质子泵抑制剂，抑制胃酸分泌，大出血时静脉给药。

b．内镜治疗：适用于活动性出血或暴露血管的溃疡，注射肾上腺素或硬化剂、电凝及使用止血夹等。

c．介入治疗：通过血管介入栓塞胃十二指肠动脉。

②曲张的食管 - 胃底静脉破裂出血

a．药物止血：常用血管活性药物，如生长抑素、奥曲肽及血管加压素（垂体后叶素），减少门静脉血流量，降低门静脉压而控制出血。其中，生长抑素和奥曲肽是治疗食管 - 胃底静脉曲张出血的最常用药物。

b．气囊压迫止血：在药物治疗无效的大出血时暂时使用。因患者痛苦、并发症多、早期再出血率高，不可长期使用，不推荐为首选措施。

c．内镜止血：常通过注射硬化剂、套扎食管曲张静脉等方法止血。

3．护理措施

（1）饮食护理：大量出血者暂禁食，消化性溃疡出血停止 24 小时后再给予温流质饮食；食管 - 胃底静脉破裂出血停止 48 ～ 72 小时后再提供半量冷流质饮食。少量出血、无呕吐者，给予温凉流质饮食，出血停止后改为营养丰富、易消化、无刺激性半流质、软食，少量多餐。避免生、冷、硬、粗糙、刺激性的食物，戒烟酒。食管 - 胃底静脉曲张破裂出血者，止血后限制钠和蛋白质的摄入量，以免加重腹水或诱发肝性脑病。

（2）继续或再次出血的判断：以下表现提示有活动性出血或再出血：

①反复呕血，甚至呕吐物由咖啡色转为鲜红色。

②黑便次数及量增多，或排出暗红色甚至鲜红色血便，伴肠鸣音亢进。

③血红蛋白、红细胞计数、血细胞比容测定继续降低，网织红细胞计数持续升高。

④经充分输液、输血仍不能稳定血压和脉搏，或暂时好转后又恶化。

⑤在补液足够、尿量正常的情况下，血尿素氮持续或再次增高。

⑥原有肝门静脉高压的患者，在出血后脾暂时性缩小，若不见脾恢复提示有继续出血。出血停止的表现为患者血压、脉搏稳定在正常水平，大便转黄色，血尿素氮恢复正常。

（3）三腔二囊管的护理：经鼻腔或口腔插管至 65cm 时抽取胃液，检查管端确定在胃内，并抽出胃内积血。先向胃囊内注气 150 ～ 200ml 至囊内压 50 ～ 70mmHg，向外加压牵引，以压迫胃底。如未能止血，再向食管囊内注气约 100ml 至囊内压 35 ～ 45mmHg。管外端以绷带连接 0.5kg 沙袋，经牵引架作持续牵引。为防止黏膜糜烂，气囊充气加压 12 ～ 24 小时应放松牵引，放气 15 ～ 30 分钟，必要时可重复注气压迫。出血停止后，放气并保留管道继续观察 24 小时，未再出血可考虑拔管。气囊压迫一般为 3 ～ 4 天，继续出血者可适当延长时间。

八、肠结核

肠结核是结核分枝杆菌侵犯肠管所引起的慢性特异性感染。回盲部淋巴丰富，且结核分枝杆菌停留时间长，故为好发部位。

1．临床表现

（1）全身症状：乏力、食欲缺乏、消瘦、盗汗、不规则发热等。

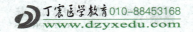
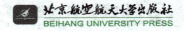

（2）消化系统症状

①腹痛：轻者或缓解期仅有腹部不适，无腹痛。活动期可有轻、中度腹痛。

②腹泻：可与便秘交替出现，无里急后重，排便后疼痛有所缓解。活动期为黏液脓血便。

（3）体征：呈慢性病容。**右下腹可有肿块，较固定，质地中等，可伴有轻、中度压痛。**

2．治疗要点

（1）药物治疗：抗结核药物治疗是关键。疗程 6～9 个月，**早期、联合、适量、规律和全程。**

（2）手术治疗：伴有外科并发症时考虑，包括肠穿孔形成局限性脓肿或肠瘘、伴有消化道大出血且不能控制、并发肠梗阻或弥漫性腹膜炎等。

九、溃疡性结肠炎

溃疡性结肠炎是一种由多种病因引起的、异常免疫介导的直肠和结肠慢性非特异性炎症性疾病。

1．临床表现　反复发作的腹泻、黏液脓血便及腹痛是溃疡性结肠炎的典型症状。

（1）症状

①腹泻及黏液脓血便：**腹泻是最主要的症状，黏液脓血便是本病活动期的重要表现。**轻者每天排便 2～4 次，粪便成糊状，便血轻或无便血。**重者每天排便达 10 次以上**，大量脓血，甚至呈稀水样血便。

②腹痛：多有轻或中度腹痛，**为左下腹或下腹的阵痛**，亦可波及全腹。**有疼痛—便意—便后缓解的规律，大多伴有里急后重**，为直肠炎症刺激所致。若并发中毒性巨结肠或腹膜炎，则腹痛持续且剧烈。其他症状可有腹胀、食欲减退、恶心、呕吐等。

③全身表现：轻型患者全身表现不明显。中、重型患者活动期有低热或中度发热，高热多提示有并发症或急性暴发型。重症患者可出现衰弱、消瘦、贫血、低白蛋白血症、水和电解质平衡紊乱等表现。

④肠外表现：结节性红斑、关节炎、眼脉络膜炎、口腔复发性溃疡等。

（2）体征：轻、中型患者仅有左下腹轻压痛，有时可触及痉挛的降结肠和乙状结肠。重者常有明显腹部压痛和鼓肠。

（3）并发症：中毒性巨结肠、肠道大出血、急性肠穿孔、肠梗阻、结肠癌等。**中毒性巨结肠多由低钾血症、钡剂灌肠或肠镜检查、使用抗胆碱药物等引起，表现为病情急剧恶化，可出现肠型、腹部压痛、肠鸣音减弱或消失等表现，易引起急性肠穿孔。**

2．治疗要点　控制急性发作，促进黏膜愈合，维持症状缓解，减少病情复发，防治并发症。

（1）5-氨基水杨酸：在胃肠道几乎不被吸收，对肠道炎症的治疗效果显著。**柳氮磺吡啶在肠道可分解成磺胺嘧啶和 5-氨基水杨酸盐，起到抗菌、抗炎和免疫抑制的作用，是治疗溃疡性结肠炎的首选，适用于轻型、中型或经糖皮质激素治疗已缓解的重型患者。**同类药物还有奥沙拉嗪和美沙拉嗪。

（2）糖皮质激素：对急性发作者的疗效较好。适用于应用氨基水杨酸制剂疗效不佳的轻、中型患者，特别是重型活动期患者及急性暴发型患者。常用药物有泼尼松口服，氢化可的松、甲泼尼龙静脉给药，琥珀酸氢化可的松、地塞米松保留灌肠等。**因病变多位于直肠和乙状结肠，灌肠时常取左侧卧位。**灌肠治疗的全身不良反应少。

（3）免疫抑制药：巯嘌呤、环孢素等。

（4）腹痛、腹泻治疗：抗胆碱药物阿托品可减轻平滑肌痉挛，缓解腹痛。止泻可给予地芬诺酯。重症患者禁用，以免诱发中毒性巨结肠。

（5）手术治疗：并发大出血、肠穿孔、中毒性巨结肠、结肠癌或经内科治疗无效者。

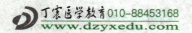 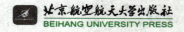

十、消化系统疾病患者常用诊疗技术及护理

（一）肝穿刺活体组织检查术

肝穿刺活体组织检查术简称肝活检，是经皮穿刺取组织标本进行组织学检查或制成涂片做细胞学检查，明确肝脏疾病诊断，了解肝病演变过程，观察治疗效果及判断预后。

1．适应证

（1）原因不明的黄疸及门静脉高压者。

（2）原因不明的胆大、肝功能异常者。

（3）协助各型肝炎诊断，判断疗效及预后。

2．禁忌证

（1）严重贫血、有出血倾向者。

（2）全身衰竭者。

（3）肝外阻塞性黄疸、严重肝功能障碍、大量腹水者。

（4）肝血管瘤、肝周围化脓性感染者、肝棘球蚴病。

3．方法

（1）体位：协助患者取仰卧位，身体右侧靠近床沿，将右手置于枕后，保持固定体位。

（2）确定穿刺点：**一般取右侧腋中线 8 ～ 9 肋间肝实音处或 B 超定位穿刺。**

（3）消毒麻醉：穿刺部位常规消毒，铺无菌孔巾，用 2% 利多卡因由皮肤至肝被膜进行局部麻醉。

（4）用物准备：准备 12 ～ 16 号穿刺针，根据穿刺目的的不同，选择相应的穿刺针，活检时选较粗的穿刺针。取 1 支 10 ～ 20ml 注射器与穿刺针连接，抽取 3 ～ 5ml 无菌生理盐水，使其充满穿刺针。

（5）穿刺：先用穿刺锥在穿刺点皮肤上刺孔，将穿刺针由此孔沿肋骨上缘与胸壁呈垂直方向刺入 0.5cm，将注射器内液推注 0.5 ～ 1ml，冲出存留在穿刺针内的组织，以免针头堵塞。

（6）取标本：**将注射器抽吸成负压并保持，嘱患者先深吸气，然后与深呼气末屏住呼吸，术者将穿刺针迅速刺入肝内，穿刺深度不超过 6cm，抽吸标本后立即拔出。**

（7）止血：穿刺部位用无菌纱布按压 5 ～ 10 分钟，再以胶布固定，用多头腹带束紧 12 小时，压上小沙袋 4 小时。

（8）送检：将抽吸的肝组织标本制成玻片，或注入 95% 乙醇或 10% 甲醛固定液中。

（二）纤维胃、十二指肠镜检查术

纤维胃、十二指肠镜检查术是应用最广、进展最快的内镜检查。可直接观察食管、胃、十二指肠炎症、溃疡或肿瘤等部位、性质、大小、范围，治疗并取标本做组织学或细胞学病理检查。

1．适应证

（1）不明原因的消化道出血。

（2）有消化道症状，需确诊者。

（3）疑有上消化道肿瘤者。

（4）需要随访观察的病变，如溃疡病、萎缩性胃炎、胃手术后及药物治疗后复查等。

（5）需内镜治疗者，如摘取异物、急性上消化道出血的止血、食管静脉曲张的硬化剂注射与结扎、食管狭窄的扩张治疗等。

2．禁忌证

（1）严重心、肺疾病患者。

（2）各种原因所致休克、昏迷等危重状态。

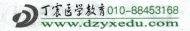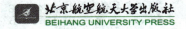

（3）急性胃肠穿孔，腐蚀性食管炎的急性期。

（4）神志不清、精神失常不能配合检查者。

（5）严重咽喉部疾病、主动脉瘤及严重的颈胸段脊柱畸形等。

3．方法

（1）检查前 5 ～ 10 分钟用 2% 的利多卡因在咽部喷雾 2 ～ 3 次进行局部麻醉。

（2）协助患者取左侧卧位，双腿屈曲，解开衣领及腰带。指导患者咬紧牙垫，口边置一弯盘。

（3）医生缓慢地经牙垫将胃镜插入，沿舌背、咽喉壁向下推进至环状软骨水平时，嘱患者做吞咽动作有助胃镜通过咽喉部，然后缓慢插镜并观察食管、胃、十二指肠黏膜有无病变。发现活动性出血或活检后出血较多时，应配合医生做镜下止血。

（4）医生插镜操作时，护士应观察监视器上图像，按医生指令摄片、录像、采取活体组织标本或刷取细胞送检。

（5）患者出现恶心、呕吐时，护士应指导患者做深呼吸，肌肉放松，将唾液流入弯盘内，可缓解症状。检查过程中密切观察患者面色、脉搏、呼吸等改变，如有异常应立即报告医生，停止检查并积极抢救。

（6）检查完毕，无活动性出血时，缓慢退出内镜。

（三）纤维结肠镜检查术

结肠镜是通过肛门插入内镜，在 X 线监视下操作，直接观察肠道病变，采取治疗措施等。

1．适应证

（1）原因不明的慢性腹泻、便血及下腹疼痛者。

（2）疑有直肠、结肠、回肠末端肿瘤者。

（3）结肠息肉、出血、肿瘤等病变需做内镜治疗者。

（4）药物或手术治疗后复查及随访者。

（5）大肠肿瘤的普查。

2．禁忌证

（1）严重心肺功能不全、休克及精神病患者。

（2）腹膜炎、腹腔脏器穿孔、多次腹腔手术后广泛粘连及大量腹水者。

（3）急性重度结肠炎，如急性细菌性痢疾、急性重度溃疡性结肠炎及憩室炎等。

（4）妊娠、女性月经及肠道准备不充分者。

（5）高热，极度虚弱，不能承受肠道准备者。

3．方法

（1）协助患者取左侧卧位，双腿屈曲。嘱患者在检查中尽量不要动。

（2）医生术前先做直肠指检，了解有无狭窄、肿瘤、痔疮、肛裂等。助手将镜前端涂上润滑剂后，嘱患者张口呼吸，放松肛门括约肌，医生用左手拇指与示指、中指分开肛周皮肤暴露肛门，右手持镜，用示指将镜头压入肛门，然后缓慢推进，必要时可注适量气体，以更清晰的显示病变部位。患者出现腹胀不适，可嘱其作缓慢深呼吸。有活动性出血或息肉时，在镜下做止血或息肉切除术。

（3）其余同胃、十二指肠镜检查。

4．护理措施

（1）术前护理

①向患者详细讲解检查目的、方法、注意事项，消除紧张、恐惧心理，取得配合。

②嘱患者检查前 3 天少渣半流质饮食，检查前 1 天进流质饮食，检查当天空腹或饮少量糖水。

③肠道清洁干净与否，直接影响诊疗效果，常用方法如下：

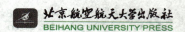

　　a．目前多用口服高渗性溶液导泻，如于检查前 4 小时口服硫酸镁 25～30g，饮水 1500～2000ml；或于检查前 2～3 小时一次口服 20% 甘露醇 250ml 时，同时饮 5 倍水或 2 倍 5% 葡萄糖盐水，可达到清洗肠道的目的。但在做高频电灼前肠道准备禁用甘露醇，以免发生意外，因为甘露醇可在肠道内被细菌分解，产生易燃气体，当达到可燃浓度时，如进行高频电凝手术，可能引起爆炸。

　　b．检查前 1 天晚上服泻剂，如服番泻叶 10g 或蓖麻油 30ml，或硫酸镁 20g，检查日根据肠道清洁情况决定是否要清洁灌肠，直至排出清水样无粪渣的大便为止。

　　④肠镜检查会引起腹胀、腹痛等不适，检查前半小时遵医嘱阿托品 0.5mg 或山莨菪碱 10mg 肌注。

（2）术后护理

　　①检查结束后，做好肛门清洁护理，嘱患者卧床休息。

　　②询问患者腹胀、腹痛及排便情况，腹胀明显者，可行内镜下排气。腹痛明显或排血便者，建议留院观察。如发现剧烈腹痛、腹胀、面色苍白、心率增快、血压下降、大便次数增多呈黑色，提示并发肠出血、肠穿孔，应及时报告医生，并协助紧急处理。

　　③如肠镜检查无异常，术后应进流质饮食 1 天，少渣饮食 3 天。

1．患者，女，48 岁。间歇性上腹痛 4 年，加重伴呕吐 2 天，呕吐物量多，呈酸腐味。查体：上腹部有胃型，可闻及震水音。患者最可能的诊断是

A．良性十二指肠淤滞症　　　　　　B．消化性溃疡合并幽门梗阻

C．胃黏膜脱垂症　　　　　　　　　D．胃癌

E．胃下垂

2．治疗消化性溃疡的药物中可引起黑便的是

A．西咪替丁　　　　　　B．氢氧化铝凝胶　　　　　　C．枸橼酸铋钾

D．甲硝唑　　　　　　　E．阿莫西林

3．幽门梗阻呕吐的表现不包括

A．腹痛与呕吐为主要表现

B．呕吐多在下午或夜间发生，量大，一次可达 1000～2000ml

C．呕吐物腐败酸臭味

D．呕吐出粪臭味样物质

E．呕吐物不含胆汁

4．消化性溃疡的并发症除外

A．穿孔　　　　　　　　B．癌变　　　　　　　　C．消化道出血

D．幽门梗阻　　　　　　E．吸收不良综合征

5．十二指肠球部溃疡的疼痛规律为

A．与进食无任何关系　　B．疼痛 - 进食 - 缓解　　C．进食 - 疼痛 - 缓解

D．进食 - 疼痛 - 疼痛　　E．疼痛 - 进食 - 疼痛

6．对消化性溃疡出血不适用的是

A．应用 H^+-K^+-ATP 酶泵抑制剂　　B．三腔二囊管压迫　　C．冰盐水洗胃

D．甲氰咪胍静脉注射　　　　　　　E．纤维胃镜下高频电灼

7．与蜘蛛痣形成有关的因素是

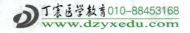

A. 严重感染   B. 血小板减少   C. 凝血机制障碍

D. 血中雌激素增加   E. 毛细血管脆性增加

8. 肝肾综合征的临床表现**不包括**

A. 腹水   B. 氮质血症   C. 少尿

D. 无尿   E. 蛋白尿

9. 常用于治疗肝硬化腹水的利尿药是

A. 呋塞米   B. 氢氯噻嗪   C. 利尿酸钠

D. 甘露醇   E. 螺内酯

10. 肝癌引起的肝区疼痛的特点是

A. 持续性钝痛或胀痛   B. 间歇性隐隐作痛   C. 饭后半小时刺痛

D. 空腹时烧灼痛   E. 剧烈的绞痛

11. 对原发性肝癌的普查、诊断、判断疗效有重要意义的检查是

A. AFP   B. B超   C. CT

D. MRI   E. 肝扫描

12. 目前治疗原发性肝癌最好的非手术方法是

A. 生物治疗   B. 肝动脉化疗栓塞治疗   C. 全身化疗

D. 全身放疗   E. 免疫治疗

13. 肝癌结节破裂出血可引起

A. 黄疸加深   B. 高热   C. 腹部包块

D. 大量黑便   E. 腹痛剧烈，可遍及全腹

14. 原发性肝癌患者突然出现腹部剧痛、休克、腹膜刺激征，最可能并发了

A. 原发性腹膜炎   B. 继发性腹膜炎   C. 门静脉血栓形成

D. 肝癌结节破裂   E. 急性梗阻性胆囊炎

15. 肝性脑病昏迷前期最突出的表现是

A. 多语   B. 行为异常   C. 意识错乱、睡眠障碍

D. 昏睡、精神错乱   E. 意识丧失

16. 肝性脑病综合治疗原则**错误**的是

A. 去除诱发因素是肝性脑病治疗的基本原则

B. 患者躁动不安时可采用巴比妥类药物

C. 注意纠正低钾和代谢性碱中毒

D. 上消化道出血患者应给予灌肠或导泻

E. 口服乳果糖的目的是减少肠内氨的生成和吸收

17. 对诊断肝性脑病最有帮助的检查是

A. 血尿素氮   B. 血氨   C. 谷丙转氨酶

D. 血清胆红素   E. 血糖

18. 患者，女，45岁。胆源性胰腺炎发作数次，预防其胰腺炎再次发作最有意义的措施是

A. 注意饮食卫生 　　　　B. 服用抗生素 　　　　C. 经常服用消化酶

D. 治疗胆道疾病 　　　　E. 控制血糖

19. 患者，女，32岁。因"上腹痛10小时，伴发热、呕吐"来急诊，查血清淀粉酶1000U/L，以急性胰腺炎收入病房。首要的治疗措施是

A. 抗生素 　　　　　　　　B. 肾上腺皮质激素 　　　C. 禁食

D. 抑肽酶 　　　　　　　　E. 胰岛素

20. 出血坏死型胰腺炎所发生的休克属于

A. 中毒性休克 　　　　　　B. 低血容量性休克 　　　C. 过敏性休克

D. 心源性休克 　　　　　　E. 神经源性休克

21. 患者，男，28岁。酗酒后突发剧烈上腹绞痛10小时伴呕吐、冷汗、面色苍白入院。体检：体温39.1℃，血压82/60mmHg，脉搏110次/分，上腹部压痛、反跳痛及腹肌紧张，血清淀粉酶800U/L，血钙降低。该患者最主要的护理诊断是

A. 疼痛 　　　　　　　　　B. 潜在并发症：休克 　　C. 营养失调

D. 体温过高 　　　　　　　E. 体液不足

22. 对估计上消化道大出血最有价值的表现是

A. 血红蛋白浓度 　　　　　B. 血细胞比容 　　　　　C. 呕血与黑便的频度与量

D. 网织红细胞测定 　　　　E. 周围循环衰竭的临床表现

23. 患者，男，60岁。曾有肝硬化、食管-胃底静脉曲张破裂出血病史2年，因突然呕血800ml，黑便3次而入院，首选的止血药物是

A. 止血芳酸 　　　　　　　B. 雷尼替丁 　　　　　　C. 奥美拉唑

D. 血管加压素 　　　　　　E. 维生素K

24. 用于上消化道出血止血治疗的药物**不包括**

A. 肾上腺素 　　　　　　　B. 去甲肾上腺素 　　　　C. H_2受体拮抗剂

D. 质子泵抑制剂 　　　　　E. 血管加压素

25. 患者，女，60岁。上午进食2小时后出现呕吐红色胃内容物，含有血凝块，量不详，排暗红色便数次，并出现淡漠。4年前明确诊断为肝硬化失代偿期。查体：面色苍白，呼吸急促，皮肤湿冷，呈灰白色。考虑出血量为循环血容量的

A. 30% 　　　　　　　　　B. 25% 　　　　　　　　　C. 20%

D. 15% 　　　　　　　　　E. 10%

26. 患者，男，73岁。大量呕血、黑便1天。既往有冠心病，肾动脉硬化病史。立即给予输血、补液等止血措施。指导患者液体入量及输入速度最有意义的参考指标是

A. 中心静脉压 　　　　　　B. 肘静脉压 　　　　　　C. 血压

D. 心率 　　　　　　　　　E. 尿量

答案：1. B。2. C。3. D。4. E。5. B。6. B。7. D。8. E。9. E。10. A。11. A。12. B。13. E。14. D。15. C。16. B。17. B。18. D。19. C。20. B。21. B。22. E。23. D。24. A。25. C。26. A。

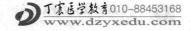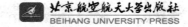

第四章 泌尿系统疾病

一、概　述

（一）泌尿系统疾病常见症状

1. **肾源性水肿**　是肾疾病最常见的症状，可分为肾炎性水肿和肾病性水肿，两者鉴别见表1-17。

2. **肾性高血压**　按病因可分为肾血管性和肾实质性，按发生机制又可分为容量依赖型和肾素依赖型，两者鉴别见表1-18。

表1-17　肾炎性水肿和肾病性水肿鉴别

	肾炎性水肿	肾病性水肿
发生机制	肾小球滤过率下降→水钠潴留	大量蛋白尿→血浆蛋白降低→胶体渗透压下降
水肿开始部位	眼睑及颜面部	下肢
凹　陷	不明显	明显
伴随症状	血压增高	无高血压及循环淤血

表1-18　容量依赖型和肾素依赖型高血压鉴别

	容量依赖型	肾素依赖型
发生机制	水钠潴留引起血容量增加	肾素-血管紧张素-醛固酮系统兴奋
常见疾病	急、慢性肾炎和多数肾功能不全	肾血管疾病和少数慢性肾衰竭晚期
治疗原则	限制水钠，使用利尿药	使用ACEI、ARB、钙通道阻滞剂类药物降压

3. **尿量异常**　肾小球滤过率可受有效滤过压、肾血流量、滤过膜的通透性及滤过面积影响。肾小球毛细血管血压、血浆胶体渗透压、肾小囊内压共同构成有效滤过压。滤过率增加，可发生蛋白尿、血尿；滤过率降低，可出现少尿甚至无尿。

（1）正常尿量：成年人24小时尿量为1000～2000ml。

（2）少尿或无尿：尿量＜400ml/24h或17ml/h为少尿，＜100ml/24h为无尿。少尿可因肾前性（血容量不足等）、肾性（急、慢性肾衰竭等）及肾后性（尿路梗阻等）引起。

（3）多尿：尿量＞2500ml/24h。

（4）夜尿增多：是指夜尿量超过白天尿量或夜尿持续＞750ml。夜尿持续增多，尿比重低而固定

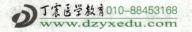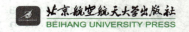

可提示肾小管浓缩功能减退。

4. 蛋白尿 每天尿蛋白含量持续超过 150mg，尿蛋白定性检查呈阳性称为蛋白尿。

5. 血尿 新鲜尿沉渣每高倍视野红细胞＞3 个或 1 小时尿红细胞计数＞10 万个，称镜下血尿。尿液外观为洗肉水样或血样即为肉眼血尿，提示 1L 尿液中含有 1ml 以上血液。

（1）初始血尿：提示病变在尿道。

（2）终末血尿：提示病变在后尿道、膀胱颈部或膀胱三角区。

（3）全程血尿：提示病变在膀胱、输尿管或肾脏。

6. 白细胞尿、脓尿和菌尿 新鲜离心尿液每高倍视野白细胞＞5 个，或新鲜尿液白细胞计数＞40 万个，称为白细胞尿或脓尿。中段尿涂片镜检每个高倍视野均可见细菌，或尿培养菌落计数超过 105/ml 称为菌尿，仅见于泌尿系统感染。

7. 管型尿 肾小球发生病变后，由蛋白质、细胞及其碎片在肾小管内凝聚而成，包括细胞管型、颗粒管型、透明管型等。白细胞管型是活动性肾盂肾炎的特征，红细胞管型提示急性肾小球肾炎，蜡样管型提示慢性肾衰竭。

8. 尿路刺激征 包括尿频、尿急、尿痛，排尿不尽感及下腹坠痛。

（1）尿频：单位时间内排尿次数增多而每次尿量减少。正常一般白天排尿 4～6 次，夜间 0～2 次。

（2）尿急：有尿意即迫不及待需要排尿，难以控制。

（3）尿痛：排尿时感觉会阴、下腹部疼痛或烧灼感。

9. 肾区疼痛及肾绞痛 急、慢性肾疾病常表现为肾区胀痛或隐痛、肾区压痛和叩击痛，多由于肾包膜受牵拉所致。肾绞痛由输尿管内结石、血块等移行所致，表现为患侧发作性剧烈绞痛，并向下腹部、大腿内侧及会阴部放射，多伴有血尿。

10. 排尿困难 排尿时须增加腹压才能排出，病情严重时增加腹压也不能排出而形成尿潴留，见于膀胱以下尿路梗阻。

11. 尿潴留 膀胱排空不完全或停止排尿，可分为急性和慢性尿潴留。急性尿潴留见于膀胱出口以下尿路严重梗阻，突然短时间内不能排尿，膀胱迅速膨胀。慢性尿潴留见于膀胱颈部以下尿路不完全性梗阻或神经源性膀胱。正常情况下残余尿量＜5ml，＞50～100ml 则为异常。

12. 尿失禁 尿不能控制而自行排出。

（二）肾源性水肿的护理措施

1. 饮食护理 合理的饮食可减轻肾脏负担，改善肾功能。

（1）水：尿量＞1000ml/d，不需严格限水。尿量＜500ml/d 或严重水肿者，严格限制水的摄入，量出为入，每天摄入量≤前 1 天尿量＋不显性失水量（约 500ml）。

（2）钠盐：低盐饮食，以 2～3g/d 为宜，避免进食含钠丰富的食物及饮料，如腌制食物、味精、汽水等，可用糖、醋或柠檬等增进食欲。

（3）蛋白质：严重水肿伴低蛋白血症患者，可给予正常量的优质蛋白质饮食，以 0.8～1g/（kg·d）为宜，不应给予高蛋白饮食。有氮质血症的水肿患者，应限制蛋白质的摄入，给予 0.6～0.8g/（kg·d），低蛋白饮食可延缓肾小球硬化及肾功能减退。慢性肾衰竭者根据 GFR 调节蛋白质摄入量。

（4）热量：保证热量充足，防止发生负氮平衡，摄入量≥30kcal/（kg·d）。

2. 用药护理 遵医嘱使用利尿药、糖皮质激素或其他免疫抑制药等，注意药物的疗效及不良反应。长期使用利尿药应定期监测血清电解质和酸碱平衡情况。

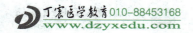
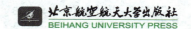

二、急性肾小球肾炎

急性肾小球肾炎简称急性肾炎，是以急性肾炎综合征为主要临床表现的一组疾病。其特点为急性起病，多有前驱感染，出现血尿、蛋白尿、水肿和高血压，并可伴有一过性肾功能不全。多见于溶血性链球菌感染后，是小儿泌尿系统最常见的疾病。

1. 临床表现　好发于 5 ～ 14 岁儿童和青少年，男性居多。前驱感染 1 ～ 3 周（平均 10 天）发病，临床表现轻重不一，大多预后良好，数月内可自愈，但是部分患者可发展成慢性肾脏疾病。

（1）典型表现

①水肿、少尿：水肿是最常见和最早出现的症状。水肿主要为肾小球滤过率降低，引起尿少和水钠潴留，多表现为晨起眼睑、面部水肿，可伴有双下肢水肿，重者全身水肿。多为轻、中度水肿，呈非凹陷性。水肿的同时尿量减少，1 ～ 2 周后尿量逐渐增多而水肿消退。

②血尿、蛋白尿：起病时几乎都有血尿，50% ～ 70% 病例有肉眼血尿。约半数患者有肉眼血尿。酸性尿呈浓茶色或烟灰水样，中性或弱碱性尿呈洗肉水样。肉眼血尿持续 1 ～ 2 周后转镜下血尿。绝大多数患者有轻、中度蛋白尿，少数患者出现肾病综合征范围的大量蛋白尿。

③高血压：多数患儿有一过性的轻、中度高血压，多与水钠潴留有关，1 ～ 2 周后随尿量增多而降至正常。

（2）严重表现

①严重循环充血：以老年患者居多，常见于起病 1 周内。多因水钠潴留、血浆容量增加导致循环充血。

②高血压脑病：以儿童多见，常发生于病程早期。

③急性肾衰竭：是急性肾小球肾炎死亡的主要原因，表现为少尿或无尿，持续 3 ～ 5 天，多数可逆。

2. 治疗要点　本病为自限性疾病，无特异治疗。主要是休息，控制水钠摄入，对症治疗及防治严重并发症。

（1）利尿：轻者选用氢氯噻嗪，重者给予呋塞米肌内或静脉注射。

（2）降压：经休息、控制水钠摄入及利尿后血压仍高者，给予硝苯地平或卡托普利口服。高血压脑病患者首选硝普钠。

（3）抗感染：避免使用肾毒性药物，有感染灶时应用青霉素 10 ～ 14 天。

3. 护理措施

（1）休息活动护理：起病 2 周内应严格卧床休息，待水肿消退、血压恢复正常、肉眼血尿消失后，可下床轻微活动或户外散步。尿红细胞减少、血沉正常方可上学，但仍需避免体育运动。1 ～ 2 个月应限制活动量，3 个月内避免剧烈活动。Addis 计数正常后恢复正常生活及活动。

（2）减轻疼痛：肾区或膀胱区疼痛者，可行局部按摩或热敷，以解除肾血管痉挛。

三、慢性肾小球肾炎

慢性肾小球肾炎简称慢性肾炎，是一组以蛋白尿、血尿、高血压和水肿为临床特征的肾小球疾病，起病方式各有不同，病情迁延，病变缓慢进展，伴有不同程度的肾功能减退，最终可导致慢性肾衰竭。

1. 临床表现　可发生于任何年龄，以青中年男性为主，起病缓慢、隐匿，蛋白尿、血尿、高血压和水肿为基本表现。

（1）蛋白尿：是本病必有的表现。多为轻度蛋白尿，部分患者出现大量蛋白尿。

（2）血尿：多为镜下血尿，也可出现肉眼血尿。

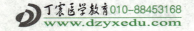 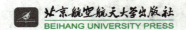

（3）水肿：可有可无，一般不严重，多为眼睑和（或）下肢凹陷性水肿，晚期持续存在。

（4）高血压：血压正常或轻度升高，部分患者出现血压（特别是舒张压）持续性中等以上程度升高。

（5）肾功能损害：呈慢性进行性损害，可出现夜尿增多。感染、劳累、妊娠、血压升高、肾毒性药物、预防接种及高蛋白、高脂或高磷饮食可诱发肾功能急剧恶化，去除诱因后肾功能可有一定程度的缓解。慢性肾功能不全为其终末期并发症。

2. 治疗要点　目的在于防止和延缓肾功能进行性减退，改善症状及防治严重合并症，而不以消除尿蛋白和血尿为目标。一般不使用激素和细胞毒药物，多采取综合治疗。

（1）控制高血压和减少尿蛋白：是两个重要的治疗环节，因高血压和蛋白尿可加速肾小球硬化，促进肾功能恶化。血压最好控制在＜130/80mmHg，尿蛋白＜1g/d。首选药物为血管紧张素转换酶抑制剂（ACEI）或血管紧张素Ⅱ受体拮抗剂（ARB），既可降低血压，又能减少蛋白尿，保护肾脏功能。

（2）休息与饮食：休息可增加肾血流量，增加尿量，改善肾功能，减少蛋白尿。肾功能不全者采取优质低蛋白、低磷饮食，以减轻肾小球高灌注、高压力和高滤过状态，延缓肾小球硬化和肾功能减退。

（3）利尿：水肿较明显者，选用氢氯噻嗪、呋塞米等利尿药。

（4）抗血小板药物：可改善微循环，降低尿蛋白，延缓肾功能衰退。

（5）避免加重肾脏损害的因素：避免妊娠、感染、劳累及肾毒性药物等。

四、原发性肾病综合征

原发性肾病综合征是由各种肾疾病所致的，以大量蛋白尿（尿蛋白＞3.5g/d）、低白蛋白血症（血浆白蛋白＜30g/L）、水肿、高脂血症为临床表现的一组综合征。其中，前两项为诊断本病的必备条件。

1. 临床表现　起病缓急与病理类型有关，患儿起病或复发前常有呼吸道感染。

（1）大量蛋白尿：大量蛋白尿是肾病综合征的起病根源，是最根本和最重要的病理生理改变，也是导致其他三大临床表现的基本原因，对机体的影响最大。

（2）低白蛋白血症：因大量蛋白从尿中丢失所致。肝代偿性合成白蛋白不足，胃黏膜水肿影响蛋白质吸收可进一步加重低蛋白血症。低白蛋白血症导致血浆胶体渗透压下降是水肿的主要原因。

（3）水肿：是肾病综合征患者最常见和最突出的体征，是患者入院后护理最重要的评估内容。

（4）高脂血症：以高胆固醇血症最为常见，其发生与低白蛋白血症刺激肝合成脂蛋白增加和脂蛋白分解减少有关。

（5）并发症

①感染：是常见的并发症和致死原因，也是导致肾病综合征复发及疗效不佳的主要原因，其发生与蛋白质营养不良、免疫功能紊乱及应用糖皮质激素等有关。最常见的感染部位依次为呼吸道、泌尿道及皮肤。

②血栓、栓塞：多数患者血液呈高凝状态，易发生血管内血栓形成和栓塞，以肾静脉血栓最常见，可使肾病综合征加重，是直接影响疗效和预后的重要原因。

③肾衰竭：是肾病综合征导致肾损伤的最终后果。

④蛋白质及脂肪代谢紊乱。

2. 治疗要点

（1）一般治疗：注意休息，合理饮食。

（2）对症治疗

①利尿消肿：噻嗪类利尿药与保钾利尿药合用。

②减少尿蛋白：血管紧张素转换酶抑制剂（ACEI）或血管紧张素Ⅱ受体拮抗剂（ARB），可直接

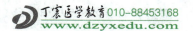
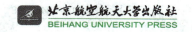

降低肾小球内高压，减少尿蛋白。

（3）抑制免疫与炎症反应

①糖皮质激素：抑制免疫炎症反应，减少醛固酮和抗利尿激素分泌，是原发性肾病综合征首选的治疗药物。

②细胞毒药物：以环磷酰胺最常用，常与激素合用。

③环孢素A：适用于激素及细胞毒药物治疗无效的难治性肾病综合征。

（4）并发症防治

①感染：用激素治疗时无须预防性使用抗生素，以免诱发真菌双重感染。一旦发生感染，及时应用敏感、强效及无肾毒性的抗生素治疗。

②血栓及栓塞：当血浆白蛋白＜20g/L时，提示存在高凝状态，可预防性应用肝素并辅以抗血小板药。

③急性肾衰竭：利尿无效且达到透析指征时应进行血液透析。

（5）中医中药治疗：雷公藤具有抑制免疫和系膜细胞增生、减少尿蛋白的作用。

3. 护理措施

（1）休息活动护理：全身严重水肿、胸腹腔积液者，易引起呼吸困难，需绝对卧床休息，取半卧位，以增加肾血流量，从而增加尿量。床上适度活动，防止关节僵硬、挛缩及肢体血栓形成。水肿减轻后可下床室内活动，尿蛋白＜2g/d可进行室外活动，恢复期避免剧烈活动。高血压者应限制活动量。

（2）饮食护理：一般给予正常量的优质蛋白（动物蛋白），摄入量以0.8～1.0g/（kg·d）为宜。肾功能不全时根据内生肌酐清除率调整蛋白质摄入量。保证足够的热量，以30～35kcal/（kg·d）为宜。为减轻高脂血症，应少进富含饱和脂肪酸的食物，多吃不饱和脂肪酸及富含可溶性纤维食物。水肿时限制钠盐＜3g/d，避免腌制食品。轻度水肿无须严格限水，严重水肿或每天尿量＜500ml者严格限制水的摄入。

（3）用药护理

①利尿药：定期复查电解质，遵医嘱补钾，肾衰竭者禁用保钾利尿药。注意利尿不宜过快、过猛，以免血容量不足而加重血液高凝，诱发血栓、栓塞并发症。

②糖皮质激素：严格遵医嘱用药，长期使用应注意有无消化道溃疡、继发感染、骨质疏松、高血压、糖尿病、满月脸及向心性肥胖等不良反应。用药应遵循起始足量、缓慢减药、长期维持的原则。可采取全天量顿服或维持用药期间两天量隔天1次顿服，以减轻不良反应。中程疗法总疗程6个月，长程疗法9个月。

③环磷酰胺：不良反应有出血性膀胱炎、骨髓抑制、胃肠道反应、中毒性肝损害、脱发及性腺抑制（尤其男性）等。

④环孢素A：长期应用存在肝肾毒性、高血压、高尿酸血症、多毛及牙龈增生等不良反应，停药后易复发。

五、肾盂肾炎

1. 临床表现

（1）急性肾盂肾炎：最典型的症状为突发高热和膀胱刺激征，合并全身中毒症状，可有单侧或双侧腰痛、肾区叩击痛及脊肋角压痛。

（2）慢性肾盂肾炎：大多数因急性肾盂肾炎治疗不彻底发展而来。病程长，迁延不愈，反复发作，多见于老年人和孕妇。部分患者有"无症状性菌尿"。

（3）并发症：多见于严重急性肾盂肾炎，可有肾周围炎、肾乳头坏死、肾脓肿、脓毒症等。

2. 治疗要点

（1）急性肾盂肾炎

①一般治疗：休息，多饮水，勤排尿，保持每天尿量在 2500ml 以上。保持外阴清洁，也是最简单的预防措施。

②抗菌药物治疗：应用抗菌药物，首选对革兰阴性杆菌有效的药物，如喹诺酮类（氧氟沙星等）、青霉素及头孢菌素类。一般疗程为 10～14 天，尿检阴性后再用药 3～5 天。如尿菌仍阳性，则应参考药敏试验结果选用敏感性药物继续治疗 4～6 周。治愈后不提倡长期应用抗菌药物，以免诱发耐药。

③碱化尿液：碳酸氢钠片口服，以碱化尿液，增强药物抗菌活性，避免尿路结晶形成。

（2）慢性肾盂肾炎：治疗的关键是积极寻找并去除易感因素，提高机体免疫力；急性发作时的治疗原则同急性肾盂肾炎。

3. 护理措施

（1）饮食护理：给予高热量、高蛋白、高维生素饮食。鼓励多饮水，每天饮水 2000ml 以上，每 2 小时排尿 1 次，通过增加尿量起到冲洗尿路的作用，促进细菌和毒素排出，减少炎症对膀胱和尿道的刺激。多饮水、勤排尿是最简便有效的预防尿路感染的措施。

（2）高热护理：遵医嘱应用抗菌药物，口服复方磺胺甲噁唑时嘱患者多饮水，并同时服用碳酸氢钠，以碱化尿液、增强疗效、减少磺胺结晶形成，避免引起肾损伤。可进行物理降温，必要时按医嘱药物降温。

六、肾衰竭

（一）急性肾衰竭

急性肾衰竭又称急性肾损伤，是指由各种原因引起的短时间内肾功能急剧下降而出现的临床综合征。

1. 临床表现

（1）起始期：未发生明显的肾实质损伤，急性肾衰竭尚可预防，持续数小时至几天。

（2）维持期（少尿期）：一般持续 7～14 天，出现一系列尿毒症表现。

①全身表现：消化系统症状常为首发症状，还可出现咳嗽、呼吸困难、高血压、心力衰竭、意识模糊、抽搐、出血倾向、感染（主要的死亡原因之一）、多脏器功能衰竭等症状。

②水、电解质和酸碱平衡失调：可表现为代谢性酸中毒、高钾血症、低钠血症、水过多等，以代谢性酸中毒和高钾血症最常见。高钾血症可致各种心律失常，严重者发生心室颤动或心脏骤停，是最主要的电解质紊乱和最危险的并发症，是少尿期的首位死因。

（3）恢复期：持续 1～3 周，可有多尿表现，每天尿量可达 3000～5000ml，随后逐渐恢复正常。多尿期早期仍可有高钾血症，后期可出现低钾血症。

2. 护理措施

（1）维持水平衡：少尿期患者严格限制液体入量，坚持"量出为入，宁少勿多"的补液原则。严格记录 24 小时液体出入量，每天补充液量＝前 1 天总排出量＋500ml。恢复期患者，初期补充排出水分的 1/3～1/2，注意多饮水和及时补充钾、钠。

（2）高钾血症的护理：当血钾＞6.5mmol/L，应配合医生紧急处理。

①10% 葡萄糖酸钙 10～20ml 稀释后缓慢静脉推注（不少于 5 分钟），拮抗钾离子对心肌的抑制作用。

②11.2% 乳酸钠或 5% 碳酸氢钠静脉滴注，纠正酸中毒并促进钾离子向细胞内移动。

③50% 葡萄糖和胰岛素缓慢静脉注射，促进糖原合成，使钾离子向细胞内移动。

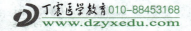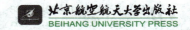

（3）预防感染：遵医嘱适当应用抗生素，做好呼吸道护理及尿管护理。

（二）慢性肾衰竭

慢性肾脏病（CKD）指各种原因引起的慢性肾脏结构和功能异常超过 3 个月，并对健康有所影响。表现为肾脏病理学检查异常或肾脏损伤，或不明原因的 GFR 下降[$< 60ml/(min·173m^2)$]超过 3 个月。慢性肾脏病进展至失代偿阶段称为慢性肾衰竭（CRF），简称慢性肾衰，是以肾功能减退，代谢产物潴留，水、电解质紊乱及酸碱平衡失调和全身各系统症状为主要表现的临床综合征。

1. 临床表现　起病隐匿，早期仅有原发病表现。当发展至肾衰竭失代偿期时，才出现明显症状。尿毒症期时出现全身各器官功能失调的表现。

（1）水、电解质和酸碱平衡失调：常出现水肿或脱水、低钠或高钠血症、低钾或高钾血症、低钙血症、高磷血症及代谢性酸中毒，以代谢性酸中毒和水钠平衡紊乱最多见。

（2）消化系统：食欲减退是最早期和最常见的症状，还可出现恶心、呕吐、腹胀、腹泻、消化道出血，尿毒症晚期因唾液中的尿素被分解成氨，呼气有尿臭味。

（3）心血管系统：心血管病变是慢性肾衰的常见并发症和最主要的死因。

①高血压和左心室肥大：存在不同程度的高血压，主要与水钠潴留有关。

②心力衰竭：是尿毒症患者最常见的死亡原因。与高血压、水钠潴留、尿毒症性心肌病等有关。

③尿毒症性心包炎：是病情危重的表现之一，其发生多与尿毒症毒素蓄积、低蛋白血症和心力衰竭有关。轻者无症状，典型者表现为胸痛及心包积液体征，心包积液多为血性。

④动脉粥样硬化：与高血压、脂质代谢紊乱有关，动脉粥样硬化发展迅速，也是主要的致死因素。

（4）血液系统

①贫血：所有患者必有轻、中度贫血，为正细胞性、正色素性贫血，发生原因主要为肾脏促红细胞生成素减少，致红细胞生成减少和破坏增加。

②出血倾向：常有皮下出血、鼻出血、月经过多等。

（5）呼吸系统：出现气促、气短，酸中毒时呼吸深而长。晚期可出现"尿毒症肺水肿"，肺部 X 线显示"蝴蝶翼"征。

（6）精神、神经系统：早期常疲乏、失眠、注意力不集中，后期可出现性格改变、抑郁、记忆力下降，尿毒症时表现为谵妄、幻觉、昏迷等。

（7）骨骼病变：由于活性维生素 D_3 不足、低血钙症和高磷血症、继发性甲状旁腺功能亢进等因素可致肾性骨营养不良症，以高转化性骨病最多见。

（8）皮肤表现：皮肤瘙痒是最常见症状之一，与继发性甲亢引起的钙沉着于皮肤有关。尿毒症患者的特征性面容表现为面色苍白或黄褐色，与贫血、尿素霜的沉积有关。

（9）内分泌失调：常有性功能障碍，女性患者闭经、不孕，男性患者阳痿、不育。

（10）代谢紊乱：可出现糖耐量异常、高甘油三酯血症、高胆固醇血症和血浆白蛋白水平降低等。

（11）继发感染：其发生与免疫系统功能低下和白细胞功能异常有关，以肺部、泌尿和皮肤感染多见，为主要死亡原因之一。

（12）临床分期：根据肾小球滤过率的下降程度，CKD 可分为 1～5 期（表 1-19）。我国以往将慢性肾衰竭根据肾功能损害程度分 4 期：肾功能代偿期、肾功能失代偿期、肾衰竭期和尿毒症期，大致相当于慢性肾脏病 2 期和 3a 期、3b 期、4 期、5 期。

2. 治疗要点

（1）早期防治：治疗原发病和去除导致肾功能恶化的因素，是慢性肾衰竭防治的基础，也是保护肾功能和延缓慢性肾脏疾病进展的关键。

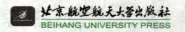

表1-19 慢性肾脏病的临床分期与治疗目标

分 期	GFR特征	GFR [ml/min · 1.73m³）]	治疗目标
G1	正常或升高	≥90	病因诊断与治疗 治疗合并症 缓解症状，保护肾功能 减少心血管患病危险因素
G2	轻度下降	60～89	评估疾病进展
G3a	轻度下降	45～59	评价、预防和诊断并发症
G3b	中重度下降	30～44	治疗并发症
G4	重度下降	15～29	准备肾脏替代治疗
G5	肾功能衰竭	<15	肾脏替代治疗

（2）饮食治疗：限制蛋白饮食是治疗的重要环节，能减少含氮代谢产物生成，减轻症状及相关并发症，延缓病情进展。适当应用必需氨基酸，避免负氮平衡。

（3）对症治疗

①高血压：严格、有效控制血压是延缓慢性肾衰竭进展的重要措施之一。肾素依赖型应首选血管紧张素转换酶抑制剂（ACEI）或血管紧张素Ⅱ受体拮抗剂（ARB）。

②感染：结合细菌培养和药物敏感试验，及时应用无肾毒性或毒性低的抗生素治疗。

③代谢性酸中毒：在纠正酸中毒过程中同时补钙，防止低钙引起的手足抽搐。

④贫血：重组人红细胞生成素是治疗肾性贫血的特效药，血红蛋白＜100g/L 可开始使用。

（4）透析疗法：适用于尿毒症患者经药物治疗无效时。

（5）肾移植：是目前最佳的肾脏替代疗法，为治疗终末期肾衰竭最有效的方法。

七、泌尿系统疾病患者常用诊疗技术及护理

（一）血液透析

血液透析（简称血透）是最常用的血液净化方法之一。经弥散、对流作用清除代谢废物、血液中的有毒物质及过多的水分。纠正水、电解质及酸碱平衡紊乱。

1. 适应证

（1）急性肾衰竭。

（2）慢性肾衰竭。

（3）急性药物或毒物中毒。

2. 禁忌证 血液透析无绝对禁忌证，相对禁忌证有：颅内出血或颅内压升高、药物难以纠正的严重休克、心律失常、冠心病、心力衰竭，活动性出血以及精神障碍不合作者。

（二）腹膜透析

腹膜透析（简称腹透）是慢性肾衰竭患者最常用的替代性疗法之一。利用腹膜的半透膜特性，借助毛细血管内血浆和腹腔内透析液中溶质浓度或渗透梯度不同，以清除体内代谢废物、毒素，纠

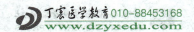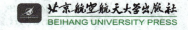

正水、电解质及酸碱紊乱。

1. 适应证 同血液透析。

2. 禁忌证

（1）绝对禁忌证：各种腹壁、腹膜及腹腔严重病变，导致腹膜透析管置入困难、腹膜的超滤和溶质转运功能降低或腹膜透析无法进行。

（2）相对禁忌证：腹腔内有新鲜异物（如腹腔内血管假体术后早期）；腹部手术3天内；腹腔有外科引流管；腹腔有局部炎性病灶；肠梗阻；椎间盘疾病；严重全身性血管病变致腹膜滤过功能降低；严重肺功能不全；硬化性腹膜炎；过度肥胖或严重营养不良、高分解代谢；不合作者或精神障碍者等。

3. 护理

（1）饮食护理：由于腹膜透析可致体内大量蛋白质及其他营养成分丢失，故应通过饮食补充，保证足够的营养。蛋白质的摄入为1.2～1.5g/（kg·d），其中50%以上为优质蛋白，即动物蛋白，如牛奶、鱼、瘦肉等；腹透时从透析液中吸收了大量的葡萄糖，食物中尽量避免含糖高的食品，如糖果、饼干、汽水等；烹调油最好用植物油，避免含胆固醇高的食物。

（2）透析液护理：透析液引流不畅为常见并发症，常由透析管移位、受压、扭曲、堵塞等引起。一旦发现，及时予以相应的处理。

（3）腹透管出口的护理：注意消毒和无菌操作。保持管口周围皮肤的清洁、干燥、敷料及时更换。

（4）腹膜炎：是腹膜透析的主要并发症。

（三）经皮穿刺肾活组织检查

肾穿刺活体组织检查术简称肾活检，用以明确肾脏疾病性质和病理类型，对确定诊断、指导治疗及评估预后均有重要意义。

1. 适应证

（1）原因不明的无症状性血尿和蛋白尿。

（2）急性肾炎治疗2～3个月病情无好转者。

（3）疑诊急进性肾炎需确定是否需要强化治疗者。

（4）原发性肾病综合征需要确定病理类型及治疗方案者。

（5）继发性或遗传性肾炎。

（6）移植肾出现原因不明的肾功能减退或严重排斥反应，需要确定是否必须切除移植肾者。

2. 禁忌证

（1）绝对禁忌证：有明确出血倾向、严重高血压、精神障碍不合作者或孤立肾、固缩肾。

（2）相对禁忌证：活动性肾盂肾炎、肾结核、肾盂积水或积脓、肾脓肿或肾周围脓肿、肾肿瘤或肾动脉瘤、多囊肾，重度腹水、心力衰竭、妊娠、老年人、过度肥胖等。

3. 方法 患者取俯卧位，腹下垫10cm厚硬枕，以将肾推向背侧，选肾下极为穿刺点，消毒、铺巾、麻醉，在B超导引下进针，当针尖达肾包膜时，嘱患者屏气将针刺入肾内并取材，拔针。

---

1. 急性肾小球肾炎主要临床表现**不包括**

A．血尿   B．蛋白尿   C．高血脂

D．水肿   E．高血压

2. 急性肾小球肾炎患儿出现呼吸、心率增快，肝脏增大、颈静脉怒张、两肺满布湿啰音、心脏扩大等症状的主要原因是

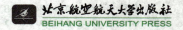

A. 严重循环充血　　　　　　　B. 心脏泵衰竭　　　　　　　C. 感染加重

D. 胸水、腹水　　　　　　　　E. 水肿加重

3. 急性肾炎患儿恢复日常活动的指标是

A. 血尿消失　　　　　　　　　B. 血压正常　　　　　　　　C. 血沉正常

D. ASO 滴度正常　　　　　　　E. 尿蛋白消失

4. 患者，女，28 岁。诉水肿独自来院就诊，尿液检查蛋白(++)，红细胞 5～10/HP，颗粒管型 0～2/HP，拟诊慢性肾小球肾炎。体检时最可能发现水肿的部位是

A. 眼睑和颜面　　　　　　　　B. 腰骶部　　　　　　　　　C. 胸腔和腹壁

D. 臀部和会阴部　　　　　　　E. 全身水肿

5. 慢性肾小球肾炎最典型的临床表现是

A. 血尿　　　　　　　　　　　B. 蛋白尿　　　　　　　　　C. 水肿

D. 高血压　　　　　　　　　　E. 肾功能损害

6. 慢性肾小球肾炎治疗的主要目的是

A. 消除管型　　　　　　　　　B. 消除蛋白尿　　　　　　　C. 消除血尿

D. 延缓肾功能减退　　　　　　E. 控制高血压

7. 原发性肾病综合征患者最易出现血栓的部位是

A. 下肢深静脉　　　　　　　　B. 肾静脉　　　　　　　　　C. 脑动脉

D. 冠状动脉　　　　　　　　　E. 肺动脉

8. 高度水肿、低蛋白血症、血胆固醇增多、大量蛋白尿，首先考虑为

A. 急性肾盂肾炎　　　　　　　B. 慢性肾盂肾炎　　　　　　C. 急性肾小球肾炎

D. 慢性肾小球肾炎　　　　　　E. 肾病综合征

答案：1．C。2．A。3．A。4．A。5．B。6．D。7．B。8．E。

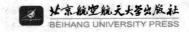

第五章　血液及造血系统疾病

一、概　述

1. 血液病常见症状

（1）贫血：是血液病最常见的症状之一。血红蛋白浓度是反映贫血最重要的检查指标。在海平面地区，成年男性 $Hb < 120g/L$，女性 $Hb < 110g/L$ 即可诊断为贫血。临床上按血红蛋白浓度分为轻度、中度、重度及极重度贫血（表 1-20）。根据红细胞形态特点分为大细胞性贫血、正常细胞性贫血及小细胞低色素性贫血（表 1-21）。

表1-20　贫血的分度

	轻　度	中　毒	重　度	极重度
血红蛋白浓度（g/L）	＞90	60～90	30～59	＜30
临床表现	症状轻微	活动后感心悸气促	静息状态下仍感心悸气促	常并发贫血性心脏病

表1-21　贫血的细胞形态学分类

	大细胞性贫血	正常细胞性贫血	小细胞低色素性贫血
MCV（fl）	＞100	80～100	＜80
MCHC（%）	32～35	32～35	＜32
临床类型	巨幼细胞性贫血	再生障碍性贫血、急性失血性贫血、溶血性贫血、骨髓病性贫血	缺铁性贫血、铁粒幼细胞性贫血、珠蛋白生成障碍性贫血

①常见原因：红细胞生成减少（造血祖细胞异常、造血调节异常、造血原料不足或利用障碍），红细胞破坏过多，失血。

②临床表现：疲乏、困倦和软弱无力是贫血最常见和最早出现的症状。皮肤黏膜苍白是贫血最突出的体征和患者就诊的主要原因，以眼结膜、口唇、甲床多见。神经系统对缺氧最敏感，常有头晕、头痛、失眠多梦、注意力不集中等。

（2）继发感染

①常见原因：急性白血病、再生障碍性贫血、淋巴瘤等血液病引起白细胞数减少和功能缺陷，免疫抑制药的应用及贫血或营养不良等。

②临床表现：发热是感染最常见的症状。感染部位以口腔、牙龈、咽峡最常见，其次为呼吸系统、

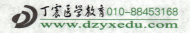

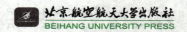

皮肤、泌尿系统等，严重者可发生败血症。

（3）出血或出血倾向：由止血和凝血功能障碍而引起自发性出血或轻微创伤后出血不止的一种症状。

①常见原因：血小板数量减少或功能异常，血管脆性增加，凝血因子缺乏，血液中抗凝血物质增加。

②临床表现：可发生在全身任何部位，以口腔、鼻腔、牙龈最常见。颅内出血最严重，可导致患者死亡。

2. 血液病患者的护理

（1）出血倾向

①鼻出血的护理：**避免用力擤鼻或用手挖鼻痂，可用液状石蜡滴鼻，防止黏膜干裂出血**。少量鼻出血可用干棉球或 1 ∶ 1000 肾上腺素棉球填塞止血，并局部冷敷。出血严重可用凡士林油纱条做鼻孔填塞压迫止血。

②口腔、牙龈出血的护理：用软毛牙刷，勿用牙签剔牙，避免食用煎炸、坚硬的食物。牙龈渗血时，可用肾上腺素棉球吸收，明胶海绵片贴敷牙龈或局部压迫止血。并可用棉签蘸漱口液清洁牙齿。

（2）发热

①降温护理：**物理降温可在颈部、腋下及腹股沟等大血管处放置冰袋，血液病或有出血倾向者禁用乙醇或温水拭浴**，以免局部血管扩张造成皮下出血。大量出汗时，及时更换衣物，保持皮肤清洁干燥，防止受凉和虚脱。

②预防感染：定期进行病室消毒，限制探视人员，以防交叉感染。**白细胞 $< 1 \times 10^9/L$ 时应实行保护性隔离**。

二、贫　血

（一）缺铁性贫血

缺铁性贫血是体内储存铁缺乏，导致血红蛋白合成减少而引起的一种小细胞低色素性贫血，是最常见的贫血。

1. 临床表现

（1）原发病表现：血尿、黑便、月经过多等。

（2）贫血共有表现：**皮肤黏膜苍白（无发绀）、乏力、头晕、心悸、气短等**。只有贫血而无出血，不存在血小板下降。

（3）缺铁性贫血的特殊表现

①组织缺铁表现：皮肤干燥、萎缩、无光泽，毛发干枯易脱落，指（趾）甲扁平、脆薄易裂，出现反甲或匙状甲。黏膜损害常有舌炎、口角炎、舌乳头萎缩，严重者吞咽困难。

②神经、精神系统异常：儿童较明显，如易激惹、烦躁、注意力不集中。少数患者有异食癖，喜吃泥土、生米等。

2. 治疗要点

（1）**去除病因**：是根治贫血，防止复发的关键环节。

（2）补充铁剂：首选口服铁剂，如硫酸亚铁、富马酸亚铁等。也可用铁剂肌内注射。

3. 护理措施

（1）口服铁剂的护理：**最常见的不良反应是恶心、呕吐、胃部不适和黑便等胃肠道反应，应从小剂量开始，于两餐之间服用。可与维生素 C 或各种果汁同服，但避免与茶、咖啡、牛奶、植酸盐等同服，以免影响铁吸收。口服液体铁剂使用吸管，服后漱口，避免牙齿染黑**。

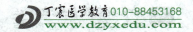
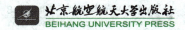

（2）注射铁剂的护理：**需深层肌内注射并经常更换注射部位，减少疼痛与硬结形成。**注射时应注意不要在皮肤暴露部位注射。抽取药液后，更换针头注射。可采用"Z"形注射法，以免药液溢出导致皮肤染色。注射后 10 分钟至 6 小时内，密切观察不良反应，主要有注射局部肿痛、硬结形成、皮肤发黑和过敏反应等。

（3）疗效判断：一般补充铁剂 12 ～ 24 小时后患者自觉症状好转，精神症状减轻，食欲增加。网织红细胞能最早反映其治疗效果，用药 48 ～ 72 小时开始上升，5 ～ 7 天达到高峰。2 周后血红蛋白开始升高，通常 1 ～ 2 个月恢复至正常。铁剂治疗应在血红蛋白恢复正常后继续服用 3 ～ 6 个月，以增加铁储存。

（二）巨幼细胞性贫血

1. 临床表现

（1）一般表现：皮肤、面色苍黄，虚胖，头发稀疏、细黄，头昏、心悸。睑结膜、口唇、指甲苍白，重者因全血细胞减少可致反复感染和出血。常有口角炎、舌乳头萎缩，舌面呈"牛肉样舌"。胃肠道黏膜萎缩可引起食欲缺乏、恶心、呕吐、腹胀等，肝、脾轻度增大。

（2）**神经、精神症状：是本病的特有表现。**表现为烦躁不安、易怒，对称性远端肢体麻木、深感觉障碍，肌张力增加，腱反射亢进，重者出现震颤，甚至抽搐、共济失调等。

2. 治疗要点

（1）病因治疗是有效治疗或根治的关键。

（2）有精神神经症状者，以维生素 B_{12} 治疗为主，不可单用叶酸治疗，以免加重神经、精神症状。在应用维生素 B_{12} 的基础上，口服叶酸。

（三）再生障碍性贫血

1. 临床表现

主要表现为进行性贫血、出血、反复感染而肝、脾、淋巴结多无肿大。按临床表现的严重程度和发病缓急可分为重型和非重型（表 1-22）。

表1-22　重型再障和非重型再障的临床表现

	重型再障	非重型再障
病　程	起病急，进展快，病情重	起病缓，进展慢，病情较轻
首发症状	出血与感染	以贫血为主，偶有出血
贫　血	进行性加重	首发和主要表现
感　染	持续高热，难以控制，呼吸道感染最多见	高热少见，感染易控制
出　血	除皮肤黏膜外，常有内脏出血	以皮肤黏膜出血为主
骨髓象	多部位增生极度低下	增生减低或活跃，可有增生灶
预　后	不良，多于6～12个月死亡	较好，经治疗可长期存活

2. 治疗要点

（1）去除病因：去除或避免可能导致骨髓损害的因素，禁用对骨髓有抑制的药物。

（2）支持和对症治疗

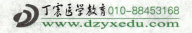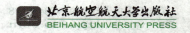

①加强保护措施，预防感染，重型再障需保护性隔离，避免诱发或加重出血。

②止血，输血，应用广谱抗生素，再根据细菌培养结果，选择敏感抗生素。

（3）免疫抑制治疗：常用抗淋巴 / 胸腺细胞球蛋白和环孢素。

（4）促进骨髓造血：雄激素为治疗非重型再障的首选药物，作用机制是刺激肾产生促红细胞生成素，对骨髓有直接刺激红细胞生成的作用。常用司坦唑醇、十一酸睾酮和丙酸睾酮等，疗效判断指标为网织红细胞或血红蛋白升高。

（5）造血干细胞移植：年龄 40 岁以下，无感染及其他并发症是最佳移植对象。

3. 护理措施

（1）休息活动护理：重度以上贫血，血红蛋白＜ 60g/L 时，应绝对卧床休息，协助自理活动。中轻度贫血应休息与活动交替进行。

（2）出血护理：注意观察生命体征、皮肤黏膜及内脏出血的表现，一旦发生头痛、呕吐、烦躁不安等颅内出血征象，立即报告医生并配合抢救。

（3）感染护理：密切观察体温变化，发热常提示有感染存在。限制探视人数及次数，严格执行无菌操作。粒细胞绝对值≤ $0.5×10^9$/L 者，实行保护性隔离。加强营养支持和口腔护理，督促患者进餐后及晨起、睡前根据口腔 pH 值选用适当的口腔护理溶液漱口。保持皮肤清洁干燥，睡前、便后用 1 ∶ 5000 高锰酸钾溶液坐浴。

（4）用药护理：丙酸睾酮为油剂，不易被吸收，注射局部易形成硬块，需采用长针头深层、缓慢、分层注射，经常更换注射部位，发现硬块要及时理疗。长期应用的不良反应有肝功能损害和女性男性化，如毛须增多、声音变粗、痤疮、女性闭经等。

三、出血性疾病

（一）特发性血小板减少性紫癜

特发性血小板减少性紫癜（ITP）是一种由免疫介导的血小板过度破坏所致的出血性疾病，是最常见的血小板减少性疾病，临床上以自发性皮肤、黏膜及内脏出血为主要表现。

1. 临床表现

（1）急性型：多见于儿童，常有呼吸道病毒感染的前驱症状，起病急骤，常伴畏寒、发热。皮肤黏膜出血较重，全身皮肤现瘀点、紫癜及大小不等的瘀斑，好发于四肢，以下肢为多见。颅内出血是患者死亡的主要原因。急性型多为自限性，在 4 ～ 6 周可恢复。

（2）慢性型：多见于育龄期妇女。起病缓慢隐匿。出血症状较轻，多为反复发作的皮肤黏膜瘀点、瘀斑，女性患者常以月经过多为主，甚至是唯一症状。

2. 治疗要点

（1）糖皮质激素为首选药物。

（2）静脉输注丙种球蛋白。

（3）脾切除：适用于糖皮质激素无效者。

（4）输血和输血小板：适用于血小板＜ $20×10^9$/L，出血严重而广泛，疑有或已存在颅内出血者。

3. 护理措施

（1）休息护理：血小板计数＞ $50×10^9$/L 者，可适当活动，避免外伤。血小板≤ $50×10^9$/L 以下者，减少活动，增加卧床休息时间。血小板≤ $20×10^9$/L 时，绝对卧床，避免严重出血或颅内出血。

（2）病情观察：出现嗜睡、头痛、呕吐、视物模糊、瞳孔不等大、昏迷等，提示可能有颅内出血，应重点监测患者的血小板计数。

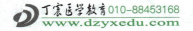
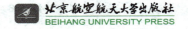

（3）症状护理：皮肤出血者不可搔抓，保持皮肤清洁。鼻腔出血不止，可用油纱条填塞。

（二）过敏性紫癜

过敏性紫癜是一种常见的血管变态反应性出血性疾病。

1. **临床表现** 多见于6岁以上的儿童和青少年，男性偏多，春、秋季好发。发病前1～3周有上呼吸道感染等前驱症状，根据受累部位及临床表现可分为5种类型（表1-23）。

表1-23 过敏性紫癜的临床类型及其症状

临床类型	具体症状
紫癜型	最常见，以皮肤紫癜为首发的特征性表现，多见于下肢和臀部
腹 型	最具潜在危险、最易误诊，反复出现突发性腹痛，多位于脐周或下腹部，伴恶心、呕吐或便血
关节型	关节肿痛反复发作，多见于膝、踝、肘等关节，无关节畸形
肾 型	最严重且预后相对较差，可见血尿、尿蛋白及管型尿
混合型	具备两种以上类型的特点

2. **治疗要点**
（1）消除致病因素，尽可能寻找并防止接触过敏原。
（2）抗组胺药。
（3）改善血管通透性药物，如维生素C等。
（4）糖皮质激素，症状明显时服用泼尼松。
（5）对症治疗。

四、白血病

白血病是一类造血干细胞的恶性克隆性疾病，其克隆的白血病细胞因自我更新增强、增殖失控、分化障碍、凋亡受阻，而滞留在细胞发育的不同阶段，使正常造血受抑制并广泛浸润其他组织和器官。

（一）分类

1. 根据病程和白血病细胞成熟程度，可分为急性和慢性两类。急性白血病（AL）起病急，进展快，病程短，仅为数月，以原始细胞及早期幼稚细胞为主。慢性白血病（CL）起病缓，进展慢，病程长，可达数年，以较成熟的幼稚细胞和成熟细胞为主。

2. 按照主要受累的细胞系列，急性白血病分为急性淋巴细胞白血病（ALL）和急性髓系白血病（AML）；慢性白血病分为慢性髓系白血病、慢性淋巴细胞白血病及少见类型的白血病。我国急性白血病比慢性白血病多见，男性偏多。**成人以急性粒细胞白血病最多见，儿童以急性淋巴细胞白血病多见。**

（二）急性白血病

1. **临床表现** 起病急缓不一，急者多为高热或严重出血，缓者多为面色苍白、疲乏、低热、轻微出血等。

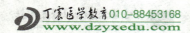
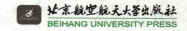

（1）贫血：**常为首发症状，呈进行性加重。**贫血的原因主要是正常红细胞生成减少及无效性红细胞生成、溶血、出血等。贫血的原因主要是骨髓中白血病细胞极度增生与干扰，造成正常红细胞生成减少。

（2）发热：为早期表现，也是最常见的症状。**高热常提示有继发感染，引起感染的原因主要是成熟粒细胞缺乏或功能缺陷。**感染可发生在全身任何部位，以口腔炎最多见，其次是呼吸道及肛周皮肤。最常见的致病菌为革兰阴性杆菌，如肺炎克雷伯杆菌、铜绿假单胞菌、大肠埃希菌等。疾病后期常伴真菌感染，与长期应用广谱抗生素、激素、化疗药物有关。

（3）出血：**最主要原因是血小板减少。**可发生在全身任何部位，**以颅内出血最严重**，出现头痛、呕吐、瞳孔大小不等，甚至突然死亡。

（4）白血病细胞浸润的表现

①肝、脾及淋巴结肿大。

②骨骼和关节：**胸骨下段局部压痛对白血病诊断有一定价值**，关节、骨骼疼痛以儿童多见。骨膜受累可形成粒细胞肉瘤（绿色瘤），以眼眶部位最常见，可引起眼球突出、复视或失明。

③中枢神经系统：**最常见的髓外浸润部位，主要原因是化疗药物不易通过血－脑屏障。**表现为头痛、呕吐、颈强直，甚至抽搐、昏迷。

④睾丸：一侧睾丸无痛性肿大，是仅次于中枢神经系统的髓外复发的根源。

2．治疗要点

（1）对症治疗

①紧急处理高白细胞血症：当白细胞＞$100×10^9$/L时，应紧急使用血细胞分离机。

②防治感染：**严重感染是白血病主要的死亡原因**，患者宜住隔离病室或无菌层流室。

③控制出血：血小板＜$20×10^9$/L者，输浓缩血小板悬液或新鲜血。

④纠正贫血：**积极争取白血病缓解是纠正贫血最有效的方法。**严重贫血可吸氧、输浓缩红细胞，维持Hb＞80g/L。

⑤预防尿酸肾病：由于化疗药物造成大量白血病细胞破坏，血清及尿液中尿酸浓度明显增高，尿酸结晶的析出可阻塞肾小管，严重者可致肾衰竭。应要求患者多饮水，最好24小时持续静脉补液，使每小时尿量＞$150ml/m^2$并保持碱性尿。还可给予别嘌醇抑制尿酸合成。

（2）**化学药物治疗**：是目前白血病治疗最主要的方法，也是造血干细胞移植的基础，可分为诱导缓解及缓解后治疗两个阶段。长春新碱（VCR）和泼尼松（P）组成的VP方案是急性淋巴细胞白血病的基础用药。急性髓系白血病最常用的是去甲氧柔红霉素（IDA）、阿糖胞苷（A）组成的IA方案和柔红霉素（DNR）、阿糖胞苷（A）组成的DA方案。

（3）**中枢神经系统白血病的防治：可行药物鞘内注射，常用药物是甲氨蝶呤、阿糖胞苷，可同时加地塞米松。**

（4）其他：骨髓或外周干细胞移植。

3．护理措施

（1）饮食护理：给予高热量、高蛋白、高维生素、适量纤维素、清淡、易消化饮食，**以半流质为主**，少量多餐。避免高糖、高脂、产气和刺激性的食物，避免化疗前后2小时内进食，避免进餐后立即平卧。

（2）化疗不良反应的护理

①预防组织坏死：多数化疗药物对组织刺激大，多次静脉注射可引起静脉炎。若药液外渗可引起局部组织坏死、蜂窝织炎，故仅用于静脉注射。首选中心静脉或深静脉置管，若使用外周浅表静脉，宜选择粗直的大血管。静脉给药前，最重要的注意事项是告知患者，并要求签署化疗同意书。此后用生理盐水冲管，确保针头在静脉内，推注速度要慢，边推边抽回血，以保证药液无外渗。输注完毕后

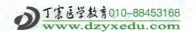

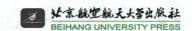

再用生理盐水冲管后拔针。联合应用多种药物时，先用刺激性弱的药物。若静脉穿刺处疼痛，首先考虑是否发生药液外渗。药液一旦外渗，应立即停止给药，保留针头接注射器回抽后，注入解毒剂再拔针，之后应用地塞米松或利多卡因局部封闭，间断冰敷24小时，肢体抬高48小时，报告医师并记录。

②保护静脉：药物适当稀释，以减轻对血管壁的刺激。长期治疗需制订静脉使用计划，左、右臂交替使用。发生静脉炎的局部血管禁止输液，患处避免受压，给予热敷，硫酸镁湿敷或理疗。

③骨髓抑制：抗肿瘤药物多数均有不同程度的骨髓抑制不良反应，应定期查血象，每次疗程结束后复查骨髓象。化疗期间最主要的观察项目是血常规，如白细胞 $< 3.5 \times 10^9$/L，或血小板 $< 80 \times 10^9$/L 时，应暂停化疗，预防感染。白细胞 $< 1 \times 10^9$/L，实行保护隔离。血小板 $< 20 \times 10^9$/L，绝对卧床休息，协助做好生活护理。

④预防感染：对重度骨髓抑制者，置于无菌室或层流无菌室内。若无层流室，置于单人病房，定期严格消毒，禁止探视，避免交叉感染。加强口腔、皮肤及肛周护理。

⑤胃肠道反应：化疗期间给予清淡、易消化和富有营养的饮食，少食多餐。出现恶心、呕吐时，应暂缓或停止进食，加强口腔护理。呕吐频繁可用止吐镇静药。必要时静脉补充营养。

⑥常见化疗药不良反应：（表1-24）。

表1-24　常见化疗药不良反应及护理

常见不良反应	常见药物	护理措施
心脏毒性	柔红霉素 多柔比星（阿霉素） 高三尖杉酯碱	用药前后监测心率、心律及血压，用药时缓慢静滴，速度<40滴/分
肝功能损害	巯嘌呤 甲氨蝶呤 门冬酰胺酶	观察有无黄疸，定期监测肝功能
出血性膀胱炎	环磷酰胺（烷化类）	多饮水，每天超过3000ml，以稀释尿中药物浓度
周围神经炎 手足麻木感	长春新碱	停药后可逐渐消失
口腔黏膜溃疡	甲氨蝶呤	加强口腔护理，每天2次，用0.5%普鲁卡因含漱
脱　发	大多数化疗药	化疗结束后可再生，戴冰帽，减少药物到达毛囊

（三）慢性髓系白血病

慢性髓系白血病也称为慢性粒细胞白血病，简称慢粒，是一种发生在多能造血干细胞的恶性骨髓增生性肿瘤，主要涉及髓系。

1. 临床表现　起病缓慢，早期常无自觉症状。

（1）慢性期：一般持续1～4年，主要有乏力、消瘦、低热、多汗或盗汗等代谢亢进的表现。脾大为最突出的体征，可达脐或脐以下，质地坚实、平滑、无压痛。但脾梗死时，有明显压痛。多数患者可有胸骨中、下段压痛和肝脏中度肿大。

（2）加速期：多表现为高热、体重下降、虚弱、脾进行性肿大，骨骼疼痛及逐渐出现的贫血、出血，

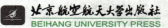

对原来有效的药物发生耐药，可维持数月到数年。

（3）急性变期：表现与急性白血病相似，预后极差。

2. 治疗要点　着重于慢性期早期治疗，避免疾病转化，力争细胞遗传学和分子生物学水平的缓解。

（1）分子靶向治疗：首选伊马替尼，需终身服用。

（2）化疗药物：首选羟基脲，其次为白消安（马利兰）。

（3）干扰素 -α：治疗效果较好，多数患者可获缓解。

（4）靛玉红：为我国独创，是从青黛中提取的成分。

（5）异基因造血干细胞移植：是唯一可治愈慢粒的方法。

3. 护理措施

（1）脾胀痛护理：保持环境安静、舒适，尽量卧床休息，减少活动，取左侧卧位。避免弯腰和碰撞腹部，防止脾破裂。

（2）化疗药物不良反应护理

①伊马替尼：消化道反应、水肿、肌肉骨骼疼痛、肝损害。

②靛玉红：腹泻、腹痛、便血。

（3）病情观察：注意观察患者有无原因不明的发热、骨痛、贫血、出血加重及脾迅速肿大。一旦出现异常，及时就诊。

五、造血干细胞移植

造血干细胞移植是指对患者进行放疗、化疗及免疫抑制预处理后，将正常供体或自体的造血细胞经血管输注到患者体内，使之重建正常造血和免疫系统的一种治疗方法。包括骨髓移植、外周血干细胞移植和脐血移植。造血干细胞移植适应证为：

1. 恶性疾病　急性白血病；急性髓细胞白血病；慢性髓细胞白血病；恶性淋巴瘤；多发性骨髓瘤等。

2. 非恶性疾病　重型再生障碍性疾病；阵发性睡眠性血红蛋白尿；其他如地中海贫血、镰形细胞贫血等。

六、血液及造血系统患者常用诊疗技术及护理

血液及造血系统常用诊疗技术及护理有外周穿刺中心静脉导管技术、静脉输液港技术、骨髓穿刺术等。以下重点讲述骨髓穿刺术。骨髓穿刺术是一种常用诊断技术，临床上常用于协助诊断血液病、传染病和寄生虫病，观察疗效以及判断预后等。

1. 适应证　协助诊断各种贫血、造血系统肿瘤、血小板或粒细胞减少症、疟疾或黑热病。

2. 禁忌证　血友病、晚期妊娠及外周血液检查能确诊者。

3. 方法

（1）选择穿刺部位

①髂前上棘穿刺点：髂前上棘后 1～2cm 处，该处骨面平坦，易于固定，操作方便，危险极小。

②髂后上棘穿刺点：骶椎两侧、臀部上方突出的部位。

③胸骨穿刺点：胸骨柄、胸骨体相当于第 1、2 肋间隙的位置。

④腰椎棘突穿刺点：腰椎棘突突出的部位。

（2）体位：选择髂前上棘和胸骨穿刺时，患者取仰卧位；选择髂后上棘穿刺时，患者取侧卧位；

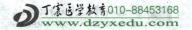 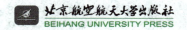

选择腰椎棘突穿刺时，患者取坐位或侧卧位。

（3）麻醉：常规消毒局部皮肤，术者戴无菌手套，铺无菌洞巾。然后用2%利多卡因做局部皮肤、皮下和骨膜麻醉。

（4）固定：穿刺针长度将骨髓穿刺针的固定器固定在适当的长度上。髂骨穿刺约1.5cm，胸骨穿刺约1.0cm。

（5）穿刺：将骨髓穿刺针固定器固定在一定长度，左手拇指和示指固定穿刺部位，右手持针向骨面垂直刺入，当针尖接触骨质后则将穿刺针左右旋转，缓缓钻刺骨质，穿刺针进入骨髓腔后，拔出针芯，接上干燥的5ml或10ml注射器，用适当力量抽吸骨髓液0.1～0.2ml滴于载玻片上，迅速送检做有核细胞计数、形态学及细胞化学染色检查，如需作骨髓液细菌检查，再抽取1～2ml。

（6）拔针：抽吸完毕，重新插入针芯，用无菌纱布置于针孔处，拔出穿刺针，按压1～2分钟后，胶布固定纱布。

---

1. 缺铁性贫血的症状及体征**不包括**

A. 皮肤皱缩   B. 毛发干枯   C. 出血

D. 舌痛   E. 口腔炎

2. 吞咽时感觉食物黏附在咽部是

A. 缺铁的特殊表现   B. 食管炎的特殊表现   C. 食管癌的特殊表现

D. 铅中毒的特殊表现   E. CO中毒的特殊表现

3. 常引起再生障碍性贫血的药物是

A. 青霉素   B. 红霉素   C. 头孢氨苄

D. 林可霉素   E. 氯霉素

4. 与贫血**无关**的临床表现是

A. 皮肤、黏膜苍白   B. 疲乏、无力   C. 头痛、头晕

D. 呼吸困难   E. 发绀

5. 过敏性紫癜使用肾上腺皮质激素治疗时，效果较好的临床类型是

A. 紫癜型   B. 腹型与肾型混合   C. 关节型

D. 肾型   E. 紫癜型与肾型混合

6. 过敏性紫癜的常见首发症状是

A. 消化道症状   B. 皮肤紫癜   C. 关节疼痛

D. 关节肿胀   E. 肾脏病变

7. 患者，女，17岁。诊断急性淋巴细胞白血病，经治疗后在缓解期出现头痛、恶心、呕吐、视力模糊、瞳孔改变。最可能发生了

A. 颅内出血   B. 脑血栓形成   C. 中枢神经系统继发感染

D. 脑膜白血病   E. 药物不良反应

8. 急性白血病患者最常见的感染部位是

A. 口腔   B. 肺部   C. 肛周

D. 泌尿系统   E. 皮肤

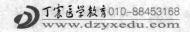
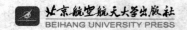

9. 患者，女，18 岁。因反复发热半月余入院。查体：体温 39.8℃，脉搏 25 次／分：精神萎靡，呈中度贫血貌；未见皮下出血点，伴有全身淋巴结肿大，胸骨下端明显压痛；心肺（-），肝脾均肋下 2cm，无压痛。血常规：白细胞 $110×10^9/L$，血红蛋白 65g/L，血小板 $70×10^9/L$；外周血中可见到原始及幼稚细胞。最可能的诊断是

A. 急性粒细胞白血病　　　　　　　B. 急性淋巴细胞白血病　C. 急性非淋巴细胞白血病

D. 慢性粒细胞白血病　　　　　　　E. 慢性淋巴细胞白血病

答案：1．C。2．A。3．E。4．E。5．C。6．B。7．D。8．A。9．B。

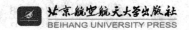

第六章　内分泌与代谢性疾病

一、概　述

1. 常见症状体征

（1）身体外形改变

①消瘦：多见于糖尿病、甲状腺功能亢进、肾上腺皮质功能低下者。

②肥胖：可分为单纯性肥胖和继发性肥胖。单纯性肥胖与摄入过多或消耗过少有关。继发性肥胖多见于甲状腺功能减退症、2 型糖尿病、肾上腺皮质增生、垂体功能不全等疾病。

③身材过高或矮小：身材过高见于巨人症，身材矮小见于侏儒症、呆小症。侏儒症由生长激素缺乏引起，身体比例适当，无智力障碍。呆小症因甲状腺激素分泌不足导致，下肢短，上部量＞下部量，骨龄落后，性发育迟缓，智力低下。

④面容改变：甲状腺功能亢进症患者常有眼球突出、颈部增粗。甲状腺功能减退症可见黏液性水肿面容，颜面水肿、目光呆滞。库欣综合征常有满月脸、痤疮和多血质貌等。

⑤色素沉着：皮肤或黏膜色素量增加或色素颜色增深，多见于肾上腺皮质疾病患者。

（2）生殖发育及性功能异常：包括生殖器官发育迟缓或过早，性欲减退或丧失，女性月经紊乱、溢乳、闭经或不孕，男性勃起功能障碍或乳房发育。

（3）其他症状体征：进食或营养异常、高血压、疲乏、排泄异常、骨痛与自发性骨折等。

2. 营养的评估

（1）理想体重

①男性理想体重（kg）＝身高（cm）－ 105

②女性理想体重（kg）＝身高（cm）－ 105 － 2.5

（2）实测体重占理想体重的百分比：实测体重 / 理想体重 ×100%。评价标准见表 1-25。

表1-25　实测体重占理想体重营养评价标准

实测体重占理想体重（％）	评价标准
＜80%	明显消瘦
80%～90%	消瘦
90%～110%	正常
110%～120%	超重
120%～130%	轻度肥胖
130%～150%	中度肥胖
＞150%	重度肥胖

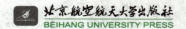

（3）体质指数（BMI）及营养评价标准：BMI＝体重（kg）/[身高（m）]^2。BMI在18.5～23.9为正常，＜18.5为消瘦，24～27.9为超重，≥28为肥胖。

二、甲状腺功能亢进症

甲状腺毒症是指血循环中甲状腺激素过多，引起以神经、循环、消化等系统兴奋性增高和代谢亢进为主要表现的一组临床综合征。其中由于甲状腺腺体本身功能亢进，合成和分泌甲状腺激素增加所导致的甲状腺毒症称为甲状腺功能亢进症，简称甲亢。

1. 临床表现 以青、中年女性高发。多数起病缓慢，少数在感染或精神创伤等应激后急性起病。

（1）甲状腺毒症表现

①高代谢综合征：由于T_3、T_4分泌增多，导致交感神经兴奋性增高和新陈代谢加速，常有心悸、乏力、怕热、多汗、消瘦、食欲亢进等。

②神经系统：神经过敏，多言好动，紧张焦虑，焦躁易怒，失眠不安，注意力不集中，记忆力减退，手、眼睑震颤，腱反射亢进。

③心血管系统：心悸、胸闷、气短，第一心音亢进。心搏出量增加可致收缩压增高，外周血管扩张，血管阻力下降，可致舒张压下降，导致脉压增大。窦性心动过速，心律失常以房性期前收缩最常见。合并甲状腺毒症心脏病时，可出现心脏增大和心力衰竭，心律失常则以心房颤动多见。

④消化系统：胃肠蠕动增快，食欲亢进，消瘦，排便频繁。重者可有肝大、肝功能异常，偶有黄疸。

⑤肌肉与骨骼系统：可伴发周期性麻痹和近端肌肉进行性无力、萎缩。也可伴发重症肌无力及骨质疏松。

⑥生殖系统：女性常有月经减少或闭经。男性有勃起功能障碍，偶有乳腺发育。

⑦造血系统：淋巴细胞、单核细胞增高，但白细胞总数减低。伴发血小板减少性紫癜。

⑧血ACTH及24小时尿17-羟皮质类固醇升高，继而受过高T_3/T_4抑制而下降。

（2）甲状腺肿：程度不等的甲状腺肿大，呈弥漫性、对称性、质地中等，无压痛。甲状腺上下极可触及震颤，闻及血管杂音，为本病重要的体征。

（3）突眼征：可分为单纯性和浸润性突眼两类。

①单纯性突眼：与甲状腺毒症导致的交感神经兴奋性增高有关。

②浸润性突眼：称为Graves眼病，与眶周组织的自身免疫炎症反应有关。表现为眼内异物感、胀痛、畏光、流泪、视力下降。检查见突眼，眼睑肿胀，结膜充血水肿，眼球活动受限。严重者可形成角膜溃疡、全眼炎，甚至失明。

（4）甲状腺危象：也称为甲亢危象，表现为所有甲亢症状的急剧加重和恶化，多发生于较重甲亢未予治疗或治疗不充分，导致大量T_3、T_4释放入血的患者。

①诱因：应激状态（感染、手术、放射性碘治疗等），严重躯体疾病，口服过量TH制剂，严重精神创伤，手术中过度挤压甲状腺。

②临床表现：原有甲亢症状加重，继而出现高热或过高热（体温≥39℃），大汗，心动过速（≥140次/分），常有心房颤动或心房扑动，烦躁，焦虑不安，谵妄，恶心，呕吐，腹泻，危重患者可有心力衰竭、休克及昏迷，病死率在20%以上。

2. 治疗要点

（1）一般治疗：注意休息，补充足够热量和营养，如糖、蛋白质和B族维生素。失眠可给苯二氮䓬类镇静药。心悸明显者可给β受体阻滞剂。

（2）硫脲类抗甲状腺药物：适用于病情轻、甲状腺轻至中度肿大及不宜手术和放射性碘治疗的患

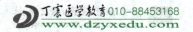
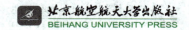

者，如儿童、青少年、年老体弱或兼有重要脏器疾病者。其作用机制为通过抑制甲状腺内过氧化物酶系及碘离子转化为新生态碘或活性碘，抑制酪蛋白的碘化和耦联，使氧化碘不能与甲状腺球蛋白结合，从而阻断甲状腺激素的合成。主要药物有咪唑类的甲巯咪唑（他巴唑）和硫氧嘧啶类的丙硫氧嘧啶，优先选择甲巯咪唑，因丙硫氧嘧啶肝毒性较强。但因甲巯咪唑可致胎儿皮肤发育不良，妊娠期（1～3个月）甲亢应首选丙硫氧嘧啶。

（3）^{131}I 治疗：现已成为欧美国家治疗成人甲亢的首选疗法，简单、经济，治愈率高。治疗机制是 ^{131}I 被甲状腺摄取后释放出 β 射线，破坏甲状腺组织细胞，从而减少甲状腺素的合成与释放。适用于：甲状腺肿大Ⅱ度以上；对抗甲状腺药物过敏；药物治疗或手术治疗后复发；甲亢合并心脏病；甲亢伴白细胞减少、血小板减少或全血细胞减少；甲亢合并肝、肾等脏器功能损害；拒绝手术治疗或者有手术禁忌证。禁用于妊娠和哺乳期妇女、肝肾功能差及活动性结核等。永久性甲状腺功能减退是 ^{131}I 治疗甲亢后的主要并发症，常难以避免。

（4）手术治疗：是治疗甲亢的有效方法。

（5）碘剂：小剂量碘剂是合成甲状腺激素的原料，可预防单纯性甲状腺肿；但大剂量碘剂可产生抗甲状腺作用，通过抑制蛋白水解酶，减少甲状腺球蛋白分解，主要抑制甲状腺激素的释放，且作用迅速，还可抑制其合成。碘剂还可减少甲状腺的血流量，使腺体充血减少，因而缩小变硬。仅在手术前和甲状腺危象时使用。常用药物有复方碘化钠或碘化钾液（卢戈液）。

（6）β 受体阻滞剂：作用机制是从受体部位阻断儿茶酚胺的作用，改善甲亢所致的心率加快、心肌收缩力增强等交感神经激活症状，还可抑制外周 T_4 转化为 T_3。常用药为普萘洛尔。

（7）甲状腺危象的防治：去除诱因，积极治疗甲亢是预防甲状腺危象的关键。首选丙硫氧嘧啶，作用迅速，可抑制外周组织将 T_4 转变为 T_3。给予抗甲状腺药物 1 小时后使用碘剂。糖皮质激素静滴可防止肾上腺皮质功能低下，必要时可选用腹膜透析、血液透析或血浆置换等，迅速降低血浆甲状腺激素浓度。

（8）浸润性突眼的防治：轻度以局部治疗和控制甲亢为主，如戴有色眼镜或棱镜，使用人工泪液，抬高床头，戒烟。中度和重度在上述治疗基础上强化治疗。视神经受累是本病最严重的表现，可导致失明，应给予糖皮质激素、眶放射治疗和眶减压手术。

3. 护理措施

（1）饮食护理：经常测量体重，根据患者体重变化情况调整饮食计划。给予高热量、高蛋白、高维生素及矿物质丰富的饮食。多饮水，每天饮水 2000～3000ml 以补充出汗、腹泻、呼吸加快等丢失的水分，但对并发心脏疾病者应避免大量饮水。禁止摄入刺激性的食物及饮料，以免引起精神兴奋，戒烟、酒。减少粗纤维的摄入，以免加重腹泻。避免进食含碘丰富的食物，应食用无碘盐，忌食海带、紫菜等海产品，慎食卷心菜、甘蓝等易致甲状腺肿的食物。

（2）眼部护理：采取保护措施，预防眼睛受到刺激和伤害。睡眠或休息时抬高头部，减轻球后水肿。外出戴深色眼镜，减少光线、灰尘和异物的侵害。使用眼药水湿润眼睛，避免过度干燥。睡前涂抗生素眼膏，眼睑不能闭合者用无菌纱布或眼罩覆盖双眼。眼睛有异物感、刺痛或流泪时，勿用手直接揉眼睛，可用 0.5% 甲基纤维素或 0.5% 氢化可的松溶液滴眼。限制钠盐摄入，遵医嘱适量使用利尿药，以减轻组织充血、水肿。定期眼科角膜检查，有畏光、流泪、疼痛、视力改变等角膜炎、角膜溃疡先兆，应立即复诊。

（3）用药护理：护士应指导患者正确用药，不可自行减量或停药，并密切观察药物的不良反应，及时处理。

①硫脲类抗甲状腺药物的不良反应有粒细胞减少、皮疹、皮肤瘙痒、中毒性肝病和血管炎等。粒细胞缺乏是最严重的不良反应，可发生在服药的任何时间，表现为发热、咽痛、全身不适等，严

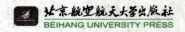

重者可出现菌血症或脓毒症，甚至死亡。治疗中应定期复查血象，如白细胞＜ 3.0×10^9/L 或中性粒细胞＜ 1.5×10^9/L 应停药，并遵医嘱给予促进白细胞增生药。严密监测肝功能，预防暴发性肝坏死。一般药疹用抗组胺药控制，不必停药。严重皮疹则应立即停药。

②^{131}I 治疗前和治疗后 1 个月内避免服用含碘的药物和食物。空腹服用，2 小时内不可进食固体食物，服药后 24 小时内避免咳嗽、咳痰，以减少 ^{131}I 丢失。服药后多饮水，增加排尿，并注意定期复查，以免导致永久性甲状腺功能减退。服药后第 1 周避免用手按压甲状腺。服药后患者的排泄物、衣服、被褥及用具等需单独存放，待放射作用消失后再做清洁处理。

③β受体阻滞剂用药过程中须注意观察心率，以防心动过缓。有哮喘病史的患者禁用。

（4）甲状腺危象的护理

①避免诱因。

②休息活动护理：绝对卧床休息，避免一切不良刺激。烦躁不安者遵医嘱给予适量镇静药。呼吸困难时取半卧位，立即给氧。

③用药护理：及时、准确给药，迅速建立静脉通路。注意碘剂过敏反应，如出现口腔黏膜发炎、腹泻、恶心、呕吐、鼻出血等症状，应立即停药，通知医师配合处理。准备好抢救药物，如镇静药、血管活性药物、强心药等。

④对症护理：体温过高者给予冰敷或乙醇拭浴降温。禁用阿司匹林，该药可与甲状腺球蛋白结合而释放出游离的甲状腺激素，加重病情。躁动不安者使用床档。昏迷者加强皮肤、口腔护理。腹泻严重者应注意肛周护理，预防肛周感染。

三、甲状腺功能减退症

甲状腺功能减退症简称甲减，是由于甲状腺激素（TH）合成和分泌减少或组织利用不足而引起的全身代谢减低综合征。

1. 临床表现　女性多见，随年龄增长患病率上升。多数发病隐袭，病程较长，部分患者缺乏特异性症状和体征。

（1）症状：主要为代谢率减低和交感神经兴奋性下降的症状。典型表现为畏寒少汗、乏力少言、关节疼痛、手足肿胀感、记忆力减退、反应迟钝、嗜睡、抑郁、便秘、少食而体重增加，女性月经过多或不孕，男性出现勃起功能障碍。

（2）体征：典型者可出现黏液水肿面容，表情呆滞、淡漠、面色苍白，颜面和（或）眼睑水肿、唇厚舌大，毛发稀疏，皮肤干燥发凉、粗糙脱屑，呈"假面具样"。手脚掌皮肤可呈姜黄色，跟腱反射时间延长，脉率缓慢。少数患者可有胫前黏液性水肿。累及心脏可出现心包积液和心力衰竭。

（3）黏液性水肿昏迷：老人多见，预后差，其诱发因素有寒冷、感染、手术、严重疾病、中断 TH 替代治疗和使用麻醉、镇静药等。临床表现为嗜睡、精神异常，木僵甚至昏迷，低体温（体温＜35℃），呼吸减慢，心动过缓，血压下降，可危及生命。

2. 治疗要点

（1）替代治疗：首选左甲状腺素口服，永久性甲减者需终身服用。

（2）对症治疗：贫血补充铁剂、维生素 B_{12}、叶酸等。胃酸低者应补充稀盐酸。

（3）黏液性水肿昏迷的治疗：即刻补充 TH，首选 T_3 静脉注射。保温，给氧，保持呼吸道通畅。氢化可的松持续静滴。控制感染，治疗原发病。

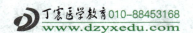
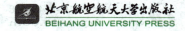

四、皮质醇增多症

皮质醇增多症是各种原因引起肾上腺皮质分泌过多糖皮质激素（主要是皮质醇）所致病症的总称，又称库欣综合征。

1. **临床表现** 表现形式多样，可引起代谢紊乱及多器官功能障碍。

（1）外形改变：满月脸、向心性肥胖、多血质外貌为特征性表现。

（2）皮肤表现：菲薄，毛细血管脆性增加。下腹两侧、大腿外侧等处可见紫纹。手、脚、指甲、肛周常出现真菌感染。部分患者皮肤色素沉着，颜色加深。

（3）心血管病变：高血压常见，伴有动脉硬化和肾小球动脉硬化。

（4）感染：长期皮质醇分泌增多使免疫功能减弱，肺部感染多见，易受某些化脓性细菌、真菌和病毒感染。

（5）代谢障碍：血糖升高，葡萄糖耐量减低，部分患者出现继发性糖尿病。大量皮质醇有保钠、排钾作用，出现水肿和低血钾表现。病程较久者肌肉萎缩、骨质疏松，脊椎可发生压缩畸形，身材变矮。儿童患者生长发育受抑制。

（6）性功能异常：女性患者月经减少或停经、痤疮。男性患者性欲减退、阴茎缩小。

（7）神经、精神障碍：出现肌无力，下蹲后起立困难。有不同程度的精神、情绪变化，如情绪不稳定、烦躁、失眠等。

2. **治疗要点** 首选手术切除垂体微腺瘤。其他临床类型行手术、放疗或化疗治疗，若不能根治，使用阻滞肾上腺皮质激素合成的药物，有米托坦（双氯苯二氯乙烷）、美替拉酮、氨鲁米特、酮康唑等。

3. **护理措施**

（1）休息活动护理：取平卧位，抬高双下肢，有利于静脉回流。

（2）用药护理：注意观察药物疗效及不良反应。肾上腺皮质激素合成阻滞剂的不良反应为食欲缺乏、恶心、呕吐、乏力、嗜睡等。部分药物对肝损害较大，应定期检测肝功能。

五、糖尿病

糖尿病是一组由多病因引起的以慢性高血糖为特征的代谢性疾病，由胰岛素分泌和（或）作用缺陷引起。

1. **临床表现**

（1）代谢紊乱综合征："三多一少"，即多尿、多饮、多食和体重减轻。血糖升高后因渗透性利尿引起多尿，继而口渴多饮。外周组织对葡萄糖利用障碍，脂肪分解增多，蛋白质代谢负平衡，出现乏力、消瘦，儿童生长发育受阻。患者易感饥饿、多食。可有皮肤瘙痒，特别是外阴瘙痒，四肢酸痛、麻木、腰痛、性欲减退、阳痿不育、月经失调、便秘、视物模糊等表现。部分患者无明显症状，仅于体检或因各种疾病就诊化验时发现高血糖。

（2）糖尿病急性并发症

①糖尿病酮症酸中毒（DKA）：为最常见的糖尿病急症。糖尿病代谢紊乱加重时，脂肪动员和分解加速，大量脂肪酸在肝脏经 β 氧化产生大量乙酰乙酸、β-羟丁酸和丙酮，三者统称为酮体。乙酰乙酸和 β-羟丁酸均为较强的有机酸，在体内蓄积过多，可发生代谢性酸中毒。1 型糖尿病有自发 DKA 的倾向，2 型糖尿病常见的诱因有急性感染、胰岛素不适当减量或突然中断治疗、饮食不当、严重疾病、创伤、手术、妊娠、分娩、精神刺激等。早期三多一少症状加重，酸中毒失代偿后出现疲乏、恶心、呕吐、头痛、嗜睡、呼吸深大（库斯莫呼吸），呼气中有烂苹果味（丙酮味）。后期严重失水，

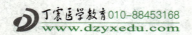

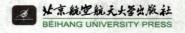

尿少，血压下降、心率加快。血酮体多在 3.0mmol/L 以上，血糖一般为 16.7 ～ 33.3mmol/L。

②高渗高血糖综合征（HHS）：以严重高血糖而无明显酮症、血浆渗透压显著升高、脱水和意识障碍为特征，多见于老年 2 型糖尿病患者，多数患者原来并无糖尿病病史。与 DKA 相比，失水更严重，神经精神症状更突出。血糖多在 33.3mmol/L 以上，血钠多升高至 155mmol/L 以上。血浆渗透压显著增高是 HHS 的重要特征和诊断依据。

（3）糖尿病慢性并发症

①感染：糖尿病由于机体细胞及体液免疫功能减退、血管及周围神经病变等原因易并发各种感染，血糖控制差者更易发生也更严重。肾盂肾炎和膀胱炎常见，尤其多见于女性，常反复发作。疖、痈等皮肤化脓性感染可致菌血症或脓毒症。皮肤真菌感染如足癣、体癣也常见。肺结核发病率高，进展快，易形成空洞。

②血管病变：大血管病变是糖尿病最严重而突出的并发症，主要表现为动脉粥样硬化，可引起冠心病、脑血管病、肾动脉硬化、肢体外周动脉硬化等。微血管病变是糖尿病的特异性并发症，以肾脏和视网膜病变最为严重。糖尿病肾病表现为蛋白尿，眼睑或下肢水肿，高血压，肾功能减退、肾衰竭，血尿素氮和肌酐升高等。糖尿病视网膜病变多见于病程超过 10 年者，是糖尿病患者失明的主要原因之一。

③神经病变：以周围神经病变最为常见，呈对称性，下肢较上肢严重，表现为四肢麻木、刺痛感、蚁走感、袜套样感，感觉过敏或消失。

④糖尿病足：由于神经病变、血管病变和感染导致足部的溃疡和坏疽，是糖尿病最严重和治疗费用最多的慢性并发症之一，是糖尿病非外伤性截肢的最主要原因。

2. 治疗要点　糖尿病应坚持早期、长期、综合治疗及治疗方法个体化的原则，以适当的饮食治疗和运动锻炼为基础，根据病情结合药物治疗。

（1）饮食治疗：控制饮食是治疗糖尿病最基本的措施，凡糖尿病患者都需要饮食治疗。饮食治疗应以控制总热量为原则，实行低糖、低脂（以不饱和脂肪酸为主）、适当蛋白质、高纤维素（可延缓血糖吸收）、高维生素饮食。

①制订总热量：根据患者理想体重、工作性质、生活习惯计算每天所需总热量。理想体重（kg）＝身高（cm）－ 105。成年人休息状态下每天需要热量 25 ～ 30kcal/kg，轻体力劳动 30 ～ 35kcal/kg，中等体力劳动 35 ～ 40kcal/kg，重体力劳动 40kcal/kg 以上。儿童、孕妇、乳母、营养不良及消耗性疾病患者相应增加 5kcal/kg，过重或肥胖者相应减少 5kcal/kg。

②食物组成：总热量糖类占 50% ～ 60%，蛋白质 10% ～ 15%，保证优质蛋白摄入超过 50%，脂肪不超过 30%，饱和脂肪、多不饱和脂肪与单不饱和脂肪的比例应为 1：1：1，胆固醇摄入量＜ 300mg/d。每克糖类和蛋白质可提供热量 4kcal，每克脂肪可提供热量 9kcal。

③热量分配：应定时定量，按每日三餐 1/5、2/5、2/5 或各 1/3 分配，对注射胰岛素或口服降糖药且病情有波动的患者，可于两餐中或睡前加餐，但应包括在总热量中。

（2）运动锻炼：成年糖尿病患者每周至少 150 分钟（如每周运动 5 天，每次 30 分钟）中等强度（心率＝ 170 －年龄，运动时有点用力，心搏和呼吸加快但不急促）的有氧运动。最佳的运动时间是餐后 1 小时。适宜的运动方式包括快走、打太极拳、骑车、乒乓球、羽毛球和高尔夫球等。运动前后要加强血糖监测，血糖＞ 14mmol/L，应减少活动，增加休息。

（3）口服药物治疗：2 型糖尿病一经诊断，首选生活方式干预和二甲双胍治疗。生活方式干预是 2 型糖尿病的基础治疗措施，应贯穿于糖尿病治疗的始终。如果单纯生活方式（饮食和运动）不能使血糖控制达标，应开始药物治疗。口服药物联合治疗而血糖仍不达标者，可加用胰岛素治疗。口服降糖药可分为以促进胰岛素分泌为主要作用的药物（磺脲类、格列奈类）和通过其他机制降低血糖的药物（双胍类、噻唑烷二酮类、葡萄糖苷酶抑制剂）等（表1-26）。

表1-26　常用口服降糖药物的药理作用及适用情况

药物分类	常用药物	药理作用	适用情况
双胍类	二甲双胍 苯乙双胍	减少肝脏葡萄糖输出； 抑制肝脏糖异生（非糖物转化为糖的过程）； 增加外周组织（如骨骼肌）对葡萄糖的摄取、利用和无糖酵解； 延缓葡萄糖从胃肠道吸收入血； 改善外周组织对胰岛素的敏感性，降低胰岛素抵抗	2型糖尿病首选二甲双胍，是联合用药中的基础用药
磺酰脲类	格列本脲（优降糖） 格列吡嗪 格列喹酮 格列美脲	主要通过刺激胰岛B细胞分泌胰岛素，增加体内的胰岛素水平而降低血糖	残存一定胰岛功能者；新诊断的2型糖尿病非肥胖患者、用饮食和运动治疗控制血糖不理想时
格列奈类	瑞格列奈 那格列奈	刺激胰岛素的早时相分泌而降低餐后血糖	控制餐后高血糖
噻唑烷二酮类	罗格列酮 吡格列酮	增强靶组织对胰岛素的敏感性，改善胰岛素抵抗，而降低血糖	肥胖、胰岛素抵抗明显者
葡萄糖苷酶抑制剂	阿卡波糖（拜唐苹） 米格列醇 伏格列波糖	抑制小肠α-葡萄糖苷酶而延缓糖类的吸收，降低餐后高血糖	以糖类为主要食物成分和餐后血糖升高的患者

（4）胰岛素治疗

①适应证：1型糖尿病终身替代治疗；2型糖尿病患者在生活方式和口服降糖药联合治疗的基础上，血糖仍未达到控制目标；各种严重的糖尿病急性或慢性并发症；手术、妊娠和分娩；新发病且与1型糖尿病鉴别困难的消瘦糖尿病患者；新诊断的2型糖尿病伴有明显高血糖；或在糖尿病病程中无明显诱因出现体重显著下降者；某些特殊类型糖尿病。

②制剂类型：胰岛素制剂一般为皮下或静脉注射液体，按作用快慢和维持作用时间长短可分为速效、短效、中效、长效、预混胰岛素5类。

③使用原则：胰岛素应在一般治疗和饮食治疗的基础上进行。从小剂量开始，根据血糖水平逐渐调整至合适剂量，应力求模拟生理性胰岛素分泌模式。

（5）手术治疗。

（6）胰腺和胰岛移植。

（7）DKA治疗

①补液：是治疗的首要和关键环节。应先快后慢，并根据血压、心率、尿量及周围循环状况决定输液量和输液速度。

②胰岛素治疗：一般采用小剂量胰岛素静脉注射，调整血糖。

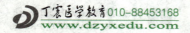
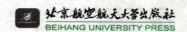

③纠正电解质及酸碱平衡失调：治疗前血钾低于正常或血钾正常、尿量＞40ml/h立即补钾。血钾正常、尿量＜30ml/h，应暂缓补钾，待尿量增加后再开始补钾。

④处理诱因和防治并发症：包括休克、严重感染、心力衰竭、心律失常、肾衰竭、脑水肿、急性胃扩张等。

（8）HHS治疗：治疗原则基本同DKA。严重失水时，补液量可达到6000～10 000ml/24h。

3. 护理措施

（1）休息运动护理：血糖＞14mmol/L、有糖尿病急性并发症、明显低血糖症、各种器官严重慢性并发症者不宜运动，增加休息。病情稳定者应安排有规律的合适运动，循序渐进，长期坚持。运动不宜在空腹时进行，防止低血糖发生。运动时应随身携带糖果等，当出现低血糖症状时及时食用并暂停运动。

（2）口服降糖药护理：遵医嘱按时用药，不可擅自增减药物剂量或停药。用药期间监测血糖，观察药物不良反应及注意事项（表1-27）。

表1-27　常用口服降糖药物的不良反应及用药注意事项

药物分类	给药原则	不良反应
双胍类	餐中或餐后服，小剂量开始，每天最大剂量不超过2g	主要不良反应为恶心、呕吐、腹胀、腹泻、腹痛、消化不良等胃肠道反应，乳酸性酸中毒罕见但最严重。双胍类药物单独应用极少引起低血糖
磺酰脲类	从小剂量开始，于早餐前半小时口服	低血糖反应最重要，常见用药剂量过大、进食少、活动量大者及老年人，还可出现体重增加、胃肠道反应、皮疹、肝功能损害等
格列奈类	餐前即刻服用	低血糖反应，体重增加
噻唑烷二酮类	每天1次，固定时间	单独使用时不会导致低血糖反应，常有体重增加、水肿；罗格列酮还可导致心血管事件、脑卒中、骨折等，已禁用；吡格列酮长期应用有增加膀胱癌的风险
葡萄糖苷酶抑制剂	与第一口饭嚼服	单独服用不会发生低血糖反应，不会增加体重，甚至有使体重下降的趋势。主要不良反应为胃肠道反应

（3）胰岛素治疗护理：准确执行医嘱，做到制剂、剂量准确，按时注射。

①普通胰岛素于餐前半小时皮下注射，宜选择上臂三角肌、臀大肌、大腿前侧、腹部等部位，腹部吸收最快。若患者自己注射，以腹部和大腿前侧最方便。

②注射部位应交替使用，以免形成局部硬结和脂肪萎缩，影响药物吸收及疗效。如产生硬结，可用热敷。在同一区域注射，必须与上一次注射部位相距1cm以上。

③注射胰岛素时应严格无菌操作，防止发生感染。必要时用70%～75%乙醇消毒局部皮肤，皮下注射前应排尽空气。

④两种胰岛素合用时，应先抽吸短效胰岛素，再抽吸长效胰岛素，以免长效胰岛素混入短效内，影响其速效性。

⑤使用胰岛素治疗过程中应定期监测尿糖、血糖变化。

⑥大量应用胰岛素会出现低血钾。

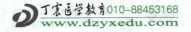
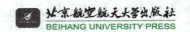

（4）低血糖反应护理：服用胰岛素促泌剂和注射胰岛素等药物后，通常在没有进餐的情况下，可出现心悸、疲乏、饥饿感、出冷汗、脉速、恶心、呕吐，重者抽搐、昏迷，甚至死亡。发生低血糖反应后，意识清楚者可用白糖以温水冲服。意识障碍者静脉注射 50% 葡萄糖溶液 20～40ml，清醒后再进食，防止再昏迷。

（5）预防感染：注意观察患者体温、脉搏等变化。

①皮肤护理：保持皮肤清洁，洗澡水温不可过热，香皂以中性为宜，内衣棉质、宽松、透气。皮肤瘙痒患者嘱其不要搔抓。如有皮肤感染，应选敏感抗生素，严格执行无菌技术。

②呼吸道护理：注意保暖，室内通风，避免接触上呼吸道感染人员，做好口腔护理。

③泌尿道护理：注意会阴清洁，防止和减少瘙痒和湿疹发生。

（6）糖尿病足护理：每天检查双足，观察有无水疱、皮肤破损等。保持足部清洁，避免感染。每天洗脚，水温 < 37℃，不宜用热水袋、电热器等物品直接对足部保暖。避免赤脚行走、赤脚穿凉鞋和拖鞋，选择干净、透气、柔软的鞋袜。每天采用步行、腿部运动等多种方法促进肢体血液循环。足部出现鸡眼、水疱、溃疡等破损不可自搽药物，应请医生处理。戒烟。

---

1. 应用抗甲状腺药物治疗甲状腺功能亢进症的主要目的是
   A. 促进抗甲状腺激素的合成
   B. 破坏甲状腺腺体，降低甲状腺功能
   C. 抑制甲状腺激素合成，降低甲状腺功能
   D. 直接中和甲状腺激素，降低甲状腺激素的浓度
   E. 促进代谢，抑制激素的分泌，抵抗甲状腺素的作用

2. 不属于甲亢危象诱因的是
   A. 放射性碘治疗早期   B. 低血糖症   C. 口服过量 TH 制剂
   D. 精神刺激   E. 低血钾症

3. 发生甲亢危象时，首选的药物是
   A. 甲基硫氧嘧啶   B. 丙基硫氧嘧啶   C. 心得安
   D. 碘化钠   E. 氢化可的松

4. 甲状腺功能减退症患者使用甲状腺片治疗的原则是
   A. 大剂量冲击治疗，后改为维持量，用药 1 年后可停药观察
   B. 自小剂量开始，逐渐增加，需长期或终身服用
   C. 大剂量冲击治疗，后改为维持量，需长期或终身服用
   D. 自小剂量开始，逐渐增加，2～3 个月后可停药观察
   E. 自小剂量开始，逐渐增加，半年后可停药观察

5. 皮肤水肿呈非凹陷性的是
   A. 心功能不全   B. 肝硬化   C. 原发性肾病综合征
   D. 肾小球肾炎   E. 甲状腺功能减退症

6. 甲状腺功能减退症最具特征性的临床表现为
   A. 畏寒、体温低于正常   B. 皮肤苍白、干燥   C. 心动过缓
   D. 胫骨前黏液性水肿   E. 记忆力减退

7. 糖尿病患者的基本治疗方法是

A. 口服降糖药治疗   B. 胰岛素治疗   C. 并发症治疗

D. 运动治疗   E. 饮食治疗

8. 糖尿病急性并发症是

A. 对称性肢体疼痛   B. 白内障   C. 下肢坏疽

D. 皮肤化脓性感染   E. 酮症酸中毒

答案: 1. C。2. E。3. B。4. B。5. E。6. D。7. E。8. E。

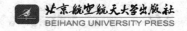

第七章　风湿性疾病

一、概　述

1. **关节疼痛与肿胀**　关节疼痛是关节受累最常见的首发症状，也是患者就诊的主要原因。不同风湿性疾病常见的关节疼痛特点见表1-28。

表1-28　不同风湿性疾病常见的关节疼痛特点

疾　病	疼痛部位、性质	伴随症状	预　后
风湿热	游走性	红、肿、热	预后好，无关节破坏
类风湿关节炎	腕、掌指、近端指关节，活动后减轻	发热、乏力	关节损伤，甚至畸形
骨关节炎	累及远端指间关节，膝关节痛于活动后减轻	行走失衡、活动受限	
系统性红斑狼疮	近端指关节、腕、足、膝、踝	多脏器损害	关节畸形

2. **多器官系统损害**　可累及皮肤、肺、肾、心脏等各个器官系统。如系统性红斑狼疮可有肾脏、神经、消化、心血管等系统损害。

二、系统性红斑狼疮

系统性红斑狼疮（SLE）是一种具有多系统、多脏器损害表现，有明显免疫紊乱的慢性自身免疫性结缔组织疾病，血清中存在以抗核抗体为代表的多种致病性自身抗体。

1. **临床表现**　好发于 20 ～ 40 岁的育龄女性。典型表现为面部蝶形红斑，反复发作，病程迁延。临床症状复杂多样，早期表现不典型，后期多个器官可同时受累，病程多呈发作与缓解交替。

（1）全身症状：活动期患者常表现为长期低、中度发热，疲倦、乏力、体重下降等。

（2）皮肤黏膜表现：多数患者出现皮肤黏膜损害，其中最具特征性的皮肤损害是蝶形红斑，好发于鼻梁和双颧颊部。还常发生光敏感、脱发、甲周红斑、网状青斑、雷诺现象等，各种皮疹多无明显瘙痒。活动期可见口腔和鼻黏膜的痛性溃疡。

（3）肌肉关节表现：关节痛是首发症状，以指、腕、膝关节最常见，常出现对称性多关节肿痛，较少伴有红肿和畸形。也可出现肌痛、肌无力和肌炎。

（4）肾脏表现：狼疮性肾炎是最常见和最严重的临床表现，是 SLE 患者死亡的常见原因，几乎所有患者均有肾损害。早期多无症状，仅有尿检异常，病情进展后可出现蛋白尿、血尿、管型尿、水肿、高血压，甚至肾衰竭。

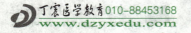
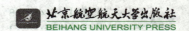

（5）心血管表现：以心包炎最为常见，可为纤维蛋白性心包炎或渗出性心包炎。也可发生心肌炎、心内膜炎和心肌缺血。

（6）肺部表现：常出现胸腔积液、发热、活动后气促、干咳、低氧血症等。

（7）消化系统表现：常有食欲减退、腹痛、腹泻、消化道出血、急性腹膜炎、肝大等。

（8）神经系统表现：常有情绪障碍、认知功能减退、抽搐、偏瘫、昏迷等。提示疾病处于活动期，病情危重、预后不良。

类风湿关节炎与系统性红斑狼疮的病因、临床表现、辅助检查及治疗等多方面有很多相反或相同的特点，鉴别见表1-29。

表1-29　类风湿关节炎与系统性红斑狼疮鉴别

	类风湿关节炎	系统性红斑狼疮
病　因	免疫因素	
诱　因	寒冷潮湿	阳光照射
好发人群	年轻女性	
病　理	滑膜炎和血管炎	血管炎
关节痛	对称分布（晨僵是活动性指标）	对称分布
关节畸形	有（致残）	无
肾脏损害	无	有（常见死亡原因）
皮肤表现	类风湿结节	蝶形红斑
贫　血	有（正色素性正细胞性贫血）	
免疫学检查	类风湿因子（活动性和严重性成正比）	抗核抗体筛选，抗Sm抗体特异
首选药物	阿司匹林	糖皮质激素

2. 治疗要点　尚不能根治，肾上腺皮质激素加免疫抑制药是主要的治疗方案。

（1）一般原则：急性活动期应卧床休息，避免强阳光曝晒和紫外线照射，积极控制感染，治疗并发症，避免使用可能诱发狼疮的药物（如避孕药等）。缓解期可适当工作，注意避免过劳。

（2）轻型狼疮：症状轻微，无重要脏器损害、发热及关节痛者可用非甾体抗炎药（阿司匹林等），以皮肤损害为主者可用抗疟药（如氯喹）。

（3）重型狼疮：病情严重、病情活动程度较高及实验室检查明显异常。

①糖皮质激素：是目前治疗重症 SLE 的首选药，具有显著抑制炎症反应和抗免疫作用。在炎症急性期可减轻充血、水肿和渗出，减少炎症介质释放，改善红、肿、热、痛等症状；在炎症慢性期可防止组织粘连和瘢痕，减轻炎症后遗症。一般给予泼尼松规律用药，病情稳定后 2 周或疗程 6 周内，缓慢减量。

②细胞免疫抑制药：有助于更好地控制 SLE 活动，减少复发，减少长期激素的需要量和不良反应。首选环磷酰胺或霉酚酸酯，维持应用 6 个月以上。

（4）急性暴发性危重 SLE

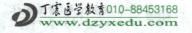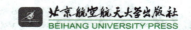

①激素冲击治疗：应用大剂量甲泼尼龙静脉滴注 3～5 天，适用于肺泡出血、急性肾衰竭、癫痫发作或明显精神症状、严重溶血性贫血等重要脏器急性进行性损伤时。

②血浆置换：适用于危重患者或经多种治疗无效者。

（5）缓解期治疗：病情缓解后，调整用药，并长期维持缓解治疗，保护重要脏器功能和减少药物不良反应。

3. 护理措施

（1）皮肤、头发护理：保持皮肤清洁干燥，可用温水冲洗或擦洗，避免使用碱性肥皂和化妆品，防止刺激皮肤。外出时注意遮阳，避免阳光直接照射裸露皮肤，必要时穿长袖衣裤、戴遮阳帽、打伞，禁忌日光浴。脱发者宜减少洗头次数，避免染发、烫发、卷发，可用戴帽子或假发等方法遮盖脱发。

（2）口腔护理：保持口腔清洁，口腔黏膜破损者晨起、睡前、进餐前后用漱口液漱口，防止感染。有细菌感染者用 1∶5000 呋喃西林溶液漱口。有真菌感染者用 1%～4% 碳酸氢钠液漱口，或用 2.5% 制霉菌素甘油涂敷患处。有口腔溃疡者，漱口后用中药冰硼散或锡类散涂敷溃疡部位。

（3）用药护理：遵医嘱准确用药，不可自行增减或停用药物，以免反跳。非甾体抗炎药最主要的不良反应是胃肠道反应，宜餐后服用。大剂量甲泼尼龙冲击治疗时，宜加用氢氧化铝凝胶，防止急性上消化道出血。免疫抑制药的主要不良反应为白细胞减少，注意定期查血象和肝功能。服用环磷酰胺者，注意观察有无出血性膀胱炎。抗疟药服用期间应定期查眼底，注意观察有无视网膜退行性病变、胃肠道反应及神经系统症状等。

（4）生育指导：SLE 好发于育龄女性，非缓解期的患者注意避孕，病情稳定及心、肺、肾功能正常者可在医生指导下妊娠。环磷酰胺、甲氨蝶呤、硫唑嘌呤等药物可能影响胎儿的生长发育，必须停用 3 个月以上方可妊娠。

三、类风湿性关节炎

类风湿关节炎是以慢性侵蚀性、对称性多关节炎为主要表现的异质性、全身性自身免疫性疾病，是导致成年人丧失劳动力及致残的主要病因之一。

1. 临床表现　可发生在任何年龄，以 35～50 岁女性最常见。

（1）全身表现：在出现明显关节症状前，常有乏力、全身不适、发热、食欲减退和手、足发冷等表现。

（2）关节表现

①关节痛：是最早出现的症状，表现为对称性、持续性多关节炎，时轻时重，伴有压痛。常累及小关节，以近端指间关节、掌指关节及腕关节最常见，大关节也可受累。

②关节肿：关节腔内积液、关节周围软组织炎症或滑膜肥厚引起，与关节痛部位相同，常呈对称性。近端指间呈梭形肿胀是类风湿关节炎的特征性表现。

③晨僵：是类风湿关节炎的突出症状，为观察本病活动性的重要指标，持续时间常超过 1 小时，活动后缓解。

④关节畸形：是本病的结局，最常见的关节畸形有腕和肘关节强直、手指尺侧偏斜、掌指关节半脱位、天鹅颈样及纽扣花样改变等。

⑤关节功能障碍：急性期多因关节肿痛而限制关节活动。晚期多由关节畸形所致。

（3）关节外表现：常累及浆膜、心、肺、眼等器官。

①类风湿结节：为最常见的特异性皮肤表现，提示本病处于活动期。好发于前臂伸面、肘鹰嘴突附近、枕部、跟腱等关节隆突部及经常受压部位的皮下，大小不等，坚硬如象皮，无压痛，对称性分布。

②类风湿血管炎：可发生于任何部位，常累及中小血管。眼受累多为巩膜炎，严重者可影响视力。

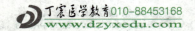
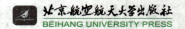

③肺部表现：男性居多，肺间质病变是最常见的肺病变。还可出现结节样改变、胸膜炎、肺动脉高压等。

④心脏表现：以心包炎最常见，多数无相关临床表现。

⑤神经系统表现：周围神经病变，最常累及正中神经、尺神经以及桡神经。

⑥血液系统表现：为正细胞正色素性贫血。Felty 综合征患者合并有脾大、白细胞减少和（或）贫血、血小板减少。

⑦干燥综合征：常有口干、眼干症状。

2. 治疗要点　尚无根治和预防的有效方法，早期诊断和早期治疗是治疗的关键。治疗目标在于控制炎症，减轻关节肿痛、晨僵及关节外症状，控制病情发展，保持受累关节功能，促进已破坏的关节骨修复。

（1）**非甾体抗炎药**：药理机制为通过抑制前列腺素的生成，达到消炎镇痛的目的。是类风湿关节炎非特异性对症治疗的首选药物，常用阿司匹林，也可应用布洛芬、吲哚美辛、美洛昔康等药物。

（2）改善病情抗风湿药物：首选甲氨蝶呤（MTX），其他常用药物有来氟米特、柳氮磺吡啶、羟氯喹和氯喹、环磷酰胺、环孢素等。常与非甾体抗炎药合用。

（3）糖皮质激素：具有强大的抗炎作用，适用于活动期关节外症状或关节炎明显而非甾体抗炎药无效者，应用小剂量、短疗程糖皮质激素治疗。

3. 护理措施

（1）**体位护理**：病变发展至关节强直时，应保持关节功能位，以保持肢体生理功能。可使用矫形支架和夹板，双侧腕、指关节肿胀畸形者应保持腕关节背伸 20°～30°，指关节掌屈，半握拳；膝关节维持伸直位，足底置护板以防足下垂。

（2）**晨僵及疼痛护理**：晨僵患者戴手套保暖，晨起后温水浴或用热水泡手 15 分钟。对受累关节采取局部按摩、热敷、热水浴、红外线等理疗方法改善血液循环，缓解肌肉痉挛，缓解疼痛。也可用谈话、听音乐等形式分散疼痛注意力。

（3）功能锻炼：病情缓解后，鼓励患者及早进行功能锻炼，运动量要适当，循序渐进，由被动运动过渡到主动运动，防止关节僵硬和肌肉萎缩。注意训练手的灵活性和协调性，练习手部抓握、搓揉动作，伸腰、踢腿及其他全身性伸展运动等。

（4）用药护理：遵医嘱定时、定量服药，不可自行增减药量或停药。非甾体抗炎药在服用后易出现胃肠道反应，应餐后服药，多饮水。改善病情抗风湿药的不良反应主要有胃肠道反应、脱发、口腔溃疡、肝损害和骨髓抑制等，应密切观察血象变化，加强口腔护理。

---

1. 类风湿关节炎与系统性红斑狼疮关节损害的共同特征是

A. 以小关节为主　　　　　　B. 有红肿　　　　　　　C. 有关节畸形

D. 多为对称性　　　　　　　E. 游走性

2. 系统性红斑狼疮常见的死因为

A. 蛛网膜下腔出血　　　　　B. 呼吸功能衰竭　　　　C. 心力衰竭

D. 上消化道出血　　　　　　E. 肾功能衰竭

3. 系统性红斑狼疮可累及全身各处的黏膜，但多发生在

A. 口腔及唇部　　　　　　　B. 鼻腔黏膜　　　　　　C. 食管黏膜

D. 胃黏膜　　　　　　　　　E. 呼吸道黏膜

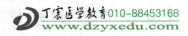

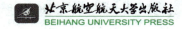

4. 类风湿关节炎很少累及

A. 心脏   B. 肺和胸膜   C. 神经系统

D. 眼部   E. 肾脏

5. 类风湿关节炎最早的关节症状是

A. 疼痛   B. 僵直   C. 畸形

D. 肿胀   E. 活动受累

6. 类风湿结节的浅表结节多位于

A. 关节隆突和受压部位   B. 心包   C. 躯干

D. 四肢屈倒   E. 胸膜

答案：1. D。2. E。3. A。4. E。5. A。6. A。

第八章　理化因素所致疾病

一、中毒概述

急性中毒是指有毒的化学物质短时间内或一次超量进入人体而造成组织、器官器质性或功能性损害。根据毒物的毒性、量和时间，将毒物分为急性中毒和慢性中毒。急性中毒发病急、病情重、变化快，如不及时救治，常危及生命。慢性中毒起病缓慢、病程长、缺乏特异性的临床表现。急性中毒患者的处理原则为：

1. 立即终止接触毒物　环境安全的情况下，迅速脱离有毒环境，吸入性中毒患者应转移至空气清新处，解开衣物；接触性中毒患者应从中毒现场搬移，将污染的衣物去除，除去肉眼可见的毒物。

2. 清除尚未吸收的毒物

（1）保持呼吸道通畅，清除呼吸道分泌物，呼吸新鲜空气，必要时吸氧治疗，多用于吸入性中毒患者。

（2）接触性中毒患者用大量清水冲洗接触部位的皮肤、毛发、指甲，特殊毒物也可使用酒精、肥皂水等，若为眼部接触毒物，使用药物可发生化学反应，造成损伤，仍应用清水或等渗盐水。冲洗时避免使用热水和擦洗，以防促进局部血液循环，促进毒物的吸收。冲洗时间应达到 15～30 分钟。

（3）催吐

①适应证：神志清楚没有催吐禁忌证的食入性中毒者均可做催吐处理，可以及早将胃内大部分毒物排出。

②禁忌证：昏迷、惊厥者；腐蚀性毒物中毒者；食管胃底静脉曲张、主动脉瘤、消化性溃疡者；年老体弱、妊娠、高血压、冠心病、休克者。

③方法：取左侧卧位，头放低，臀部略高，幼儿则俯卧。胃溶物黏稠不易咳出或空腹服毒者可先饮用微量温清水、盐水、解毒液体后再催吐。催吐时注意保持呼吸道通畅，避免误吸，引起吸入性肺炎等。

（4）洗胃

①对于毒物不明者，护士在洗胃前应抽取毒物立即送检以明确毒物的种类和性质，然后根据检验结果做对症处理，选择合适的洗胃液清除尚未吸收的毒物。

②急性中毒时宜尽早、彻底洗胃，以清除胃内毒物或刺激物，减少毒物吸收，于服毒 6 小时内洗胃效果最好。

③洗胃时根据患者情况选择合适卧位，每次灌入量以 300～500ml 为宜，不可超过 500ml。灌入量与导出量应平衡。灌入量过多可导致急性胃扩张，胃内压上升，加快毒物吸收，或引起液体反流，导致窒息；急性胃扩张还可兴奋迷走神经，有心脏骤停的危险。

（5）导泻：常用硫酸钠或硫酸镁。一般不用油脂类药物，以免促进脂溶性毒物吸收。严重脱水及口服强腐蚀性毒物患者禁止导泻。

（6）灌肠：一般用温盐水、清水或肥皂水连续多次灌肠，适用于口服中毒超过 6 小时或导泻无效

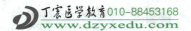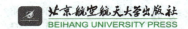

者（强腐蚀性毒物中毒者除外）。

3. 促进已吸收毒物的排出

（1）利尿：用于原形由肾脏排泄的毒物，包括补液、使用利尿药、碱化或酸化尿液。

（2）吸氧：一氧化碳中毒时，吸氧可加速一氧化碳排出，高压氧疗为其特效疗法。

（3）血液净化：血液透析、血液灌流、血浆置换等。

4. 使用解毒剂

（1）金属中毒

①依地酸钙钠：铅中毒。

②二硫基丙醇：二巯基丙醇其活性巯基可与某些金属物形成无毒、难解离、可溶的螯合物并由尿排出。此外，还能夺取已与酶结合的重金属，使酶恢复活力，达到解毒目的。主要用于治疗砷、汞、金、锑中毒。

③二硫丙磺钠：砷、汞、铜、锑中毒。

④二硫丁二钠：砷、汞、铜、锑、铅中毒。

（2）高铁血红蛋白症：小剂量亚甲蓝（美蓝）。

（3）氰化物中毒：亚硝酸盐-硫代硫酸钠疗法。

（4）有机磷杀虫药中毒：阿托品、碘解磷定、氯解磷定、双复磷等。

（5）中枢神经系统中毒：纳洛酮、氟马西尼等。

二、有机磷农药中毒

1. 临床表现

（1）发病情况：急性中毒发病时间和症状与农药毒性大小、剂量、侵入途径和机体状态相关。不同侵入途径的发病时间不同。有机磷农药中毒无论表现轻重均有特殊大蒜气味。

（2）主要症状

①毒蕈碱样症状：又称 M 样症状，由副交感神经末梢过度兴奋引起，出现最早。主要表现为平滑肌痉挛，如瞳孔缩小、腹痛、腹泻等；腺体分泌增加，如多汗、全身湿冷、流泪和流涎；气道分泌物增多，如咳嗽、气促、呼吸困难、肺水肿等；括约肌松弛，如大小便失禁。可用阿托品对抗。

②烟碱样症状：又称 N 样症状，由横纹肌运动神经过度兴奋所致，出现颜面、眼睑、舌肌、四肢和全身肌纤维颤动，甚至强直性痉挛。患者常有全身紧缩和压迫感，后期可发生肌力减退和瘫痪。呼吸肌麻痹时常引起呼吸衰竭。刺激交感神经节，节后纤维末梢释放儿茶酚胺，表现为血压升高和心律失常。

③中枢神经系统症状：脑中乙酰胆碱酯酶浓度＜60% 时，逐渐出现头晕、头痛、烦躁不安、谵妄、抽搐及昏迷等表现。

（3）中毒程度：可分为 3 级（表 1-30）。

（4）迟发症和并发症

①迟发性多发神经病：急性中度和重度中毒患者症状消失后 2～3 周出现感觉、运动型多发性神经病变。表现为肢体末端的烧灼感、疼痛、麻木及下肢无力、瘫痪、四肢肌肉萎缩等症状。多由有机磷农药抑制神经靶酯酶并使其老化引起。

②中间综合征：急性中毒症状缓解后和迟发性神经病发生前，多在急性中毒后 24～96 小时和复能药用量不足的患者突然病情加重，主要表现为肌无力，出现屈颈肌、四肢近端肌无力、眼睑下垂、眼外展障碍、面瘫和呼吸肌麻痹等，多与胆碱酯酶长期受抑制，导致神经肌肉接头处传递受阻有关。

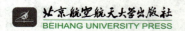

表1-30　有机磷农药中毒程度的分级

分　级	胆碱酯酶活力	临床表现
轻度中毒	70%～50%	以M样症状为主
中度中毒	50%～30%	M样症状加重，出现N样症状
重度中毒	＜30%	具有M、N样症状，并伴有肺水肿、抽搐、昏迷、呼吸衰竭和脑水肿

③并发症：肺水肿、脑水肿、呼吸衰竭。

2. 治疗要点

（1）迅速清除毒物

①立即脱离中毒现场，迅速脱去污染衣服。

②清洗：用肥皂水冲洗皮肤、头发和指甲，禁用热水或乙醇。眼部污染用清水、生理盐水、2%碳酸氢钠溶液或3%硼酸溶液冲洗。

③催吐：适用于神志清、能合作者，昏迷、惊厥、服腐蚀剂者禁用。

④洗胃：口服中毒者要用清水、生理盐水、2%碳酸氢钠（敌百虫禁用，会增加其毒性）或1∶5000高锰酸钾（对硫磷、乐果禁用）反复洗胃，直至洗出液清亮为止。

⑤导泻：洗胃后常用硫酸镁口服导泻，观察30分钟后，可追加用药。一般不用油脂类泻药，以免促进脂溶性毒物的吸收。

（2）紧急复苏：并发肺水肿、呼吸肌麻痹、呼吸中枢衰竭的患者，应清除呼吸道分泌物，及时行气管插管或气管切开，以维持呼吸道通畅。不可应用氨茶碱和吗啡。心脏骤停应行心肺复苏。

（3）抗胆碱药

①作用机制：阿托品是最常用的药物。阿托品属M胆碱能神经受体拮抗剂，能竞争性地与M胆碱受体结合，阻断乙酰胆碱（ACh）与副交感神经和中枢神经系统的M胆碱受体结合，能有效缓解M样症状和呼吸中枢抑制，但对N样症状（肌纤维颤动）无明显作用。

②药理作用：减少腺体（唾液腺、汗腺、泪腺、呼吸道腺体等）分泌；散大瞳孔；增加心率；松弛内脏（胃肠道、膀胱、尿道、支气管等）平滑肌。

（4）胆碱酯酶复能剂：常用碘解磷定和氯解磷定。其作用机制是与磷酰化胆碱酯酶中的磷形成结合物，使其与胆碱酯酶解部位分离，恢复胆碱酯酶活性。对缓解N样症状作用明显，但对解除M样症状效果差，不能对抗呼吸中枢的抑制，故应与阿托品合用。

（5）对症治疗：有机磷中毒主要的死亡原因是呼吸衰竭，应保持呼吸道通畅，正确氧疗。发生肺水肿时以阿托品治疗为主。休克者应用血管活性药物。脑水肿者及时使用脱水药。为防止复发，症状消失后至少留院观察3～7天。

3. 护理措施

（1）清除未吸收毒物：洗胃应尽早、彻底、反复进行，洗胃后保留胃管24小时以上，以防洗胃不彻底，注意洗出液体有无蒜臭味。洗胃过程中应注意观察患者生命体征，如出现呼吸、心搏骤停应立即停止洗胃并紧急抢救。

（2）保持呼吸道通畅：清醒者取半卧位，昏迷者平卧位，肩部垫高，或头偏一侧，注意随时清除痰液和呕吐物，以防误吸。必要时行气管插管或气管切开，禁用吗啡、巴比妥类等抑制呼吸的药物。

（3）吸氧护理：持续高流量吸氧，每天更换鼻导管和吸氧鼻孔。

（4）用药护理

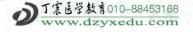
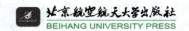

①阿托品的用药原则：早期、联合、足量、反复给药，直至 M 样症状明显好转，或有阿托品化表现为止。

②阿托品的用药护理：阿托品不可作为预防用药。阿托品中毒和阿托品化的剂量接近，因此用药过程中应密切观察，阿托品化和阿托品中毒的区别见表1-31。阿托品中毒可使用毛果芸香碱或新斯的明拮抗。

表1-31　阿托品化和阿托品中毒的鉴别

	阿托品化	阿托品中毒
瞳　孔	较前扩大	极度扩大
神　志	意识清楚或模糊	烦躁不安、谵妄、抽搐、昏迷
心　率	快而有力，≤120次/分	心动过速，甚至室颤
皮　肤	颜面潮红，皮肤干燥	颜面紫红，皮肤干燥
体　温	正常或轻度升高	高热，>40℃

③胆碱酯酶复能剂的用药原则：在洗胃的同时尽早应用，首次足量、联合、重复用药。轻度中毒可仅用复能剂，中度以上中毒必须合用阿托品，但减少阿托品剂量。

④胆碱酯酶复能剂的用药护理：常见不良反应有一过性眩晕、视物模糊、复视、口苦、咽痛、恶心、颜面潮红、血压升高、全身麻木和灼热感等。复能剂稀释后缓慢静注或静滴，如用量过多、注射太快或未经稀释，可抑制胆碱酯酶活力，导致呼吸抑制。复能剂在碱性溶液中易水解为有剧毒的氰化物，应避免与碱性药物配伍使用。碘解磷定刺激性强，注射时确保针头在血管内，不宜肌内给药。

三、急性一氧化碳中毒

1. 临床表现

（1）急性中毒：与空气中 CO、血液中 COHb 浓度及患者中毒前的健康状况有关。按中毒程度，可分为 3 级（表 1-32）。

表1-32　急性一氧化碳中毒的临床表现

分　级	临床表现	血液COHb浓度	预　后
轻度中毒	搏动性剧烈头痛，头晕，恶心，呕吐，无力，心悸	10%～20%	脱离中毒环境，吸入新鲜空气或氧疗，症状很快消失
中度中毒	面色潮红，口唇樱桃红色，脉快，多汗，意识模糊或浅昏迷	30%～40%	氧疗后患者可恢复正常，无明显并发症
重度中毒	深昏迷，呼吸抑制，休克，肺水肿，心律失常或心力衰竭	>50%	病死率高，清醒后多有并发症

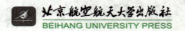

（2）迟发性脑病（神经精神后发症）：多见于中度、重度中毒患者清醒，经过 2 ～ 60 天的"假愈期"后。主要表现为：

①精神意识障碍：出现痴呆木僵、谵妄状态或去皮质状态。

②锥体外系神经障碍：出现震颤麻痹综合征，表现为表情淡漠、肌张力增强、静止性震颤、慌张步态等。

③锥体系神经损害：出现偏瘫、病理反射阳性或小便失禁。

④大脑局灶性功能障碍：出现失明、失语及继发性癫痫等。

2. 治疗要点

（1）现场急救：立即切断煤气来源，将患者迅速转移到空气新鲜处，保持呼吸道通畅。

（2）纠正缺氧：氧疗是治疗 CO 中毒最有效的方法。头痛、恶心、COHb 浓度＞40% 者可行高压氧舱治疗。高压氧舱是 CO 中毒者最好的给氧方式。无高压氧舱治疗指征者给予高浓度吸氧治疗。

（3）防治脑水肿：给予 20% 甘露醇快速静脉给药。也可应用糖皮质激素减轻脑水肿。控制频繁抽搐的首选药物为地西泮。

（4）防治并发症及后遗症。

3. 护理措施

（1）休息活动护理：昏迷者取平卧位，头偏向一侧，保持呼吸道通畅，及时清理呼吸道分泌物。清醒后应休息 2 周，警惕迟发性脑病的发生。

（2）吸氧护理：立即给予面罩或鼻导管高浓度吸氧，流量 8 ～ 10L/min。给氧时间尽量不超过 24 小时，以免氧中毒和二氧化碳潴留。重症患者尽早行高压氧舱治疗，以中毒后 4 小时内进行为佳。必要时做气管插管或气管切开。

（3）对症护理：高热者给予物理降温，惊厥者遵医嘱使用镇静药，防止坠床和自伤。

四、中　暑

中暑是指在高温、湿度大及无风的环境中，因体温调节中枢功能障碍、汗腺功能衰竭和水、电解质丧失过多，导致以中枢神经系统和心血管功能障碍为主要表现的热损伤性疾病。

1. 临床表现

（1）先兆中暑：在高温环境下活动一定时间后，出现乏力、多汗、口渴、头晕、胸闷、恶心、心悸，体温正常或略有升高，不超过 38℃。

（2）轻度中暑：先兆中暑症状加重，同时体温＞38℃，常有面色潮红或苍白，皮肤灼热，烦躁不安、大汗淋漓、皮肤湿冷、血压下降、脉搏增快等早期循环衰竭表现。

（3）重度中暑：根据发病机制和临床表现不同，分为热衰竭、热痉挛和热射病（表1-33）。

2. 治疗要点　快速降温是治疗的基础和关键，降温速度决定患者预后。

（1）先兆中暑与轻症中暑：先兆中暑及时脱离高温环境，转移到阴凉通风处，口服淡盐水或含盐清凉饮料，安静休息即可恢复正常。轻症中暑除上述处理外，对有循环功能紊乱者，缓慢静脉滴注 5% 葡萄糖溶液，加强观察，可在 3 ～ 4 小时恢复。

（2）重症中暑

①热衰竭：纠正血容量不足，补充生理盐水或 5% 葡萄糖溶液，适当补充血浆。

②热痉挛：补充氯化钠，可静滴生理盐水或葡萄糖盐水。若痉挛性疼痛反复发作，在补钠的基础上缓慢静脉注射 10% 葡萄糖酸钙。

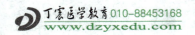

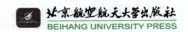

③热射病：迅速采取各种降温措施（表1-34）。应在1小时内将直肠温度降至38.0℃左右。

表1-33　重度中暑的临床表现

	热衰竭	热痉挛	热射病
发病机制	体液和钠盐丢失过多，外周血管扩张，血容量不足	大量出汗和饮用低张液体后，引起低钠、低氯血症	热应激机制失代偿，使中心体温骤升，导致中枢神经系统和循环系统功能障碍
临床表现	最常见类型，好发于老年人、产妇、儿童和慢性病患者。表现为面色苍白、大汗淋漓、脉搏细速、血压下降、晕厥甚至休克	头痛、头晕，四肢、腹部和背部肌肉痉挛和疼痛，以腓肠肌最常见，呈对称性和阵发性	最严重类型，主要表现为高热、无汗和意识障碍，出现颜面潮红、皮肤干燥无汗、谵妄、昏迷、抽搐，严重者可有休克、脑水肿、肺水肿、DIC及多器官功能衰竭等严重并发症
直肠体温	≤40℃	正常	≥41℃
神志障碍	无	无	明显

表1-34　中暑患者的降温措施

分　类	降温措施
环境降温	转移至通风阴凉处，使用电风扇或空调，维持室温20～25℃
体表降温	冰袋冷敷，冷水或乙醇拭浴，按摩四肢及躯干皮肤，促进血液循环，加速散热
体内降温	热射病伴休克时最适宜的降温措施是动脉快速推注4℃的5%葡萄糖盐水，也可用冰盐水注入胃内或灌肠
药物降温	热射病患者使用解热镇痛药无效，常用氯丙嗪、山莨菪碱和人工冬眠疗法

3. 护理措施

（1）休息活动护理：卧床休息，休克患者取中凹卧位，头偏向一侧，保持呼吸道通畅。

（2）病情观察：严密监测肛温，每15～30分钟测量1次。无论何种降温方法，肛温38℃时即可暂停降温，避免体温过低。注意观察生命体征、皮肤出汗和末梢循环情况，出现呼吸抑制、深昏迷、血压下降则停用药物降温。

（3）降温护理：乙醇拭浴应以拍打式手法擦拭背、臀及四肢，减少产热。冰袋冷敷或冷水拭浴应用力按摩四肢及躯干，促进散热。

（4）用药护理：氯丙嗪降温时，严格遵医嘱控制滴速，注意观察血压变化。静脉给药时，输液速度不可过快，以免发生肺水肿。

1. 有机磷中毒患者的主要死亡原因
A. 休克　　　　　　　　　B. 脑水肿　　　　　　　　C. 呼吸衰竭
D. 心力衰竭　　　　　　　E. 电解质紊乱

2. 迟发型神经病多见于有机磷中毒治疗后，中毒症状消失后的

A. 12 小时　　　　　　　　B. 24 小时　　　　　　C. 24～96 小时

D. 2～3 周　　　　　　　　E. 3 个月后

3. 有机磷农药中毒患者的烟碱样症状表现为

A. 多汗　　　　　　　　　　B. 支气管痉挛及分泌物增加

C. 昏迷　　　　　　　　　　D. 流泪

E. 肌纤维颤动

4. 有机磷杀虫药中毒的患者在呼气中可闻到

A. 杏仁味　　　　　　　　　B. 苯酚味　　　　　　C. 酒味

D. 大蒜味　　　　　　　　　E. 烂苹果味

5. CO 中毒频繁抽搐者，首选的治疗药物是

A. 吗啡　　　　　　　　　　B. 地西泮　　　　　　C. 鲁米那

D. 水合氯醛　　　　　　　　E. 异戊巴比妥钠

答案：1. C。2. D。3. E。4. D。5. B。

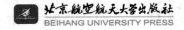

第九章　传染病

一、病毒性肝炎

病毒性肝炎简称肝炎，是由多种肝炎病毒引起的、以肝脏病变为主的一组传染性疾病。甲型、戊型为急性肝炎，经粪 - 口途径传播。而乙型、丙型及丁型为慢性感染，可发展为肝硬化，甚至肝癌，以血液 - 体液途径传播为主。丁型肝炎病毒为缺陷病毒，其复制需乙型肝炎病毒（HBV）或其他嗜肝DNA病毒的存在。

（一）甲型病毒性肝炎

1. 临床表现　潜伏期为 2～6 周，平均 4 周。

（1）急性黄疸型肝炎：总病程 1～4 个月，可分为 3 期。

①黄疸前期：黄疸前期传染性最强，平均 5～7 天。最突出的表现是消化道症状。常有食欲减退、厌油、恶心、呕吐等。可伴有病毒血症，畏寒、发热、疲乏及全身不适等，末期出现尿黄。

②黄疸期：热退后黄疸出现，持续 2～6 周，尿色加深呈浓茶样，巩膜、皮肤黄染；肝大有压痛和叩痛，黄疸出现后全身及消化道表现即减轻。即呈现"热退黄疸现，症状有所减"的特点。

③恢复期：持续 2～4 周，症状逐渐消失，黄疸消退，肝、脾回缩，肝功能恢复正常。

（2）急性无黄疸型肝炎：较多见，起病缓慢，症状较轻，常出现消化道症状。因易被忽视而成为重要的传染源。病程多在 3 个月内。

（3）急性淤胆型肝炎：主要表现为黄疸较重，持续的时间较长，但消化道和全身症状不明显，多有皮肤瘙痒和粪色变浅，预后较好。

（4）急性重型肝炎：病情迅速恶化，病死率高，患者极度疲乏，有严重的消化道症状。

2. 治疗要点　以支持、对症治疗为主，强调早期卧床休息，辅以适当药物治疗。病情轻者适当补充维生素，避免饮酒和使用具有肝毒性的药物。急性甲型肝炎为自限性疾病，一般不采用抗病毒治疗。

（二）乙型病毒性肝炎

1. 临床表现

（1）慢性乙型肝炎：最常见，通常无发热，查体可见面色灰暗、蜘蛛痣、肝掌或肝脾大。反复发作易发展为重型肝炎、肝硬化及肝癌。

（2）急性乙型肝炎：分为急性黄疸型、急性无黄疸型及急性淤胆型肝炎，与甲型肝炎相似，多呈自限性。

（3）重型乙型肝炎

①急性重型肝炎：又称为暴发性肝炎，相当于急性肝衰竭。以急性黄疸型肝炎起病，病情迅速恶化，病死率高，患者极度疲乏，有严重的消化道症状，肝脏明显缩小，2 周内出现肝性脑病；出血倾向明显，

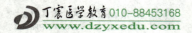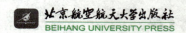

常在 3 周内死于脑水肿或脑疝。

②亚急性重型肝炎：相当于亚急性肝衰竭。同样以急性黄疸型肝炎起病，15 天～ 24 周出现极度乏力、消化疾病症状、黄疸迅速加深，血清总胆红素大于正常上限的 10 倍。常出现肝性脑病和腹水。

③慢性重型肝炎：最常见。在慢性肝炎或肝硬化的基础上出现的重型肝炎，肝功能进行性减退，腹水和肝性脑病是肝功能失代偿的主要表现。

（4）肝炎肝硬化：肝功能反复异常，门静脉高压症，肝病面容、蜘蛛痣、肝掌，脾功能亢进症，食管 - 胃底静脉曲张破裂出血等。

（5）淤胆型肝炎：多为慢性肝炎伴淤胆，黄疸持续 3 周以上，皮肤瘙痒，粪便颜色变浅。

2. 治疗要点　急性期以支持、对症治疗为主，慢性肝炎采取综合性治疗，适当地休息和营养，改善和恢复肝功能，调节机体免疫，抗病毒和抗纤维化等。

（1）改善和恢复肝功能：补充 B 族维生素，促解毒药（还原型谷胱甘肽、葡醛内酯等），促能量代谢药（肌苷等），促蛋白代谢药（复方氨基酸注射液等），改善微循环药（低分子右旋糖酐等），降转氨酶药物，退黄药物。

（2）免疫调节：胸腺肽等。

（3）抗肝纤维化：丹参、γ- 干扰素等。

（4）抗病毒治疗：优先选用干扰素 -α 和核苷类似物如拉米夫定。机制为抑制 HBV DNA 的复制。

3. 护理措施

（1）用药护理：注意观察药物的疗效和不良反应。遵医嘱及时正确用药，不可自行停药或增减药量。干扰素 -α 的不良反应主要有发热（类流感综合征）、脱发、骨髓抑制、胃肠道反应、肝功能损害、神经精神症状等。失代偿期肝硬化禁用干扰素 -α。

（2）预防感染传播

①管理传染源：急性患者行血液 - 体液隔离至 HBsAg 转阴。恢复期仍不转阴者，按病原携带者管理。

②切断传播途径：对供血者进行严格筛查，加强血制品管理。提倡使用一次性注射用具，重复使用的医疗器械要严格消毒灭菌。注意个人卫生，理发、美容和文身等器具应按规定严格消毒。若性伴侣为 HBsAg 阳性者，应使用安全套。

③保护易感人群：接种乙型肝炎减毒活疫苗是我国预防和控制乙型肝炎流行的最关键措施。医务人员、保育员、同性恋以及与 HBsAg 阳性者密切接触者，应接种乙型肝炎疫苗。

二、流行性乙型脑炎

流行性乙型脑炎简称乙脑，是由乙型脑炎病毒引起的急性传染病。

1. 临床表现　潜伏期 4 ～ 21 天，一般为 10 ～ 14 天。

（1）初期：病程 1 ～ 3 天，起病急，体温在 1 ～ 2 天升至 39 ～ 40℃，伴头痛、恶心、呕吐及嗜睡。可有神志淡漠和颈部强直。

（2）极期：病程 4 ～ 10 天，主要表现为脑实质受损症状。

①高热：体温高达 40℃。热程越长，病情越严重。

②意识障碍：多出现于病程的第 3 ～ 8 天，表现为嗜睡、定向力障碍、谵妄、昏迷等，通常持续 7 天左右。

③惊厥或抽搐：是病情严重的表现。从面肌、眼肌的小抽搐开始，发展为肢体抽搐甚至全身强直

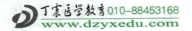 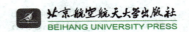

性抽搐。抽搐的原因主要是脑实质炎症和脑水肿。

④**呼吸衰竭：是最严重的症状，也是乙脑最主要的死亡原因**，由脑实质炎症、脑组织缺氧、脑水肿等所致。表现为呼吸表浅、叹息样呼吸、潮式呼吸、抽泣样呼吸，直至呼吸停止。高热、抽搐和呼吸衰竭是乙脑极期的严重表现，三者互相影响，相互促进。

⑤其他神经系统症状和体征：**出现病理反射、脑膜刺激征等，若颅内压持续增高可并发脑疝。**

⑥循环衰竭：血压下降，休克。

（3）恢复期：体温逐渐下降，症状和体征好转，一般2周左右完全恢复。

（4）后遗症期：少数重症患者留有精神神经症状后遗症，经积极治疗可有不同程度恢复。

2. 治疗要点　目前尚无特效抗病毒药。处理好高热、抽搐，控制脑水肿和呼吸衰竭等，是抢救危重患者成功的关键。

（1）高热：物理降温为主，药物降温为辅。

（2）抽搐：**去除病因及镇静解痉。静脉滴注20%甘露醇脱水降颅压，肌内注射或缓慢静脉注射地西泮镇静。**

（3）呼吸衰竭：吸氧，加强脱水治疗，应用抗生素、化痰药、呼吸兴奋药及血管扩张药。

（4）其他：使用糖皮质激素，中医中药治疗，恢复期及后遗症治疗等。

三、艾滋病

获得性免疫缺陷综合征（艾滋病）是由**人免疫缺陷病毒（HIV）**所引起的以免疫功能严重损害为特征的慢性传染病。

1. 临床表现　潜伏期平均9年，可短至数月，长达15年。感染早期常无明显异常，或仅有全身淋巴结肿大，常因机会性感染及肿瘤而发展成为艾滋病。

（1）分期

①急性感染期：初次感染2～4周，**以发热最常见，可伴全身不适、头痛、畏食、肌肉关节疼痛及淋巴结肿大等病毒血症和免疫系统急性损伤所产生的症状，持续1～3周后缓解。**

②无症状感染期：一般持续6～8年，此期HIV不断复制，血清可检出HIV RNA和HIV抗体，具有传染性。

③艾滋病期：是HIV感染的最终阶段。临床表现复杂，出现HIV相关症状、机会性感染及恶性肿瘤。

（2）HIV相关症状：持续1个月以上的发热、乏力、盗汗、腹泻，体重下降超过10%，伴记忆力减退、头痛、癫痫、痴呆等神经系统症状。还可出现持续性全身淋巴结肿大，表现为除腹股沟以外全身其他部位两处或两处以上淋巴结肿大，质软，无压痛，可活动，持续3个月以上，无自觉症状。

（3）各系统的临床表现

①呼吸系统：**肺孢子菌肺炎最常见，是本病机会性感染死亡的主要原因。**

②消化系统：念珠菌、疱疹病毒和巨细胞病毒导致的口腔和食管炎症、溃疡最为常见。

③中枢神经系统：机会性感染、机会性肿瘤和HIV直接感染中枢神经系统等。

④皮肤黏膜改变。

⑤眼部：视网膜炎、眼部卡波西肉瘤等。

2. 治疗要点　早期高效抗反转录病毒是治疗的关键，至今无特效药，齐多夫定为首选药；免疫重建；治疗机会性感染和肿瘤；对症治疗；预防性治疗。

3. 用药护理　**齐多夫定的不良反应主要有抑制骨髓、恶心、头痛、疲劳、药物热、皮疹、肌炎等，**用药期间注意有无严重的骨髓抑制作用和耐药发生，定期检查血象。Hb＜80g/L或骨髓抑制时可输血，

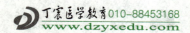
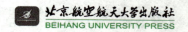

中性粒细胞＜ 0.5×10⁹/L 时应停药。

四、狂犬病

狂犬病（恐水症）是由狂犬病毒引起的，以侵犯中枢神经系统为主的急性人畜共患传染病。

1. 临床表现　潜伏期长短不一，大多在 3 个月内发病，也可长达 10 年以上。本病可分为典型和麻痹型两个临床类型，后者无兴奋期和恐水表现，全程一般不超过 6 天。

（1）前驱期（持续 2 ~ 4 天）：症状多为非特异性如低热、头痛、恶心，继而可出现恐惧不安，对声、光、风等刺激敏感而有喉头紧缩感。大多患者在伤口处及其相应的神经支配区有痒、痛、麻、及蚁走等异样感觉，此为最有诊断意义的早期症状。

（2）兴奋期（持续 1 ~ 3 天）：

①高度兴奋：恐水为本病的特有表现。表情极度恐怖，风、光、声、触动等刺激可引起咽肌痉挛和呼吸困难，严重发作时可出现全身肌肉阵发性抽搐。

②体温上升：可上升至 38 ~ 40℃。

③交感神经功能亢进：可出现大汗、流涎、心率加快、血压上升等。

（3）麻痹期（持续 6 ~ 18 小时）：肌肉痉挛停止，全身弛缓性瘫痪，逐渐进入昏迷状态，最后因呼吸、循环衰竭而死亡。

2. 治疗要点　目前尚无特效疗法，发病后以对症综合治疗为主。患者单室隔离，专人护理，积极对症处理、预防并发症，重点是维持呼吸和循环功能。

3. 护理措施

（1）休息活动护理：保持安静，防止一切声音、光、风的刺激；保持水、电解质平衡；保持呼吸道通畅，防止窒息。

（2）伤口处理：咬伤后应尽快用 20% 肥皂水或 0.1% 苯扎溴铵（新洁尔灭）反复清洗伤口至少30 分钟，尽量除去狗涎和污血；伤口较深者，清创后应在伤口底部和周围行抗狂犬病免疫球蛋白或抗狂犬病毒免疫血清局部浸润注射。伤口一般不宜缝合或包扎，以便排血引流。

（3）预防接种：凡被猫、犬抓伤或咬伤后，或皮肤破损处被狂犬或狂犬病患者的唾液沾染后，均应在 2 天内进行疫苗接种。国内多采用地鼠肾细胞疫苗 5 针免疫方案，即咬伤后 0、3、7、14 和 28天各肌注 1 次，每次 2ml。严重咬伤者，疫苗可加至全程 10 针，即当天至第 6 天每天 1 针，然后于10、14、30、90 天各注射 1 针。成人必须注射于上臂三角肌，小儿注射于大腿肌肉前外侧区。

五、流行性出血热

流行性出血热也称肾综合征出血热，是由汉坦病毒引起的自然疫源性传染病。

1. 临床表现　潜伏期 4 ~ 46 天，一般为 1 ~ 2 周。

（1）发热期

①发热：24 小时内体温可迅速升至 39 ~ 40℃，持续 3 ~ 7 天。

②全身中毒症状："三痛"（头痛、腰痛、眼眶痛），恶心、呕吐、腹泻等消化系统症状，重症患者可有嗜睡、谵妄等神经症状。

③毛细血管损害征

a. 皮肤出血：多有皮肤"三红"（颜面、颈部、胸部潮红），重症呈醉酒貌，黏膜"三红"（眼结膜、软腭、咽部充血）。

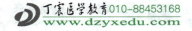
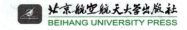

b．渗出与水肿：球结膜水肿。

c．出血：多在腋下和胸背部，呈点状，搔抓样条索状淤点。

（2）低血压休克期：多在发热末期或与退热同时出现或热退后发生血压下降，轻者一过性低血压，重者可为顽固性休克，易并发 DIC、急性肾衰竭、脑水肿等。

（3）少尿期：是本病的极期，主要表现为少尿或无尿、尿毒症、水和电解质紊乱、酸碱平衡紊乱。

（4）多尿期：多表现为明显的尿量增加，每天尿量可达 3000ml。

（5）恢复期：尿量逐渐减少或正常，症状消失，但此期肾功能尚未完全恢复。

2．治疗要点　本病以综合治疗为主，原则为早发现、早休息、早治疗、就近治疗。

3．护理措施

（1）发热期：物理降温，不宜用酒精擦浴，以免加重皮肤损害。忌用强退热药。

（2）低血压休克期：建立静脉通路，快速补液。

（3）少尿期：严格控制入量，输液速度宜慢。

（4）多尿期：补充液体和电解质，预防继发感染。

（5）恢复期：患者不宜过度劳累，应逐渐增加活动量，给予高热量、高蛋白、高维生素饮食。

六、伤　寒

伤寒是由伤寒杆菌引起的急性传染病，主要病理改变为全身单核 - 吞噬细胞系统的增生性反应，尤以回肠下段淋巴组织病变最明显。

1．临床表现

（1）初期：病程第 1 周。发热为最早的症状，体温呈阶梯形上升，可伴全身不适、头痛、咽痛等。

（2）极期：病程第 2 ～ 3 周。特征性表现为：高热（稽留热型）；皮疹（玫瑰疹）；相对缓脉；肝脾肿大；消化道症状（伤寒舌、腹泻、便秘、右下腹轻度压痛等）；神经系统症状（听力减退、表情淡漠）。

（3）缓解期：病程第 3 ～ 4 周。体温逐渐下降、症状减轻，本期内有发生肠出血或肠穿孔的危险，其中以肠穿孔最为严重。

（4）恢复期：病程第 5 周。体温恢复正常，症状消失，约 1 个月左右完全康复。

2．治疗要点

（1）病原治疗：首选药为喹诺酮类药物，常用的有诺氟沙星（氟哌酸）、氧氟沙星（氟嗪酸）、环丙沙星等；其次可用氯霉素、头孢霉素类等。

（2）并发症治疗：肠出血应禁食、静卧、注射镇静药及止血药、注意水电解质紊乱；肠穿孔应禁食、胃肠减压、加用对肠道菌敏感的抗菌药物，及早手术。

3．护理措施

（1）发热护理：高热时可用物理降温，不宜用大剂量退热剂，以免大量出汗后引起虚脱。还应注意口腔及皮肤清洁，经常变换体位，预防继发感染及压疮。

（2）腹胀护理：腹胀时停食牛奶及糖类食物，并注意钾盐的补充。可用松节油热敷腹部及肛管排气，禁用新斯的明。

（3）便秘护理：伤寒患者应保证至少间日大便 1 次，如有便秘则可用开塞露或温生理盐水低压灌肠。忌用泻药，并避免大便时过度用力。

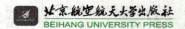

七、细菌性痢疾

细菌性痢疾简称菌痢，是由痢疾杆菌引起的肠道传染病。中毒型细菌性痢疾是急性细菌性痢疾的危重型，病死率高，必须积极抢救。

1. 临床表现　潜伏期为 1 ～ 4 天，短者数小时，长者可达 7 天。中毒型细菌性痢疾以严重毒血症状、休克和中毒性脑病为三大主要表现，肠道症状多不明显或缺如。起病急骤，病势凶险，高热，体温高达 39 ～ 41℃以上，伴烦躁、谵妄、反复惊厥，可迅速发生中毒性休克。开始可无明显腹痛和腹泻症状，发病 24 小时内可出现痢疾样大便。

（1）休克型：周围循环衰竭型。

（2）脑型：呼吸衰竭型，以神志不清、反复惊厥为主要表现。

（3）混合型：兼有以上两型表现，最为凶险，病死率极高。

2. 治疗要点　因病情危重，应采取综合急救措施，力争早期治疗。

（1）降温止惊：使用物理、药物降温或亚冬眠疗法。

（2）控制感染：选用对痢疾杆菌敏感的抗生素，如阿米卡星（丁胺卡那霉素）、头孢噻肟钠或头孢曲松钠等，疗程为 5 ～ 7 天。

（3）抗休克：迅速扩充血容量，纠正酸中毒，改善微循环，及早应用糖皮质激素。

（4）防治脑水肿和呼吸衰竭：首选 20% 甘露醇快速静脉滴注或与利尿药交替使用，降低脑水肿，也可应用血管活性药物改善脑部微循环。保持呼吸道通畅，吸氧，可使用呼吸兴奋药，必要时应用人工呼吸器。

3. 护理措施

（1）发热护理：卧床休息，密切观察体温变化。高热时给物理降温或遵医嘱使用解热药，防止高热惊厥。

（2）腹泻护理：接触隔离，注意粪便、便器和尿布的消毒处理。密切观察排便次数、量、性状及伴随症状，每次排便后清洗肛周，并涂以润滑剂，减少刺激。

（3）休克护理：取中凹位，保暖。观察患者神志、生命体征及瞳孔等变化。给予吸氧，迅速建立静脉通路，遵医嘱予以扩容、纠正酸中毒等抗休克治疗。

八、流行性脑脊髓膜炎

1. 临床表现　潜伏期 2 ～ 3 天，最短 1 天，最长 10 天。按病情分为普通型、暴发型、轻型、慢性型。

（1）普通型：最常见。分前驱期、败血症期、脑膜炎期、恢复期。

①前驱期：表现为上呼吸道感染症状，如低热、鼻塞、咽痛等。

②败血症期：表现为高热（体温骤升至 40℃以上）、头痛及全身痛、精神极度萎靡等。败血症期皮肤黏膜最典型的表现为鲜红色的瘀点或瘀斑，大小不一，原因为细菌侵袭皮肤血管内壁，导致栓塞、坏死、出血及细胞浸润。

③脑膜炎期：出现中枢神经系统症状，高热不退、头痛剧烈、呕吐频繁，脑膜刺激征阳性。经治疗通常在 2 ～ 5 天进入恢复期。

④恢复期：体温逐渐恢复正常，意识和精神状态改善，皮肤瘀点、瘀斑消退。多于 1 ～ 3 周痊愈。

（2）暴发型：起病急骤，病势凶险，儿童多见，如不及时治疗 24 小时内可危及生命，病死率高。可分休克型、脑膜脑炎型、混合型。

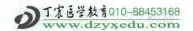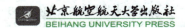

①休克型：主要特点为循环衰竭，全身出现大量出血性皮疹。

②脑膜脑炎型：表现为脑膜及脑实质损伤，常于 1～2 天出现严重的神经系统症状，甚至脑疝。

③混合型：可先后或同时出现以上两型的表现。

（3）轻型：多见于流脑流行后期，主要表现为上呼吸道感染症状。

（4）慢性型：不多见，成人较多，病程迁延至数周甚至数月。

2. 治疗要点 早期、大剂量、联合应用易透过血 - 脑屏障的杀菌药，静脉持续滴注，保持脑脊液中有效的药物浓度，是治疗成功的关键。

（1）普通型：一旦高度怀疑流脑，应在 30 分钟内给予抗菌药物。青霉素是首选，还可用头孢菌素、氯霉素等。同时兼顾对症治疗，呼吸道隔离，密切监护。

（2）暴发型：休克型患者尽早使用有效抗生素，可联合用药，同时迅速纠正休克，预防 DIC，使用糖皮质激素，保护重要器官功能。脑膜脑炎型患者同前应用抗生素，减轻脑水肿，防治脑疝及呼吸衰竭。

3. 护理措施

（1）休息活动护理：急性期绝对卧床休息，治疗、护理操作应集中进行，谢绝或减少探视，减少搬动患者，避免诱发惊厥。患者呕吐时将头偏向一侧，防止误吸。颅内压增高患者应抬高头部。腰椎穿刺后，保持去枕平卧 4～6 小时。

（2）皮肤护理

①保护出现瘀点、瘀斑的部位，病变局部不宜穿刺。当瘀点迅速增多或有鼻出血、消化道出血等表现时，要考虑 DIC 的可能，应及时处理。

②水疱发生破溃时，用无菌生理盐水清洗，涂以抗生素软膏保护，防止继发感染。

③昏迷患者应定时翻身、拍背，防止发生压疮。

④床褥保持清洁、平整，内衣裤应柔软、宽松、勤换洗。

⑤修剪并包裹患者指甲，避免抓破皮肤。

---

1. 狂犬病的临床特征性表现是

A．"牛肉舌"　　　　　　　B．"异食癖"　　　　　　　C．"恐水症"

D．抽搐　　　　　　　　　E．呼吸困难

2. 中毒型菌痢多见于

A．新生儿　　　　　　　　B．儿童　　　　　　　　　C．青少年

D．成人　　　　　　　　　E．老人

3. 关于流行性脑脊髓膜炎流行病学特点的叙述**错误**的是

A．隐性感染率高　　　　　　　　　　B．经呼吸道传播

C．人群对流脑普遍易感　　　　　　　D．病后产生一过性免疫力，可再次患病

E．流行期间人群带菌率高

答案：1．C。2．B。3．D。

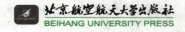

第十章　神经系统疾病

一、神经系统疾病患者的症状评估

1. 头痛

（1）偏头痛：头痛之前可有视物模糊等先兆症状，以发作性、多为偏侧、中重度、搏动样头痛为特征。

（2）颅内高压性头痛：常为持续性头部的胀痛，阵发性加剧，伴有喷射性呕吐和视力障碍。

（3）颅外因素所致的头痛

①眼源性头痛：常位于眼眶周围及前额，一旦眼疾治愈头痛也将缓解。

②鼻源性头痛：多由鼻窦炎引起，伴发热、鼻腔脓性分泌物等。

③耳源性头痛：多表现为单侧颞部持续性或搏动性头痛，伴乳突的压痛。

（4）精神性头痛：头痛部位不固定，表现为持续性的闷痛。

2. 意识障碍　通过患者的言语反应、对疼痛刺激的反应、吞咽反射、角膜反射等判断意识障碍的程度。

（1）以觉醒改变为主的意识障碍

①嗜睡：是最轻度的意识障碍。患者处于持续睡眠状态，但能被言语或轻度刺激唤醒，醒后能正确、简单而缓慢地回答问题，但反应迟钝，刺激去除后又很快入睡。

②昏睡：患者处于熟睡状态，不易被唤醒。压迫眶上神经、摇动身体等强刺激可被唤醒，醒后答话含糊或答非所问，停止刺激后又很快进入熟睡状态。

③昏迷：是最严重的意识障碍。突出的特点是患者意识完全丧失，各种强刺激不能使其觉醒，失去有意识的自主活动，不能自发睁眼。

a. 浅昏迷：患者意识完全丧失，可有较少的无意识自发动作，对声、光刺激无反应，对压迫眶上缘等疼痛刺激可有痛苦表情及躲避反应。瞳孔对光反射、角膜反射、眼球运动、吞咽反射、咳嗽反射等可存在。呼吸、心率、血压无明显改变，可有大小便失禁或潴留。

b. 中昏迷：患者对外界正常刺激均无反应，自发动作少。对强刺激的防御反射、角膜反射及瞳孔对光反射减弱，大小便潴留或失禁，生命体征发生变化。

c. 深昏迷：患者对各种刺激均无反应。全身肌肉松弛，肢体呈弛缓状态，各种反射均消失，眼球固定，瞳孔散大，仅能维持循环与呼吸的最基本功能，呼吸不规则，血压下降，大小便失禁。

（2）以意识内容改变为主的意识障碍

①意识模糊：程度较嗜睡深，表现为思维和语言不连贯，对时间、地点、人物的定向力完全或部分发生障碍，可有错觉、幻觉、躁动不安、谵语或精神错乱。

②谵妄：是一种以兴奋性增高为主要特征的急性脑功能障碍，患者对周围环境的认识及反应能力下降，语言功能障碍，出现错觉、幻觉，睡眠觉醒周期紊乱等，可表现为紧张、恐惧和兴奋不安，甚至可有冲动和攻击行为。

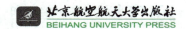
丁震医学教育 010-88453168
www.dzyxedu.com
北京航空航天大学出版社
BEIHANG UNIVERSITY PRESS

3. 语言障碍

（1）失语

①运动性失语（表达性失语）：患者不能言语或只能讲 1 ～ 2 个简单的字，对别人的言语和书写的文字可理解。

②感觉性失语（听觉性失语）：患者发音正常，但不能理解自己和别人的言语。

③失写：患者虽存在抄写能力，但不能书写。

④失读：患者虽未失明但丧失了对视觉性符号的认识能力，不识词句和图画。

⑤命名性失语：患者丧失称呼物体名称的能力，但能表达该如何使用物品。

（2）构音障碍：发音含糊不清而用词正确。

4. 感觉障碍

是指机体对各种形式上的刺激（如痛、压、位置等）无感知、感知减退或异常的一组综合征。

5. 运动障碍

（1）评估有否瘫痪：多采用 0 ～ 5 级 6 级肌力记录法，可判断瘫痪的程度（表1-35）。按其受累部位分为下运动神经元性和上运动神经元性瘫痪；不伴有肌张力增高的称为弛缓性瘫痪，伴有肌张力增高的称为痉挛性瘫痪。

（2）评估瘫痪的部位

①单瘫：表现为一侧上肢或一侧下肢的运动不能或运动无力。

②偏瘫：表现为一侧面部和肢体瘫痪。

③交叉性瘫痪：表现为病变侧脑神经麻痹和对侧肢体的瘫痪。

④截瘫：表现为双下肢瘫痪。

⑤四肢瘫：表现为四肢不能运动或肌力减退。

⑥局限性瘫痪：表现为某一根神经根支配区或某些肌群无力。

表1-35 肌力分级

分 级	临床表现
0 级	肌肉无任何收缩（完全瘫痪）
1 级	有肌肉收缩，但不产生运动（不能活动关节）
2 级	肢体能水平移动，但不能对抗地心引力，不能抬起
3 级	肢体可脱离床面，但不能对抗阻力
4 级	能够对抗阻力的运动，但肌力弱
5 级	正常肌力

二、急性炎症性脱髓鞘性多发性神经病

急性炎症性脱髓鞘性多发性神经病又称吉兰 - 巴雷综合征，是一种自身免疫介导的周围神经病，主要损害多数脊神经根和周围神经，也常累及脑神经。其病因尚未完全明确，可能与空肠弯曲菌感染有关，也可能与病毒感染有关。

1. 临床表现

急性起病，好发于夏、秋季节，以学龄前期、学龄期儿童多见。发病前 1 ～ 3 周

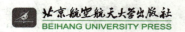

常有发热等呼吸道或胃肠道感染症状。

（1）运动障碍：肢体对称性弛缓性肌无力为首发症状。自肢体远端开始呈上行性麻痹进展，由双下肢开始逐渐累及躯体肌、脑神经。急性起病者在 24 小时内可因呼吸肌瘫痪导致呼吸困难，是本病死亡的主要原因。

（2）脑神经受损：可表现为对称或不对称的脑神经麻痹。

（3）感觉障碍：主要表现为神经根痛和皮肤感觉异常。患者可出现肢体烧灼感、麻木、刺痛和（或）手套、袜子型感觉减退或缺失。

（4）自主神经障碍：症状轻微，主要表现为多汗、便秘、皮肤潮红、手足肿胀、一过性尿潴留、血压升高及心律失常等。

2. 治疗要点

（1）支持治疗：摄入足够的水、能量及电解质，吞咽困难者给予鼻饲。

（2）呼吸肌麻痹的抢救：及时气管切开或气管插管，必要时使用机械通气，以保证有效的通气和换气。

（3）免疫调节治疗：静脉注射大剂量免疫球蛋白，应用 24 ～ 48 小时病情可停止进展。

（4）血浆置换疗法：清除血中抗体及免疫复合物、炎性物质、补体等。

3. 护理措施

（1）改善呼吸功能：保持室内通风，观察患者生命体征，呼吸困难者给予持续低流量氧气吸入，做好气管插管或机械通气的准备。观察患者是否有呼吸费力、烦躁、出汗、口唇发绀等缺氧症状，肺活量降至每千克体重 20 ～ 25ml 以下，血氧饱和度降低，动脉血氧分压低于 70mmHg（9.3kPa），宜及早使用呼吸机，并加强呼吸机的管理。

（2）皮肤护理：注意评估皮肤的颜色、受压程度及完整性，保持皮肤清洁干燥，注意保暖，禁用热水袋，每 2 ～ 3 小时翻身 1 次，避免压疮。

（3）用药护理：激素治疗时，注意有无急性溃疡致消化道出血及真菌感染的发生。慎用镇静催眠药，因可导致呼吸肌麻痹或使原有症状加重。

三、癫　痫

癫痫是指多种原因导致的大脑神经元高度同步化异常放电所引起的短暂大脑功能失调的临床综合征。

1. 临床表现

（1）部分性发作：为最常见的类型，源于大脑半球局部神经元的异常放电。

①单纯部分性发作：发作时程短，一般不超过 1 分钟，起始与结束均较突然，表现为一侧肢体局部肌肉感觉障碍或节律性抽搐征，可出现幻觉，但无意识障碍。

②复杂部分性发作：也称精神运动性发作，可有意识障碍、自动症、运动症状，临床表现为无理吵闹、唱歌、脱衣裸体等，事后不能回忆。

③部分性发作继发全面性发作：单纯部分性发作可发展为复杂部分性发作，单纯或复杂部分性发作均可发展为全面性强直阵挛发作。

（2）全面性发作：起源于双侧脑部，多在初期就有意识丧失。可有全面强直 - 阵挛发作、强直性发作、阵挛性发作、失神发作、肌阵挛发作、失张力发作。

①全面强直 - 阵挛发作：旧称大发作，为最常见的发作类型之一，以意识丧失和全身对称性抽搐为特征。早期出现意识丧失、跌倒，发作前可有瞬间疲乏、麻木、恐惧或无意识动作等先兆表现。随

后的发作分为强直期（全身骨骼肌持续性收缩）、阵挛期（肌肉交替性收缩与松弛）和发作后期（以面肌和咬肌为主的短暂阵挛）三期。

②强直期：表现为眼球上翻或凝视，口部先强张后突闭，咀嚼肌收缩可咬伤舌头，躯干先屈曲后反张，持续10～20秒后进入阵挛期。

③每一次阵挛后有一短暂间歇。强直期和阵挛期均有呼吸停止、血压升高、瞳孔散大及分泌物增多等表现。

④发作后期牙关紧闭，大小便失禁。呼吸首先恢复，随后瞳孔、血压、心率恢复正常。从发作到意识恢复历经5～15分钟。醒后常有头痛、嗜睡、全身酸痛，对发作不能回忆，此时强行约束患者可发生伤人或自伤。

（3）癫痫持续状态：新的定义是指一次全面强直-阵挛发作持续5分钟以上。旧定义是指若发作间歇期仍有意识障碍，或癫痫发作持续30分钟以上，或在短时间内频繁发作。

2. 治疗要点

（1）发作期治疗：癫痫发作有自限性，多数患者不需特殊处理。给予吸氧，保持呼吸道通畅，对症治疗，降温，运用甘露醇和呋塞米减少脑水肿，同时应预防和控制感染。多次发作首选苯巴比妥肌内注射。

（2）癫痫持续状态治疗

①苯二氮䓬类药物：地西泮、劳拉西泮、氯硝西泮、咪达唑仑等。迅速制止癫痫发作，首选地西泮10～20mg缓慢静脉注射，速度不超过2mg/min，复发者可在30分钟内重复应用。或者以60～100mg在12小时内缓慢静脉滴注。苯二氮䓬类药物用药速度过快会抑制呼吸，必要时可同时使用呼吸兴奋药。

② 10%水合氯醛：成人25～30ml，儿童0.5～0.8ml/kg，加等量植物油保留灌肠。

③苯妥英钠：250mg溶于生理盐水20～40ml缓慢静脉注射，速度不超过50mg/min，时间不少于5分钟，每天的极限用量不超过500mg。体重小于30kg小儿按每天5ml/kg给药。

（3）发作间期治疗用药：常用药物有卡马西平、苯妥英钠、乙琥胺、丙戊酸、托吡酯、拉莫三嗪、加巴喷丁等。

①强直性发作、部分性发作和部分性发作继发全面性发作首选卡马西平、苯妥英钠。

②全面强直-阵挛发作、典型失神发作、肌阵挛发作、阵挛性发作首选丙戊酸。

（4）发作间期的药物治疗原则

①半年内发作2次以上者，一经诊断即应进行药物治疗。

②从小剂量开始，单一用药为主，尽量避免联合用药。

③坚持长期服药，定时服用，不可随意增减药物剂量、停药或换药，停药应遵医嘱缓慢、逐渐减量，不少于1～1.5年。

④撤换药物时应遵循一增一减的原则，不宜过快，需要有5～10天的过渡期。

⑤临床无癫痫症状而仅表现为脑电图异常、偶尔发病、年龄小于5岁及每次发作均有发热的儿童，一般不服用抗癫痫药物。

3. 护理措施

（1）保持呼吸道通畅：是癫痫发作时的首要护理措施。应取头低侧卧或平卧头侧位，下颌稍向前。松开领带、衣扣和裤带，防止过紧压迫呼吸。取下活动性义齿，必要时使用吸引器，将舌拉出，防止舌后坠阻塞呼吸道。吸痰，必要时气管切开。不可强行喂药、喂水，防止误吸。

（2）安全护理：癫痫发作勿用力按压抽搐肢体，防止骨折及关节脱位，使用牙垫或压舌板防止舌咬伤，放置保护性床挡。

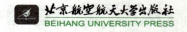

（3）癫痫持续状态的护理：密切监测患者生命体征，按医嘱给予抗惊厥药。控制输液量和速度，必要时输入脱水药、吸氧，尽快控制抽搐，防治脑水肿，纠正水、电解质失衡。

（4）用药护理：多数常见不良反应为短暂性反应，缓慢减量即可明显减少，餐后服药可减少恶心反应。服药前应做血、尿常规和肝肾功能检查。

四、脑血管疾病

（一）短暂性脑缺血发作

1. 临床表现　好发于中老年男性，发作突然，持续短暂 5 ～ 30 分钟，一般为 10 分钟左右，在 1 小时内恢复，最多不超过 24 小时，为局灶性神经功能丧失，不遗留神经功能缺失，反复发作。

（1）颈内动脉系统 TIA：常表现为病变对侧发作性的肢体单瘫、偏瘫和面瘫，以病变侧单眼一过性黑矇或失明（眼动脉受累所致），同侧 Horner 征，大脑半球症状为特征。

（2）椎 - 基底动脉系统 TIA：常表现为眩晕、恶心、呕吐，以交叉性感觉障碍和脑神经交叉性瘫痪为特征。

2. 治疗要点

（1）病因治疗：是预防短暂性脑缺血发作和复发的关键。

（2）药物治疗

①抗血小板治疗：常用阿司匹林、双嘧达莫、氯吡格雷等。

②抗凝治疗：适用于频繁发作、发作持续时间长、症状逐渐加重且无禁忌者，常用肝素、华法林。

（二）脑梗死

1. 临床表现　多见于 50 岁以上的中老年人，起病缓慢，一般有前驱症状，如头晕、头痛、肢体麻木及短暂脑缺血发作等。常在休息或睡眠时发病，可能与此时血压下降、血流减慢、血黏度增加有关。神经症状取决于梗死灶的大小和部位，如偏瘫、失语、偏身感觉障碍和共济失调等，多无意识障碍。病情重者可并发昏迷、颅内压增高等。

2. 治疗要点　应遵循超早期、个体化和整体化治疗的原则。

（1）急性期治疗

①早期溶栓：是目前最重要的恢复血流措施。在发病 6 小时内，采用 rt-PA、尿激酶使血管再通，尽快恢复缺血区的血流灌注，缩小梗死灶。

②调整血压：应遵循个体化、慎重、适度原则。急性期血压应维持在较平时稍高的水平，以保证脑部灌注。只有当血压＞ 200/110mmHg 时，才需降压治疗。

③防治脑水肿：严重脑水肿和颅内压增高是急性重症脑梗死的常见并发症和主要死亡原因。常用 20% 甘露醇 125 ～ 250ml 快速静滴，也可用呋塞米、甘油果糖等。

④控制血糖：原有糖尿病或应激反应使血糖升高。当超过 10mmol/L 时，应立即予以胰岛素治疗。

⑤改善微循环：可应用低分子右旋糖酐。

⑥抗凝治疗：用于长期卧床、合并高凝状态者，常用药物有肝素、华法林。

⑦脑保护治疗：常用脑代谢复活剂（如吡拉西坦）、钙通道阻滞剂（如尼莫地平）等。但重症急性期患者，不宜口服桂利嗪和倍他司汀，因其虽有扩血管作用，但不利于脑缺血的改善。

⑧高压氧舱治疗：可提高血氧供应，增强脑组织有氧代谢，为神经组织的再生和神经功能的恢复提供良好的物质基础等。

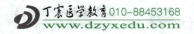
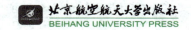

（2）恢复期治疗：目的在于促进神经功能恢复，系统地进行运动功能和语言功能的康复锻炼。通常发病2周后即进入恢复期。

（三）脑栓塞

1. 临床表现　任何年龄阶段均可发生，以青壮年多见。多在活动中急骤发病，多无前驱症状，为起病最快的脑血管病。意识障碍较轻且恢复快，神经系统表现与脑血栓形成相似，但更易复发和出血。多有导致栓塞的原发病和同时并发的脑外栓塞表现。

2. 治疗要点　脑栓塞治疗同脑血栓形成；原发病治疗和抗栓治疗。

（四）脑出血

1. 临床表现

（1）临床特点：多见于50岁以上男性患者，常有高血压史，易发于冬季。常在活动中或情绪激动时突然发生，无前驱症状。可有肢体瘫痪、失语等局灶定位症状和颅内压增高表现，意识障碍出现迅速。发病后血压多有明显升高。

（2）基底节区出血：是最多见的脑出血。累及内囊表现为"三偏症"，即病灶对侧肢体偏瘫、对侧偏身感觉障碍和同向偏盲。丘脑出血累及优势半球常伴失语，也可有丘脑性痴呆。出血量小，临床症状较轻。出血量大可有意识障碍，易引起脑疝，甚至死亡。

（3）脑干出血：多数为脑桥出血。多为交叉性瘫痪和共济失调性偏瘫，两侧瞳孔缩小如针尖（脑桥出血的特征性表现）、中枢性高热、呼吸衰竭，多于48小时内死亡。

（4）小脑出血：常有眩晕呕吐、枕部头痛、共济失调等，出血量较多形成枕骨大孔疝而死亡。

2. 治疗要点　原则是脱水降颅压，调整血压，防止再出血，促进神经功能恢复和防治并发症。

（1）一般治疗：卧床休息2～4周，避免情绪激动和血压升高，吸氧，保持肢体的功能位，预防感染，维持水、电解质平衡等。

（2）降低颅内压：是脑出血急性期处理的重要环节，常用20%甘露醇125～250ml静脉滴注。

（3）调控血压：脑出血急性期一般不首先使用降压药物，因患者血压升高是在颅内压增高的情况下，为了保证脑组织供血出现的脑血管自动调节反应，当颅内压下降后，血压也随着下降，故首先应先脱水，降低颅内压。当血压≥200/110mmHg时，为防止出血加重，可在降低颅内压的同时慎重地采用降压治疗，但幅度不可过大，防止发生颅内低灌注。

（4）其他治疗：止血和凝血治疗、手术治疗、亚低温疗法及康复治疗等。

3. 护理措施

（1）休息活动护理：绝对卧床休息，取侧卧位，头胸抬高15°～30°，减轻脑水肿。发病24～48小时避免搬动患者，治疗、护理操作集中进行，避免各种引起颅内压增高的因素，病室保持安静。

（2）饮食护理：急性脑出血患者在发病24小时内禁食，24小时后如病情平稳、无颅内压增高和严重消化道出血时，给予高蛋白、高维生素、高纤维素、低盐、低脂的半流质饮食。

（3）脑疝护理：保持呼吸道通畅，给予吸氧。迅速开放静脉，遵医嘱快速静滴脱水药，甘露醇应在15～30分钟内滴完，避免药液外渗。备好气管切开包、脑室穿刺引流包、呼吸机、监护仪和抢救药品等。

（五）蛛网膜下腔出血

1. 临床表现　以中青年多见，起病急骤，持续性剧烈头痛，喷射性呕吐。可出现脑膜刺激征，是最具特征性的体征。一般无定位性神经系统体征及肢体瘫痪。

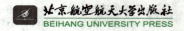

2．治疗要点　治疗原则为防治再出血，降低颅内压，防治脑血管痉挛，减少并发症，预防复发。

（1）预防再出血：避免血压和颅内压增高的因素。适当调控血压，使用6-氨基己酸、氨甲苯酸等抗纤溶药物。头痛和躁动不安者予以镇痛、镇静药。

（2）降低颅内压：常用甘露醇125～250ml快速静脉滴注，30分钟滴完。

（3）解除脑血管痉挛：维持血容量和血压，避免过度脱水。可应用钙通道阻滞剂，如尼莫地平。

（4）手术治疗：动静脉畸形及颅内动脉瘤可行手术治疗、血管内介入治疗。

3．护理措施

（1）用药护理：甘露醇低温出现结晶时，需加温溶解后再用，定期监测肾功能和电解质。尼莫地平可致皮肤发红、多汗、胃肠不适、血压下降等不良反应，应适当控制输液速度。

（2）预防并发症：蛛网膜下腔出血再发率较高，以首次出血后1个月内再出血的危险最大，2周再发率最高。若病情稳定后，突然再次剧烈头痛、呕吐、昏迷、脑膜刺激征明显加重等，应及时报告医生。

五、帕金森病

帕金森病又称震颤麻痹，是一种常见于中老年的神经系统变性疾病，临床上以静止性震颤、运动迟缓、肌强直和姿势平衡障碍为主要特征。

1．临床表现　多见于60岁以上男性，起病隐匿。

（1）静止性震颤：为帕金森的特征性症状。典型表现是拇指与食指出现"搓丸样"动作，多始于一侧上肢远端，静止时出现，随意运动时停止，紧张时加剧，入睡后消失。

（2）肌强直：呈"铅管样强直"、"齿轮样强直"等。

（3）运动迟缓：面容呆板，双眼凝视，似"面具脸"。书写字体越写越小，称"写字过小征"。

（4）姿势障碍：慌张步态是帕金森患者特有的体征，表现为行走时起步困难，一迈步即以极小的步伐向前冲，越走越快，不能立刻停下脚步。

2．治疗要点

（1）药物治疗：是最主要的治疗方法，早发型患者在不伴有智能减退的情况下，可选择非麦角类多巴胺受体激动剂、单胺氧化酶B型抑制剂、金刚烷胺等。晚发型患者或伴智能减退者，一般首选复方左旋多巴。

（2）手术及干细胞治疗：早期药物治疗显效，而长期治疗疗效明显减退，同时出现异动症者可考虑手术治疗。

六、重症肌无力

1．临床表现

（1）任何年龄均可发病。主要表现为部分或全身骨骼肌易疲劳。晨起症状较轻，下午或晚上加重，肌无力在活动后明显加重，休息后症状可缓解。

（2）多数患者眼外肌最先受累，表现为上睑下垂、斜视和复视，眼球活动受限。

（3）面肌受累时出现面部皱纹减少，表情淡漠。

（4）口咽肌肉受累时出现连续咀嚼无力、饮水呛咳、发音障碍。

（5）颈肌及四肢近端肌群受累，表现为抬臂、上楼梯困难等。

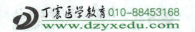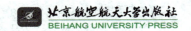

（6）重症肌无力危象：患者发生呼吸肌严重无力，使得换气功能不能正常维持。

2. 治疗原则

（1）药物治疗：常用药物有抗胆碱酯酶活性药物，如溴化新斯的明片剂、吡斯的明片剂、美斯的明片剂等；糖皮质激素；免疫抑制剂（首选硫唑嘌呤）。

（2）血浆置换法和淋巴细胞置换法

（3）胸腺摘除和放射治疗：主要用于胸腺肿瘤、胸腺增生和药物治疗困难者。

（4）重症肌无力危象的处理：立即改善呼吸功能，呼吸困难者立即行人工呼吸；保持呼吸道通畅，预防肺不张和肺部感染。根据患者病情对症处理。

3. 护理措施

（1）病情监测：密切观察患者的病情，注意其呼吸频率和节律，观察药物的疗效及不良反应等，必要时配合行气管插管、气管切开或人工呼吸。

（2）药物治疗

①抗胆碱酯酶药物治疗时应从小剂量开始，按时服药，有咀嚼和吞咽无力者应在餐前 30 分钟口服。

②长期应用糖皮质激素治疗者，要加强病情观察，如发现有消化道出血、骨质疏松、股骨头坏死等并发症，应及时处理。

③使用免疫抑制剂者，应定时检查肝肾功能。

④禁止使用对神经 - 肌肉传递阻滞的药物，以免加重病情。

七、神经系统疾病患者常用诊疗技术及护理

1. 腰椎穿刺

（1）目的：诊断性穿刺可测脑脊液压力，检查脑脊液成分，检查椎管有无阻塞现象。治疗性穿刺可向鞘内注射药物或放出炎性、血性脑脊液。

（2）禁忌证：有颅内压增高，或已有脑疝迹象者；穿刺部位有感染或脊柱结核；开放性颅脑损伤或脑脊液漏者；脊髓压迫症的脊髓功能处于即将丧失的临界状态者；明显出血倾向或病情危重不宜搬动者。

（3）术前准备：向患者解释穿刺目的、过程，穿刺采取的特殊体位及注意事项。患者签署知情同意书。嘱患者排空大小便，静卧 15 ～ 30 分钟。备齐用物，做普鲁卡因过敏实验。

（4）术中护理：协助患者取弯腰侧卧位，屈颈抱膝，背齐床沿，增加椎间隙宽度。穿刺点以第 3 ～ 4 腰椎间隙最佳。术中密切观察患者呼吸、脉搏和面色变化，禁止患者乱动，避免造成断针、软组织损伤及穿刺部位污染。

（5）术后护理：24 小时内严格卧床，去枕平卧 4 ～ 6 小时，不可抬头，可适当转身，以防头痛、呕吐、眩晕等穿刺后反应。多饮水或遵医嘱静滴生理盐水，颅内压较高者除外。保持穿刺部位的纱布干燥，24 小时内不宜淋浴。

2. 脑血管造影

（1）适应证：诊断脑血管疾病，如颅内动脉瘤、动静脉畸形、动脉狭窄闭塞、脑动脉痉挛等；诊断颅内占位病变，如脑肿瘤、颅内血肿、硬膜外和硬膜下血肿、硬膜下积液等。

（2）禁忌证：有严重出血倾向者；对造影剂和麻醉剂过敏者；病情危重不能耐受手术者；穿刺部位皮肤感染者。

（3）方法：颈动脉造影（于胸锁关节上 4 ～ 5cm，胸锁乳突肌内侧缘，颈动脉搏动明显处进针）、

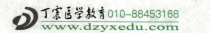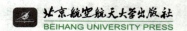

椎动脉造影（在颈椎 5～6 横突孔处直接穿刺）、数字减影全脑血管造影（DSA）。

（4）术前准备：向患者和家属说明造影的必要性和造影过程中可能发生的反应。嘱患者排空膀胱，**术前禁食 4～6 小时**。备齐用物，做普鲁卡因和碘过敏实验，阳性者禁忌。

（5）术后护理

①穿刺部位用沙袋压迫止血，**股动脉穿刺者肢体制动 6～12 小时**。注意观察足背动脉是否有搏动、皮肤颜色、温度等，观察穿刺部位有无渗血或血肿。

②卧床休息 4 小时后进食或起床活动。

③术后 24 小时多饮水，以促进造影剂排泄。

1．**不属于**抑制性意识障碍分类的是

A．谵妄　　　　　　　　　B．嗜睡　　　　　　　　C．昏睡

D．浅昏迷　　　　　　　　E．深昏迷

2．**不符合**短暂性脑缺血发作的临床特征是

A．发病突然　　　　　　　B．持续时间短暂　　　　C．反复发作

D．无局灶性症状　　　　　E．恢复完全

3．对脑血管出血患者**无效果**的措施是

A．保持安静　　　　　　　B．保持呼吸道通畅　　　C．止血、凝血药物

D．脱水剂　　　　　　　　E．外科手术治疗

4．蛛网膜下腔出血的患者应避免的诱发因素**不包括**

A．情绪激动　　　　　　　B．用力屏气　　　　　　C．剧烈咳嗽

D．深呼吸　　　　　　　　E．打喷嚏

5．急性脑出血首选的辅助检查是

A．颅骨 X 线摄片　　　　　B．脑超声波探查　　　　C．脑部 CT

D．脑血管造影　　　　　　E．脑室穿刺造影

6．帕金森病的主要临床特征**不包括**

A．震颤　　　　　　　　　B．抽搐　　　　　　　　C．肌强直

D．步态障碍　　　　　　　E．运动迟缓

答案：1．A。2．D。3．C。4．D。5．C。6．B。

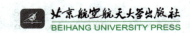

附录：历年跨科目考点

疾病或情况	历年跨科目考点
慢性支气管炎	急性发作时，白细胞计数增高
支气管哮喘	确诊首选肺功能检查，判断气流受限最重要的指标是$FEV_1/FVC\%$<70%或FEV_1低于正常预计值80%；支气管舒张试验可测定气道的可逆性改变，支气管舒张试验呈阳性有助于明确诊断支气管哮喘
慢性阻塞性肺疾病	白细胞和中性粒细胞增高，动脉血pH7.25，$PaO_2$54mmHg<60mmHg且$PaCO_2$64mmHg>50mmHg，X线检查显示肺动脉高压，肺动脉段明显突出
肺脓肿	厌氧菌为最常见的病原体，痰液常为大量恶臭味脓痰
肺炎克雷伯杆菌肺炎	咳砖红色胶冻样痰
支气管扩张症	胸部CT是确诊支气管扩张症最有价值的检查，可显示扩张的征象，明确病变部位、范围及性质
肺炎链球菌肺炎	X线检查见肺下叶大片致密阴影，白细胞和中性粒细胞增高，痰培养发现肺炎球菌即可明确诊断
支原体肺炎	胸片示左肺下野淡斑片状阴影，诊断的最佳的依据是血清支原体IgM抗体≥1：64，或恢复期抗体滴度有4倍增高
肺结核	痰结核杆菌检查是在痰中找到结核杆菌，是确诊肺结核最特异的方法，也是制订化疗方案和判断化疗效果的重要依据
结核菌素试验	结核菌素（PPD）试验常用于结核感染的流行病学指标，也是卡介苗接种后效果的验证指标，判断标准是硬结直径<5mm为阴性（-），5～9mm为阳性（+），10～19mm为中度阳性（++），≥20mm或不足20mm但有水痛或坏死为强阳性（+++），除硬结外，还有水疱、破溃、淋巴管炎及双圈反应为极强阳性（++++）
肺癌	纤维支气管镜检查是诊断肺癌最可靠的手段
Ⅱ型呼吸衰竭	最主要的诊断依据是血气分析，可判断呼吸衰竭和酸碱平衡严重程度，PaO_2<60mmHg且$PaCO_2$>50mmHg
呼吸性酸中毒	$PaCO_2$为判断酸碱失衡的呼吸性指标，$PaCO_2$正常值为35～45mmHg，$PaCO_2$<35mmHg为呼吸性碱中毒，$PaCO_2$>45mmHg为呼吸性酸中毒
中心静脉压	反映心脏功能状态和静脉回心血量，临床上常作为判断心血管功能的重要指标，也可作为控制补液速度和补液量的监测指标
急性肺水肿	肺静脉压快速升高，肺毛细血管压随之升高使血管内液体渗入到肺间质和肺泡内，出现粉红色泡沫痰
心律失常	心电图检查是诊断心律失常最重要最简便的一项无创伤性检查技术

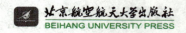

（续 表）

疾病或情况	历年跨科目考点
心房颤动	心电图显示窦性P波消失，代之以小而不规则的基线波动（f波），一般情况下QRS波群形态正常
心房纤颤	心电图特点为正常P波消失，代之以f波，大小不等，形态各异，频率为350～600次/分，QRS波群间距绝对不规律
室性期前收缩	心电图特征为提前出现宽大畸形的QRS波群，其前无P波，T波与QRS波群主波方向相反
一度房室传导阻滞	一度房室传导阻滞的心电图特征是PR间期＞0.20秒，每个P波之后都有1个下传的QRS波群
二度Ⅰ型房室传导阻滞	心电图特征是PR间期进行性延长，直至P波不能下传心室，QRS波群脱落，传导的比例为3：2或5：4，之后PR间期又趋缩短，之后又渐延长，如此周而复始
二度Ⅱ型房室传导阻滞	二度Ⅱ型房室传导阻滞的心电图特征是PR间期固定，时限正常或延长，QRS波群间歇性脱落，传导比多为2：1或3：1
三度房室传导阻滞	三度房室传导阻滞的心电图特征是全部心房冲动均不能传导至心室，心房和心室各自独立活动，P波与QRS波群完全脱离关系，心房率快于心室率
急性左心功能不全	急性左心功能不全时可致肺水肿，出现粉红色泡沫痰
二尖瓣关闭不全	超声心动图是明确诊断瓣膜病最可靠的方法，可评估二尖瓣的病理改变和狭窄的严重程度
稳定型心绞痛	冠状动脉造影是目前确诊冠心病的主要检查手段
冠心病	冠状动脉造影是诊断冠状动脉最有价值的检查并指导治疗，可发现狭窄性病变的部位及程度
心肌坏死	肌酸激酶同工酶（CK-MB）对判断心肌坏死的临床特异性较高，发生急性心梗后，CK-MB升高较早（4～6小时），恢复也较快（3～4天）
急性前壁心肌梗死	心电图特征是V_1～V_4出现异常Q波伴ST段弓背向上抬高
急性下壁心肌梗死	电图显示Ⅱ、Ⅲ、aVF导联有异常Q波，ST段弓背型上抬0.2～0.4mV，T波倒置
左心功能	漂浮导管检查可以监测心排血量，经静脉将漂浮导管插入至肺小动脉，测定各部位的压力及血液含氧量，计算心脏指数，直接反映左心功能
心脏骤停	最常见的心律失常是室扑或室颤

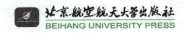

（续 表）

疾病或情况	历年跨科目考点
病毒性心肌炎	有利于明确病因诊断的检查是病毒中和抗体效价测定恢复期较急性期增高4倍。血清心肌酶（肌钙蛋白）升高，提示有心肌损伤
慢性浅表性胃炎	胃镜见黏膜层变薄，皱襞变浅，甚至消失，黏膜下血管透见，表面呈细颗粒状，偶有出血及糜烂
消化性溃疡	大便隐血持续阳性，胃腔轮廓内见直径2.0cm龛影可提示癌变
原发性肝癌	甲胎蛋白（AFP）是诊断肝癌的特异性指标，有助于早期肝癌的定性检查，广泛用于普查、诊断、判断治疗效果及预测复发
小肝癌	CT和MRI具有较高的分辨率，可提高直径<1.0cm小肝癌的检出率，是诊断及确定治疗策略的重要手段
肝性脑病	血氨增加对诊断肝性脑病最有帮助
胰腺炎	淀酚酶是胰腺炎早期最常用和最有价值的检查方法，血清淀粉酶于起病后2～12小时开始升高，48小时开始下降，持续3～5天，血清淀粉酶超过正常值3倍即可诊断
重症急性胰腺炎	可出现移动性浊音，腹水多呈血性
中心静脉压	中心静脉压（CVP）代表右心房或胸段腔静脉内的压力变化，可反应心脏功能状态和静脉回心血量，在临床上常作为判断心血管功能的重要指标，也可作为控制补液速度和补液量的监测
蛋白尿	每天尿蛋白定量超过150mg或尿蛋白定性试验阳性
急性肾小球肾炎	尿镜检查见红细胞管型是急性肾小球肾炎的重要特征
肾盂肾炎	肾盂肾炎患者尿中可见白细胞管型，对肾盂肾炎有诊断价值
急性肾小球肾炎	起病2周内应严格卧床休息。待水肿消退、血压平稳、肉眼血尿消失、尿常规及其他检查基本正常后，可下床轻微活动或户外散步。尿红细胞减少、血沉正常方可上学，但仍需避免体育运动
肾病综合征	典型表现是大量蛋白尿（尿蛋白>3.5g/d）、低白蛋白血症（血浆白蛋白<30g/L）、水肿、高脂血症
慢性肾衰竭尿毒症期	血肌酐≥707μmol/L
营养性缺铁性贫血	缺铁性贫血是体内用来制造血红蛋白的贮存铁缺乏，血红蛋白合成减少、红细胞生成障碍引起的小细胞、低色素性贫血，是临床上最常见的一种贫血，血清铁蛋白是诊断缺铁性贫血准确度和敏感度最高的检查项目
营养性巨幼细胞贫血	营养性巨幼细胞贫血典型的血象呈大细胞性贫血，红细胞数下降较血红蛋白量更明显，血小板一般减低

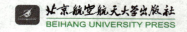

（续　表）

疾病或情况	历年跨科目考点
再生障碍性贫血	骨髓象见增生低下或极度低下，粒、红两系均明显减少，巨核细胞显著减少，首选雄激素治疗
过敏性紫癜	血小板计数、凝血时间均正常
特发性血小板减少性紫癜	血小板减少，骨髓象示巨核细胞增多并成熟障碍；血小板低于20×10^9/L时，应绝对卧床休息，以防颅内出血
白血病	大部分白血病患者白细胞数增高，$>100\times10^9$/L称高白细胞性白血病，可有不同程度贫血，约50%患者血小板$<60\times10^9$/L，血涂片分类检查可见数量不等的原始和幼稚细胞
慢性粒细胞性白血病	加速期白细胞显著增加，血红蛋白和血小板降低，Ph染色体阳性
Graves病	甲状腺触及震颤，闻及血管杂音是本病具有诊断意义的体征
原发性甲状腺功能减退症	当甲减时，T_3、T_4降低，反馈性引起TSH增高
糖尿病	空腹及餐后2小时血糖升高是诊断糖尿病的主要依据，是判断糖尿病病情和控制情况的主要指标；糖尿病理想控制的标准为：空腹血糖4.4～6.1mmol/L，非空腹血糖4.4～8.0mmol/L；血糖化血红蛋白$<6.5\%$；血脂，总胆固醇<4.5mmol/L、甘油三酯<1.5mmol/L；血压$<130/80$mmHg；体重指数BMI，男性<25、女性<24
口服葡萄糖耐量试验（OGTT）	适用于血糖高于正常范围而又未达到诊断糖尿病标准者，OGTT在无任何热量摄入8小时后，清晨空腹进行，成人口服75g葡萄糖，溶于水，5～10分钟饮完，2小时后测静脉血浆葡萄糖
糖尿病酮症酸中毒	糖尿病酮症酸中毒时的机体钾丢失严重，血清钾浓度高低不一，经胰岛素和补液治疗后可加重钾缺乏，并出现低钾血症；血酮体多在3.0mmol/L，血糖一般为16.7～33.3mmol/L，甚至更高
系统性红斑狼疮	抗核抗体，可见于几乎所有的系统性红斑狼疮患者，是系统性红斑狼疮首选的筛选检查
中毒	为明确毒物性质，可选取剩余食物、呕吐物、尿和粪便及抽吸胃内容物
有机磷农药中毒	全血胆碱酯酶活力测定是诊断有机磷农药中毒的特异性指标，对判断中毒程度、疗效和预后极为重要，胆碱酯酶活性降至正常人的70%以下即可诊断
一氧化碳中毒	血液中碳氧血红蛋白浓度是诊断一氧化碳中毒的指标，也可进行分辨中毒的严重度，中度中毒COHb浓度30%～40%
急性甲型肝炎	辅助检查丙氨酸氨基转移酶在肝功能检测中最为常用，是判断肝细胞损害的重要标志，急性淤胆型病例血清T-Bil显著升高

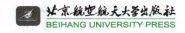

（续　表）

疾病或情况	历年跨科目考点
流行性乙型脑炎	辅助检查白细胞计数增高，中性粒细胞达0.80以上，脑脊液外观无色透明或微浊，压力增高
艾滋病	白细胞、血红蛋白、红细胞及血小板计数均降低，$CD4^+T$淋巴细胞下降，CD4/CD8比值＜1.0
流行性出血热	细胞学检查白细胞计数增多，尿蛋白是本病的主要特征之一
伤寒	实验室检查白细胞减少，中性粒细胞减少，嗜酸性粒细胞减少或消失，粪便检查见少量白细胞等
细菌性痢疾	镜检可见白细胞、脓细胞和少数红细胞
流行性脑脊髓膜炎	脑脊液检查是流行性脑脊髓膜炎确诊的重要方法，表现为外观浑浊，压力增高，白细胞计数及中性粒细胞比例明显升高，蛋白质含量明显增高，糖含量明显下降
急性炎症性脱髓鞘性多发性神经病	型的脑脊液检查为细胞数正常而蛋白质明显增高，称蛋白-细胞分离现象
癫痫	脑电图是诊断癫痫最重要的检查方法，对发作性症状的诊断有很大价值，有助于明确癫痫的诊断、分型和确定特殊综合征
脑出血	CT检查是诊断脑出血的首选方法，即刻出现高密度病灶，具有确诊价值
蛛网膜下腔出血	脑血管造影是确诊蛛网膜下腔出血病因最有价值和最具定位意义的检查。头颅CT是首选的检查方法，蛛网膜下腔显示高密度影像
脑血栓形成	头颅CT是最常用的检查，早期多无改变，24小时后出现低密度灶脑梗死区
脑栓塞	脑脊液检查压力一般正常，大面积梗死压力可增高

1. 患者，男，47岁。因畏寒、高热伴咳嗽、咳铁锈色痰3天，急诊治疗。查体：胸部X线检查可见右肺下叶大片致密阴影，血白细胞和中性粒细胞增高。若对患者痰液进行培养可见

A. 支原体 　　　　　　　 B. 肠杆菌 　　　　　　　 C. 铜绿假单胞菌

D. 肺炎球菌 　　　　　　 E. 结核菌

2. 判断肺结核传染性最主要的依据是

A. 血沉增快 　　　　　　 B. 反复痰中带血 　　　　 C. 胸部X线有空洞

D. 结核菌素试验阳性 　　 E. 痰结核菌检查阳性

3. 患者，男，56岁。刺激性咳嗽6个月，近1个月痰中带血，伴有胸闷、气促、发热，食欲减退，消瘦明显。X线胸片示右肺门毛刺状阴影。为尽快明确诊断，首选的检查是

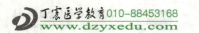
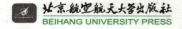

A. CT   B. 磁共振   C. 支气管镜

D. 胸腔镜   E. 痰细胞学检查

4. 患者，女，25 岁。因外伤住监护室，血压 85/55mmHg，中心静脉压 8cmH$_2$O，遵医嘱在 10 分钟内静脉输入等渗盐水 250ml，半小时后，血压 90/55mmHg，中心静脉压 12cmH$_2$O，提示

A. 血容量不足   B. 心功能衰竭   C. 血管收缩过度

D. 血管扩展过度   E. 血容量相对过多

5. 诊断心律失常最简便的方法是

A. 心电图   B. 心尖搏动图   C. 心向量图

D. CT 检查   E. 多普勒超声检查

6. 患者，女，52 岁。自诉有风湿性心脏病病史，心慌入院。心电图提示 P 波消失，代之以间距、振幅不规则的畸形波，QRS 波形态正常，心率绝对不规则。该患者的心电图诊断是

A. 心房扑动   B. 心房颤动   C. 房室交界心动过速

D. 室上性心动过速   E. 室性心动过速

7. 冠心病具有诊断价值的检查手段是

A. 心电图   B. 超声心动图   C. 运动负荷试验

D. 放射性核素检查   E. 冠状动脉造影

8. 心脏骤停患者的心电图表现，最常见的是

A. 心脏停搏   B. 心室停顿   C. 心室扑动或颤动

D. 室性心动过速   E. 心室自搏

9. 直径＜ 1cm 小肝癌的最佳定位方法是

A. B 超   B. CT   C. AFP 测定

D. 选择性腹腔动脉造影   E. 肝穿刺针吸细胞血检查

10. 对原发性肝癌的普查、诊断、判断疗效有重要意义的检查是

A. AFP   B. B 超   C. CT

D. MRI   E. 肝扫描

11. 对诊断肝性脑病最有帮助的检查是

A. 血尿素氮   B. 血氨   C. 谷丙转氨酶

D. 血清胆红素   E. 血糖

12. 蛋白尿指每天蛋白量持续超过

A. 80mg   B. 100mg   C. 150mg

D. 250mg   E. 400mg

13. 急性肾炎患儿恢复日常活动的指标是

A. 血尿消失   B. 血压正常   C. 血沉正常

D. ASO 滴度正常   E. 尿蛋白消失

14. 再生障碍性贫血的典型血象特点是

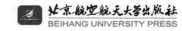

A. 全血细胞减少   B. 淋巴细胞比例减少   C. 网织红细胞＜1.5%

D. 嗜多色性红细胞比例增多   E. 形态学上属于大细胞性贫血

15. 血小板低于多少时，患者必须绝对卧床休息

A. 100×10^9/L   B. 80×10^9/L   C. 60×10^9/L

D. 40×10^9/L   E. 20×10^9/L

16. 过敏性紫癜与特发性血小板减少性紫癜鉴别的关键点是

A. 发病年龄与性别不同   B. 紫癜的部位、性质与特点不同

C. 合并症不同   D. 出、凝血的功能状态不同

E. 血小板计数结果不同

17. 患者，女，18 岁。因反复发热半月余入院。查体：体温 39.8℃，脉搏 25 次 / 分；精神萎靡，呈中度贫血貌；未见皮下出血点，伴有全身淋巴结肿大，胸骨下端明显压痛；心肺（－），肝脾均肋下 2cm，无压痛。血常规：白细胞 110×10^9/L，血红蛋白 65g/L，血小板 70×10^9/L；外周血中可见到原始及幼稚细胞。最可能的诊断是

A. 急性粒细胞白血病   B. 急性淋巴细胞白血病   C. 急性非淋巴细胞白血病

D. 慢性粒细胞白血病   E. 慢性淋巴细胞白血病

18. 甲亢与单纯性甲状腺肿的鉴别指标是

A. 血清游离甲状腺素测定   B. T_3 抑制试验   C. 血清总甲状腺素测定

D. 甲状腺摄 ^{131}I 率   E. 垂体 TSH 测定

19. 2004 年糖尿病防治指南提出糖尿病理想控制标准，正确的为

A. 空腹血糖 3.6 ～ 6.7mmol/L   B. 血糖化血红蛋白＜7.1%

C. 非空腹血糖 4.4 ～ 8.0mmol/L   D. 空腹血糖 4.4 ～ 8.0mmol/L

E. 体重指数男性＜28，女性＜26

20. 诊断癫痫的主要依据是

A. 体格检查   B. 头颅 X 线摄片   C. 脑 CT、MRI

D. 脑脊液检查   E. 病史和脑电图

21. 对蛛网膜下腔出血病因诊断最有意义的检查是

A. 脑脊液检查   B. 脑部 CT   C. 脑部 MRI

D. 脑血管造影   E. 脑电图

22. 急性脑出血首选的辅助检查是

A. 颅骨 X 线摄片   B. 脑超声波探查   C. 脑部 CT

D. 脑血管造影   E. 脑室穿刺造影

答案：1. D。2. E。3. C。4. B。5. A。6. B。7. E。8. C。9. B。10. A。11. B。12. C。13. A。14. A。15. E。16. E。17. B。18. B。19. C。20. E。21. D。22. C。

 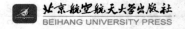

内科护理学（中级）专业知识

单科试卷

单科试卷一

一、以下每一道考题下面有 A、B、C、D、E 五个备选答案，请从中选择一个最佳答案。并在答题卡上将相应题号的相应字母所属的方框涂黑。

1. 患者，男，38 岁。在喷洒农药时出现恶心、呕吐、胸闷，大小便失禁，瞳孔缩小，流涎，面部肌肉抽搐。缓解面部肌肉抽搐的治疗措施是
   A. 针灸
   B. 解磷定
   C. 吸氧
   D. 阿托品
   E. 补钙

2. 脑血栓形成的前驱症状**不包括**
   A. 头昏
   B. 视力迅速减退
   C. 肢体麻木
   D. 头痛
   E. 短暂性脑缺血发作

3. 患者，女，15 岁。多饮、多食消瘦 6 年，曾注射胰岛素治疗。近 1 月来中断胰岛素治疗，近日来食欲减退，伴头痛。今起发热 39℃，突然进入昏迷。实验室检查：血糖 24.5mmol/L，酮体（+），血钠 140mmol/L，pH7.30。引起昏迷最可能的原因是
   A. 糖尿病酮症酸中毒
   B. 电解质紊乱
   C. 低血糖反应
   D. 感染
   E. 脑血管并发症

4. 急性肾功能衰竭最常见的并发症是
   A. 感染
   B. 脑疝
   C. 出血
   D. 心力衰竭
   E. 休克

5. 心脏骤停患者的心电图表现，最常见的是
   A. 心室停顿
   B. 心室自搏
   C. 心室扑动或颤动
   D. 心脏停搏
   E. 室性心动过速

6. 常用于治疗肝硬化腹水的利尿药是
   A. 氢氯噻嗪
   B. 螺内酯
   C. 利尿酸钠
   D. 呋塞米
   E. 甘露醇

7. 某患者 5 年内常于同一肺段反复发生肺炎伴咯血，最可能是
   A. 肺癌（早期）
   B. 慢性支气管炎
   C. 支气管扩张症
   D. 肺结核
   E. 气管炎

8. 癫痫持续状态的首选用药是
   A. 异戊巴比妥钠，缓慢静脉注射
   B. 安定，缓慢静脉注射
   C. 副醛，缓慢静脉注射
   D. 50% 苯妥英钠，缓慢静脉注射
   E. 10% 水合氯醛，保留灌肠

9. 脑血栓早期溶栓的药物首选
   A. 尿激酶
   B. 双嘧达莫

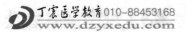 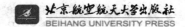

C. 华法林

D. 肝素

E. 阿司匹林

10. 诱发糖尿病酮症酸中毒的因素**不包括**

A. 精神刺激

B. 感染

C. 饮食过量

D. 外伤

E. 胰岛素注射过量

11. 风湿性心脏病二尖瓣狭窄患者，体弱无力终日半卧于床，呼吸急促，心率增快，应判断心功能为

A. 心功能Ⅱ级

B. 急性心功能不全

C. 心功能Ⅲ级

D. 心功能Ⅰ级

E. 心功能Ⅳ级

12. 造成急性白血病患儿死亡的重要原因是

A. 肝脏浸润

B. 消化道溃疡

C. 骨骼浸润

D. 颅内出血

E. 严重贫血

13. 观察发绀主要的常见部位是

A. 双上肢

B. 胸部

C. 腹部

D. 双下肢

E. 口唇、甲床

14. 急、慢性白血病的根本区别是

A. 贫血程度

B. 白血病细胞的分化程度

C. 出血程度

D. 病程长短

E. 白血病细胞的数量

15. 系统性红斑狼疮患者服用羟氯喹治疗皮肤损害，需定期检查

A. 肾功能

B. 眼底

C. 血常规

D. 肝功能

E. 心功能

16. 肝癌引起的肝区疼痛的特点是

A. 间歇性隐隐作痛

B. 剧烈的绞痛

C. 饭后半小时刺痛

D. 持续性钝痛或胀痛

E. 空腹时烧灼痛

17. 糖尿病最常见的神经病变是

A. 神经根病变

B. 颅神经病变

C. 周围神经病变

D. 植物神经病变

E. 脊髓病变

18. 最为常见的继发型肺结核类型是

A. 血行播散型肺结核

B. 结核性胸膜炎

C. 浸润性肺结核

D. 胸内淋巴结核

E. 慢性纤维空洞性肺结核

19. 咯铁锈色痰见于

A. 肺炎链球菌肺炎

B. 肺真菌病

C. 革兰阴性杆菌肺炎

D. 支原体肺炎

E. 军团菌肺炎

20. 类风湿结节的浅表结节多位于

A. 心包

B. 胸膜

C. 躯干

D. 关节隆突和受压部位

E. 四肢屈侧

21. 最符合典型心绞痛发作的表现是

A. 心尖部一过性刺痛

B. 上腹部疼痛，口含硝酸甘油 30 分钟缓解

C. 劳累时诱发胸骨后疼痛，休息可缓解

D. 休息时发生心前区不适

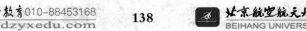

E. 胸骨后紧缩感持续 1 小时

22. 中暑高热的首要治疗措施是
   A. 降温
   B. 治疗脑水肿
   C. 抗休克
   D. 吸氧
   E. 纠正水、电解质紊乱

23. 流行性出血热发热期的"三痛"为
   A. 头痛、腰痛、眼眶痛
   B. 腹痛、头痛、全身肌痛
   C. 头痛、腰痛、腓肠肌痛
   D. 腰痛、腿痛、头痛
   E. 腰痛、腿痛、眼眶痛

24. 肺结核患者小量咯血是指 24 小时咯血量少于
   A. 150ml
   B. 300ml
   C. 200ml
   D. 100ml
   E. 250ml

25. 甲状腺制剂替代治疗甲状腺功能减退症的目标是
   A. 给最大剂量迅速纠正甲减症状
   B. 给药剂量以患者耐受感觉为准
   C. 给最小剂量纠正甲减不产生明显不良反应
   D. 1 周内给足量，迅速纠正甲减症状
   E. 给药剂量使血药浓度保持在较高水平上

26. 过敏性紫癜的皮下出血与特发性血小板减少性紫癜的区别点是
   A. 局部有疼痛
   B. 面积较大
   C. 对称性分布
   D. 按压不退色
   E. 不隆起于皮肤

27. 患者，女，51 岁。患类风湿关节炎 8 年，现关节肿痛已减轻，但两肘、掌指关节呈屈曲畸形，并有消瘦、乏力，最主要的护理诊断是
   A. 慢性疼痛

B. 活动无耐力
C. 自我形象紊乱
D. 自理能力下降
E. 睡眠型态紊乱

28. 诱发糖尿病酮症酸中毒的因素**不包括**
   A. 精神刺激
   B. 感染
   C. 饮食过量
   D. 外伤
   E. 胰岛注射过量

29. 关于流行性脑脊髓膜炎流行病学特点的叙述**错误**的是
   A. 经呼吸道传播
   B. 流行期间人群带菌率高
   C. 人群对流脑普遍易感
   D. 隐性感染率高
   E. 病后产生一过性免疫力，可再次患病

30. 消化性溃疡的并发症**除外**
   A. 癌变
   B. 吸收不良综合征
   C. 消化道出血
   D. 穿孔
   E. 幽门梗阻

31. 对急性左心衰竭的患者采取加压给氧的主要目的是
   A. 使肺泡内压增高
   B. 增加肺泡毛细血管通透性
   C. 降低肺泡内的表面张力
   D. 增加动脉血氧分压
   E. 增加肺泡内的表面张力

32. 甲状腺功能减退症患者终末期的表现是
   A. 痴呆，昏睡
   B. 嗜睡，心动过缓
   C. 木僵，惊厥
   D. 黏液性水肿昏迷
   E. 精神抑郁，反应迟钝

33. 需要安装人工心脏起搏器的是
   A. 右束支传导阻滞
   B. 二度Ⅱ型房室传导阻滞

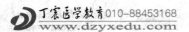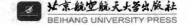

C. 一度房室传导阻滞

D. 左束支传导阻滞

E. 二度Ⅰ型房室传阻滞

34. 甲亢与单纯性甲状腺肿的鉴别指标是

A. T_3 抑制试验

B. 垂体 TSH 测定

C. 血清总甲状腺素测定

D. 血清游离甲状腺素测定

E. 甲状腺摄 ^{131}I 率

35. 短暂性脑缺血发作持续时间短暂，多在1小时内恢复，最长不超过

A. 6小时

B. 48小时

C. 12小时

D. 3小时

E. 24小时

36. 患者，男，25岁。有预激综合征。心电图示窦性心律，PR间期缩短，QRS波正常。该患者最常见并发的心律失常是

A. 房室传导阻滞

B. 室上性心动过速

C. 心房扑动

D. 窦性心动过速

E. 心房颤动

37. 自发性气胸典型的临床表现不包括

A. 干咳

B. 意识不清

C. 呼吸困难

D. 胸痛

E. 气促

38. 癫痫持续状态的首要护理措施是

A. 遵医嘱补液

B. 观察瞳孔和生命体征

C. 经鼻饲管给予高热量流食

D. 立即遵医嘱使用药物控制发作

E. 高浓度吸氧

39. 患者腰穿后通常应去枕平卧

A. 1.5～2小时

B. 7～8小时

C. 2.5～3.5小时

D. 0.5～1小时

E. 4～6小时

40. 甲状腺危象临床表现不包括

A. 焦虑、烦躁甚至昏迷

B. 体温正常

C. 心衰

D. 厌食、呕吐、大汗

E. 心率增快 140～240次/分

41. 患者，男，40岁。突感剧烈头痛，呕吐。神志清，血压为140/90mmHg，脑膜刺激征阳性，脑脊液呈均匀血性。首先考虑

A. 脑栓塞

B. 短暂性脑缺血发作

C. 动脉硬化性脑栓塞

D. 高血压性脑出血

E. 蛛网膜下腔出血

42. 护士行洗胃治疗时，禁用于敌百虫中毒患者的溶液是

A. 硫酸铜溶液

B. 碳酸氢钠溶液

C. 温开水

D. 1%盐水

E. 高锰酸钾液

43. 抑制性意识障碍的程度不包括

A. 嗜睡

B. 深昏迷

C. 昏睡

D. 谵妄

E. 浅昏迷

44. 狂犬病病程一般不超过

A. 4天

B. 7天

C. 5天

D. 3天

E. 6天

45. 以全身对称性抽搐和意识丧失为特征的全身性痫性发作是

A. 肌阵挛发作

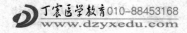
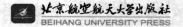

B. 部分性发作

C. 强制性发作

D. 失神发作

E. 强直 - 阵挛发作

46. 患者，女，39 岁。诊断为急性白血病，做骨髓移植术。为预防骨髓移植引起移植物抗宿主病，最主要的药物是

A. 环孢素 A

B. 抗淋巴细胞球蛋白

C. 肾上腺糖皮质激素

D. 环磷酰胺

E. 抗胸腺球蛋白

47. 患者，男，62 岁。独居，生有煤炉。邻居发现其神志不清，面色潮红，口唇呈樱桃红色，大汗，应考虑患者出现

A. 一氧化碳中毒

B. 低血糖昏迷

C. 安眠药过量

D. 有机磷农药中毒

E. 乐果中毒

48. 糖尿病患者极易感染，其机体最常受累部位是

A. 胸膜

B. 副鼻窦及脑部

C. 胃肠道

D. 肺实质

E. 皮肤

49. 甲状腺功能亢进症患者服用抗甲状腺药物治疗，在第 1 个月内需每周复查

A. 心电图

B. 出凝血时间

C. 尿常规

D. 肝功能

E. 白细胞计数

50. 急性白血病患者发生贫血的主要原因是

A. 红细胞破坏增加

B. 促红细胞生成素分泌不足

C. 红细胞寿命缩短

D. 异常红细胞生成

E. 正常红细胞生成减少

51. 再生障碍性贫血的典型血象特点是

A. 淋巴细胞比例减少

B. 形态学上属于大细胞性贫血

C. 网织红细胞＜ 1.5%

D. 全血细胞减少

E. 嗜多色性红细胞比例增多

52. 急性特发性血小板减少性紫癜患者的血小板计数一般**不高于**

A. $40×10^9/L$

B. $10×10^9/L$

C. $30×10^9/L$

D. $50×10^9/L$

E. $20×10^9/L$

53. 二度 II 型房室传导阻滞伴阿 - 斯综合征患者，最佳的治疗方法是

A. 静脉滴注异丙肾上腺素

B. 静脉滴注地塞米松

C. 静脉注射阿托品

D. 安装永久性心脏起搏器

E. 口服麻黄碱

54. 肝性脑病综合治疗原则**错误**的是

A. 患者躁动不安时可采用巴比妥类药物

B. 口服乳果糖的目的是减少肠内氨的生成和吸收

C. 注意纠正低钾和代谢性碱中毒

D. 去除诱发因素是肝性脑病治疗的基本原则

E. 上消化道出血患者应给予灌肠或导泻

55. 十二指肠球部溃疡的疼痛规律为

A. 疼痛 - 进食 - 缓解

B. 疼痛 - 进食 - 疼痛

C. 进食 - 疼痛 - 缓解

D. 与进食无任何关系

E. 进食 - 疼痛 - 疼痛

56. 糖尿病合并眼部病变及肾功能衰竭是因为出现

A. 大动脉病变

B. 微血管病变

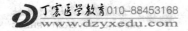 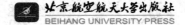

C. 小静脉病变

D. 小动脉病变

E. 大静脉病变

57. 门静脉高压急性大出血患者使用三腔管压迫止血时，食管气囊注气量为

    A. 100ml

    B. 300ml

    C. 200ml

    D. 50ml

    E. 250ml

58. 短暂性脑缺血发作持续时间最长**不超过**

    A. 12 小时

    B. 36 小时

    C. 20 小时

    D. 8 小时

    E. 24 小时

59. 对诊断肝性脑病最有帮助的检查是

    A. 血氨

    B. 血糖

    C. 谷丙转氨酶

    D. 血尿素氮

    E. 血清胆红素

60. 患儿，女，6 岁。2 天前晨起发现排茶色尿，并伴有眼睑水肿，1 天前出现头痛。查体：体温 36.8℃，脉搏 96 次/分，血压 130/90mmHg，发育正常，营养中等，双眼睑水肿，双下肢非凹陷性水肿。此时最重要的护理措施是

    A. 无盐饮食

    B. 加强皮肤管理

    C. 限制水的摄入

    D. 卧床休息

    E. 预防感染

61. 甲亢、糖尿病共有的临床表现是

    A. 大便次数增多

    B. 收缩压增高

    C. 下肢动脉硬化

    D. 多食、消瘦

    E. 四肢麻木感

62. 缓解气胸患者呼吸困难的首选方法是

    A. 镇静

    B. 胸腔穿刺放气

    C. 人工呼吸

    D. 吸氧

    E. 气管切开

63. **不属于**溶栓治疗禁忌证的是

    A. 有消化道活动性出血病史

    B. 有进行过抗凝治疗史

    C. 高血压病史，血压已控制

    D. 有缺血性脑卒中发生史

    E. 有施行过外科大手术病史

64. 心肺复苏后，最容易出现的继发性病理改变是

    A. 肺水肿

    B. 肾小管坏死

    C. 脑缺氧性损伤

    D. 心肌缺氧性损伤

    E. 肝小叶中心坏死

65. 再生障碍性贫血的典型血象特点是

    A. 淋巴细胞比例减少

    B. 形态学上属于大细胞性贫血

    C. 网织红细胞 < 1.5%

    D. 全血细胞减少

    E. 嗜多色性红细胞比例增多

66. 患者，男，73 岁。大量呕血、黑便 1 天。既往有冠心病，肾动脉硬化病史。立即给予输血、补液等止血措施。指导患者液体入量及输入速度最有意义的参考指标是

    A. 肘静脉压

    B. 尿量

    C. 血压

    D. 中心静脉压

    E. 心率

67. 肺结核可咯出

    A. 大量脓痰

    B. 血痰

    C. 胶冻样痰

    D. 白色泡沫状痰

    E. 粉红色泡沫痰

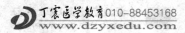
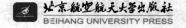

68. 高血压的用药原则是
    A. 达到降压目的后逐步减量
    B. 有烦躁抽搐者禁用地西泮肌注
    C. 老人降压控制在 120 ～ 130/80mmHg 以下
    D. 诊断确立通常需要终身治疗
    E. 快速降压首选硝酸甘油静滴

69. 系统性红斑狼疮时，损害发生率最高的部位是
    A. 肾脏
    B. 肺和胸膜
    C. 皮肤
    D. 肌肉、关节
    E. 心血管

70. 患者，女，28 岁。水肿 1 周、血压 172/95mmHg。实验室检查：尿蛋白（+++），红细胞 5 ～ 10/HP，白细胞 2 ～ 3/HP，颗粒管型 0 ～ 2/HP。经检查确诊为慢性肾小球肾炎。患者最先出现水肿的部位是
    A. 足背和踝部
    B. 全身水肿
    C. 胸腔和腹壁
    D. 眼睑和颜面
    E. 臀部和会阴部

二、以下提供若干个案例，每个案例下设若干个考题。请根据各考题题干所提供的信息，在每题下面的 A、B、C、D、E 五个备选答案中选择一个最佳答案，并在答题卡上将相应字母所属的方框涂黑。

（71－73 题共用题干）

患者，男，22 岁。两年前因自觉劳累后心悸、气短、头晕、胸痛等到医院检查，诊断为"肥厚性心肌病"。2 小时前在街上行走中突然抽搐，意识丧失，股动脉、颈动脉搏动消失，瞳孔散大。

71. 问题 1：此时首先对该患者做出的诊断是
    A. 心跳骤停
    B. 昏迷
    C. 晕厥
    D. 癫痫发作

E. 心律失常

72. 问题 2：对此患者立即采取的首要抢救措施是
    A. 呼叫急救车送往医院
    B. 给予抗心律失常药物
    C. 行气管插管术
    D. 行胸外心脏按压，口对口人工呼吸
    E. 开放静脉通路

73. 问题 3：抢救成功后，进一步护理措施中不当的是
    A. 预防并发症发生
    B. 观察抗心律失常药物反应
    C. 准确记录出入量
    D. 严密观察患者意识状态、生命体征
    E. 保持头部及全身温暖

（74－76 题共用题干）

患者，女，20 岁。5 周前咽痛，发热 38.5℃，随后出现心悸、气短，活动后加重。体检：心率快，103 次 / 分，心脏扩大，心尖部可闻及奔马律，初步诊断为病毒性心肌炎。

74. 问题 1：最有利于明确病因诊断的检查是
    A. 超声心动图
    B. 核素心肌显像
    C. 血清病毒抗体滴定
    D. 12 导联心电图
    E. 血清心肌酶

75. 问题 2：该疾病常见临床表现不包括
    A. 心动过速与发热程度平行
    B. 伴有恶心、呕吐等消化道症状
    C. 可合并各种心律失常
    D. 先有发热、然后出现心悸、胸闷
    E. 常出现器质性心脏杂音

76. 问题 3：最重要的护理措施是
    A. 保证蛋白质的供给
    B. 记出入液量
    C. 给予多种维生素
    D. 绝对卧床休息
    E. 给予易消化的饮食

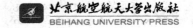

（77－78题共用题干）

患者，男，32岁。腹泻5年，每天2～3次，伴里急后重感，偶有脓血便，无发热。既往有青光眼病史。大便细菌培养阴性。为明确诊断，行全结肠镜检查。

77. 问题1：结肠镜检查护理措施**错误**的是
    A. 检查前半小时肌内注射阿托品0.5mg、安定10mg
    B. 怀疑有穿孔、严重心肺功能不全者不宜做结肠镜检查
    C. 检查开始取左侧卧位，双腿屈曲
    D. 检查前3天进少渣饮食，术前1天进流食，检查前1天晚服缓泻剂，检查当日禁食
    E. 插管时嘱患者全身放松，深呼吸

78. 问题2：肠镜检查示乙状结肠血管纹理不清，黏膜颗粒状，轻触易出血。应采取的治疗措施是
    A. 静脉高营养
    B. 氨基水杨酸制剂
    C. 免疫抑制药
    D. 禁食
    E. 肾上腺皮质激素

（79－81题共用题干）

患者，女，23岁。因特发性血小板减少性紫癜服用强的松治疗8个月，近期出血加重再次入院。

79. 问题1：患者因服用糖皮质激素出现的不良反应，**不包括**
    A. 高血压
    B. 末梢神经炎
    C. 多毛症
    D. 感染
    E. 糖尿病

80. 问题2：该患者最重要的护理措施是观察和预防
    A. 脑出血
    B. 感染
    C. 鼻出血
    D. 胃肠道出血
    E. 血管神经性水肿

81. 问题3：下一步的治疗措施是
    A. 大量血浆置换
    B. 应用免疫抑制药
    C. 输血小板
    D. 改用地塞米松
    E. 脾切除

（82－84题共用题干）

患者，女，55岁。因煤气中毒被家属送来急诊。

82. 问题1：若该患者为中度中毒，其测得血红蛋白CO浓度至少高于
    A. 30%
    B. 60%
    C. 40%
    D. 20%
    E. 50%

83. 问题2：确诊一氧化碳中毒的有力指标是
    A. 血液碳氧血红蛋白浓度
    B. 血液黏稠度
    C. 血清葡萄糖浓度
    D. 血液胆碱酯酶活力
    E. 尿中粪卟啉含量

84. 问题3：最有效的抢救措施是
    A. 使用呼吸机
    B. 解除脑血管痉挛，静脉滴注扩血管药物
    C. 输新鲜血浆
    D. 高压氧舱治疗
    E. 使用呼吸兴奋剂

（85－87题共用题干）

患者，男，45岁。自由职业者，发热、头痛、乏力伴食欲下降半月余。体检：体温37.9℃，颈部、腋下淋巴结肿大，质韧、活动度好、无压痛。白细胞3.5×10^9/L，CD4/CD80.8。

85. 问题1：最可能的诊断是
    A. 艾滋病
    B. 钩体病
    C. 伤寒
    D. 急性淋巴结炎
    E. 何杰金病

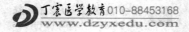 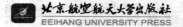

86. 问题2：首先考虑的护理诊断是
    A. 活动无耐力
    B. 有传播感染的危险
    C. 腹泻
    D. 体温过高
    E. 营养失调：低于机体需要量

87. 问题3：该病最主要的预防措施是
    A. 治疗和隔离无症状病毒携带者
    B. 对接触者采用人工被动免疫
    C. 切断传播途径
    D. 治疗和隔离患者
    E. 对高危人群进行人工主动免疫

（88－90题共用题干）

患者，男，15岁。持续发热伴食欲缺乏2周，伴腹泻每天3～5次，体温39～39.6℃。体检：精神萎靡，反应淡漠，体温39.5℃，心率74次/分，肝肋下2cm，脾肋下1cm。血常规：白细胞$3.1×10^9$/L，中性粒细胞0.55，淋巴细胞0.45，嗜酸粒细胞0，血清抗-血红蛋白s阳性。

88. 问题1：该患者最可能的诊断是
    A. 伤寒
    B. 急性细菌性痢疾
    C. 流行性脑脊髓膜炎
    D. 急性乙型肝炎
    E. 流行性乙型脑炎

89. 问题2：治疗首选的抗生素是
    A. β内酰胺类
    B. 喹诺酮类
    C. 四环素类
    D. 大环内酯类
    E. 氨基糖苷类

90. 问题3：患者开始逐渐增加活动量的时间是体温正常后
    A. 2周
    B. 5周
    C. 3周
    D. 1周
    E. 4周

三、以下提供若干组考题，每组考题共同

在考题前列出的A、B、C、D、E五个备选答案。请从中选择一个与考题关系最密切的答案，并在答题卡上将相应字母所属的方框涂黑。每个备选答案可能被选择一次，多次或不被选择。

（91－92题共用备选答案）
    A. 呼气性呼吸困难
    B. 劳力性呼吸困难
    C. 混合性呼吸困难
    D. 吸气性呼吸困难
    E. 夜间阵发性呼吸困难

91. 喘息型慢性支气管炎发作时患者呈

92. 慢性左心衰竭患者最早出现的呼吸困难是

（93－94题共用备选答案）
    A. 利福平
    B. 对氨基水杨酸钠
    C. 链霉素
    D. 异烟肼
    E. 乙胺丁醇

93. 引起视神经损害的药物是

94. 引起听神经损害的药物是

（95－96题共用备选答案）
    A. 洛赛克
    B. 输血
    C. 垂体后叶素
    D. 三腔二囊管压迫止血
    E. 立止血

95. 肝硬化引起上消化道出血首先的治疗方法是

96. 消化性溃疡引起的上消化道出血首先的治疗方法为

（97－98题共用备选答案）
    A. VP方案
    B. HOAP方案
    C. VAP方案
    D. DA方案
    E. VMP方案

97. 急性非淋巴细胞白血病治疗常用

98. 急性淋巴细胞白血病治疗首选

（99－100题共用备选答案）
    A. 慢性粒细胞性白血病

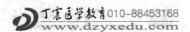
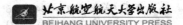

B. 特发性血小板减少性紫癜

C. 多发性骨髓瘤

D. 再生障碍性贫血

E. 血友病

99. 能够通过骨髓移植根治的疾病是

100. 骨髓穿刺术的**禁忌证**是

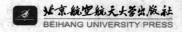

单科试卷二

一、以下每一道考题下面有 A、B、C、D、E 五个备选答案，请从中选择一个最佳答案。并在答题卡上将相应题号的相应字母所属的方框涂黑。

1. CO 中毒频繁抽搐者，首选的治疗药物是
   A. 地西泮
   B. 异戊巴比妥钠
   C. 鲁米那
   D. 吗啡
   E. 水合氯醛

2. 患者，男，69 岁。原发性高血压史 25 年，今晨因患者神志不清，右侧肢体活动不灵活入院。查体：体温 39.5℃，血压 180/110mmHg，意识模糊，双侧瞳孔不等大，右上下肢肌力 1 级。该患者医生确诊为脑出血，其首选的治疗措施是
   A. 止血剂
   B. 吸氧
   C. 快速降颅压
   D. 抗感染
   E. 肢体康复治疗

3. 患者，男，67 岁。糖尿病史 20 余年，诉视物不清，胸闷憋气，两腿及足底刺痛，夜间难以入睡，近 1 月右足踇趾渐变黑。该患者可能的并发症**不包括**
   A. 冠心病
   B. 关节炎
   C. 神经病变
   D. 白内障或视网膜病变
   E. 肢端坏疽

4. 慢性肾功能衰竭需要严格限水的是
   A. 高血压
   B. 呕吐、腹泻
   C. 贫血、尿闭
   D. 多尿
   E. 大量尿蛋白

5. 长期高血压引起的典型心脏改变是
   A. 左心房肥厚
   B. 肺动脉高压
   C. 右心室肥厚
   D. 左心室肥厚
   E. 全心肥厚

6. 与蜘蛛痣的形成有关的因素是
   A. 血中雌激素增加
   B. 严重感染
   C. 毛细血管脆性增加
   D. 血小板减少
   E. 凝血机制障碍

7. 某急性发作重度的支气管哮喘患者，其首选药物是
   A. 地塞米松
   B. 异丙托溴铵
   C. 沙丁胺醇
   D. 氨茶碱
   E. 色甘酸钠

8. 大脑基底核区出血患者的临床表现有
   A. 应激性溃疡
   B. 眼球震颤
   C. 丘脑性痴呆
   D. 三偏征
   E. 交叉瘫

9. 脑栓塞最常见的栓子来源
   A. 寄生虫卵栓子
   B. 气体栓子

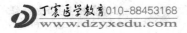
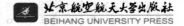

C. 脂肪栓子

D. 脓性栓子

E. 心源性栓子

10. 患者，男，49 岁。患有糖尿病酮症酸中毒，尿糖阳性，患者呼吸气味呈

    A. 氨臭味

    B. 腐臭味

    C. 大蒜味

    D. 芳香味

    E. 烂苹果味

11. 用于持续性房颤患者转复的首选药物是

    A. 利多卡因

    B. 阿托品

    C. 西地兰

    D. 洋地黄

    E. 胺碘酮

12. 急性白血病与再生障碍性贫血最显著的区别在于

    A. 进行性贫血

    B. 白细胞增多

    C. 广泛出血现象

    D. 反复感染

    E. 肝脾明显肿大

13. 吞咽时感觉食物黏附在咽部是

    A. 食管炎的特殊表现

    B. CO 中毒的特殊表现

    C. 食管癌的特殊表现

    D. 缺铁的特殊表现

    E. 铅中毒的特殊表现

14. 白血病最易出现全身广泛出血的是

    A. 急性巨核细胞白血病

    B. 中枢神经系统白血病

    C. 急性单核细胞白血病

    D. 急性淋巴细胞白血病

    E. 急性早幼粒细胞白血病

15. 系统性红斑狼疮的皮肤损害表现**不包括**

    A. 玫瑰疹

    B. 血管炎性皮损

    C. 雷诺现象

    D. 蝶形红斑

    E. 甲周红斑

16. 直径＜ 1cm 小肝癌的最佳定位方法是

    A. CT

    B. 肝穿刺针吸细胞血检查

    C. AFP 测定

    D. B 超

    E. 选择性腹腔动脉造影

17. 速效胰岛素类似物起效、达峰及维持作用的时间分别是

    A. 0.2 小时、3 小时、4 小时

    B. 0.5 小时、6 小时、7 小时

    C. 0.3 小时、4 小时、5 小时

    D. 0.1 小时、2 小时、3 小时

    E. 0.4 小时、5 小时、6 小时

18. 患者，女，23 岁。近 2 个月来轻度咳嗽，痰中带血丝，午后低热，盗汗，面颊潮红，消瘦。X 线检查示右上肺有云雾状淡薄阴影，无透光区，痰菌 3 次检查阴性。护理措施**不妥**的是

    A. 高热量、高维生素、高蛋白饮食

    B. 做好保健指导

    C. 按医嘱给予抗结核药物治疗

    D. 住院隔离

    E. 对患者的食具、用品进行消毒

19. 肺结核患者应采取的护理措施是

    A. 健侧卧位

    B. 饮食以肉食为主，增加抵抗力

    C. 症状消失后即可停药

    D. 绝对卧床休息

    E. 做好隔离消毒工作和对症护理

20. 类风湿关节炎的关节症状，具有特征性的是

    A. 局部发热

    B. 关节发红

    C. 晨起僵硬

    D. 肿胀明显

    E. 疼痛明显

21. 患者，女，70 岁。冠心病心绞痛 3 年，心绞痛发作时经休息或含服硝酸甘油可以缓解，预防发作的药物**不包括**

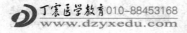
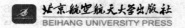

A．倍他洛克

B．氨苯蝶啶

C．硝苯地平

D．消心痛

E．阿司匹林

22．"三管一灭"的预防措施，最适用于

A．流行性出血热

B．疟疾

C．日本血吸虫病

D．流行性乙型脑炎

E．肠绦虫病

23．伤寒极期的特征性表现，**不包括**

A．玫瑰皮疹

B．左下腹疼痛

C．相对缓脉

D．高热

E．肝脾肿大

24．慢性阻塞性肺疾病呼吸功能锻炼正确的方式是

A．平静呼吸

B．快速呼吸

C．腹式呼吸

D．胸式呼吸

E．用力呼气

25．属于糖尿病微血管病变的是

A．视网膜动脉硬化

B．脑动脉硬化

C．冠状动脉硬化

D．下肢动脉硬化

E．肾动脉硬化

26．血小板低于多少时，患者必须绝对卧床休息

A．$80 \times 10^9/L$

B．$20 \times 10^9/L$

C．$60 \times 10^9/L$

D．$100 \times 10^9/L$

E．$40 \times 10^9/L$

27．急性有机磷中毒症状消失后发生的迟发性神经病，其主要临床表现是

A．四肢肌肉萎缩

B．意识模糊

C．下肢疼痛

D．四肢瘫痪

E．肌束震颤

28．1 型糖尿病患者的主要死因为

A．严重感染

B．高渗性非酮症糖尿病昏迷

C．心脑血管病变

D．酮症酸中毒

E．糖尿病肾病

29．患者不能言语，但对别人的言语和书写的文字能理解。此种语言障碍属于

A．感觉性失语

B．命名性失语

C．失写

D．运动性失语

E．失读

30．治疗消化性溃疡的药物中可引起黑便的是

A．氢氧化铝凝胶

B．阿莫西林

C．枸橼酸铋钾

D．西咪替丁

E．甲硝唑

31．应用血管扩张剂治疗心力衰竭易发生的不良反应是

A．血压降低

B．心率缓慢

C．低血钾、低血钠

D．心率加快

E．呼吸抑制

32．甲状腺功能减退症患者使用甲状腺片治疗的原则是

A．自小剂量开始，逐渐增加，需长期或终身服用

B．自小剂量开始，逐渐增加，半年后可停药观察

C．大剂量冲击治疗，后改为维持量，需长期或终身服用

D．大剂量冲击治疗，后改为维持量，用药

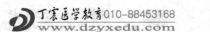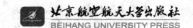

1 年后可停药观察

E. 自小剂量开始，逐渐增加，2～3 个月后可停药观察

33. G 细胞分泌
    A. 盐酸
    B. 促胃液素
    C. 内因子
    D. 胃蛋白酶原
    E. 碱性黏液

34. 患者，女，28 岁。患甲亢 3 年，1 周前因受凉后甲亢症状加重，并出现烦躁不安，大汗，腹泻，体检：心率 142 次 / 分，体温 39.2℃，诊断为甲状腺危象。首选的药物是
    A. 甲巯咪唑（他巴唑）
    B. 大剂量碘
    C. 卡比马唑（甲亢平）
    D. 丙基硫氧嘧啶
    E. 普萘洛尔（心得安）

35. 脑血栓早期溶栓的首选药物是
    A. 尿激酶
    B. 双嘧达莫
    C. 华法林
    D. 肝素
    E. 阿司匹林

36. β 受体阻滞剂治疗心绞痛的作用机制是
    A. 阻断儿茶酚胺类物质与 β 受体结合
    B. 抗血小板聚集，改善心肌微循环
    C. 兴奋迷走神经
    D. 抑制血小板聚集，防止血栓形成
    E. 扩张周围血管，减轻心脏负荷

37. 鳞状上皮细胞型肺癌首选的治疗手段是
    A. 放射治疗
    B. 免疫学治疗
    C. 化学药物治疗
    D. 手术治疗
    E. 中医中药治疗

38. 患者，男，62 岁。意识丧失，对疼痛刺激有躲避反应及痛苦表情，但不能回答问题或执行简单的命令，有较少的无意识自发动作，角膜反射存在。其意识障碍程度是
    A. 昏睡
    B. 痴呆
    C. 浅昏迷
    D. 嗜睡
    E. 深昏迷

39. 患者，女，63 岁。右侧肢体活动障碍，昏迷 24 小时。查体：血压 169/90mmHg，脑脊液压力 280mmH$_2$O，细胞数 $12×10^6$/L。治疗应首选用
    A. 静脉滴注能量合剂
    B. 静脉注射肝素
    C. 肌内注射利血平
    D. 静脉滴注青霉素
    E. 静脉注射甘露醇

40. 抗甲状腺药物硫脲类的作用机制是
    A. 降低甲状腺素活性
    B. 破坏甲状腺组织
    C. 促进肝脏破坏甲状腺素
    D. 抑制甲状腺素释放
    E. 抑制甲状腺素合成

41. 患者，男，69 岁。有动脉粥样硬化病史 20 年，近期多次出现突发的右侧肢体无力，麻木，数分钟后可自行缓解，发作时意识清楚。考虑该患者是
    A. 可逆性缺血性神经功能障碍
    B. 脑出血
    C. 短暂性脑缺血发作
    D. 颅内肿瘤
    E. 完全性脑卒中

42. 急性有机磷农药中毒最先出现的症状是
    A. 烟碱样症状
    B. 肺水肿
    C. 中间综合征
    D. 毒蕈碱样症状
    E. 肢体瘫痪

43. 一侧面部和肢体瘫痪属于
    A. 偏瘫
    B. 局限性瘫痪

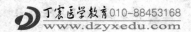
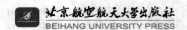

C. 截瘫

D. 单瘫

E. 四肢瘫

44. 黄疸具有"三分离"特征的是

A. 慢性迁延性肝炎

B. 慢性活动性肝炎

C. 重型肝炎

D. 急性甲型肝炎

E. 淤胆型肝炎

45. 癫痫强直 - 阵挛发作的强直期表现**不包括**

A. 口部先强张后突闭

B. 下肢自屈曲转为伸直

C. 颈部和躯干先屈曲后反张

D. 突然出现意识丧失

E. 不同肌群强直和松弛交替

46. 对白血病患者口腔护理的主要目的是

A. 擦除血痂

B. 使患者舒适

C. 增进食欲

D. 去除氨味

E. 预防感染

47. 中暑引起高热的首要治疗措施是

A. 降温

B. 治疗脑水肿

C. 抗休克

D. 吸氧

E. 纠正水、电解质紊乱

48. 糖尿病并发症**不包括**

A. 精神障碍

B. 足部疼痛

C. 周围神经炎

D. 下肢动脉硬化

E. 黄斑病

49. 甲亢的主要临床表现**不包括**

A. 食欲亢进

B. 消瘦

C. 脉率＞100 次 / 分

D. 甲状腺肿大

E. 脉压缩小

50. 过敏性紫癜最常见的临床类型是

A. 腹型

B. 混合型

C. 关节型

D. 单纯型

E. 肾型

51. 与贫血**无关**的临床表现是

A. 疲乏、无力

B. 发绀

C. 头痛、头晕

D. 皮肤、黏膜苍白

E. 呼吸困难

52. 过敏性紫癜的病因为

A. 病程迁延反复，预后差

B. "肾型"易发展为慢性肾炎

C. 与某种致敏因素引起的自身免疫反应有关

D. 外周血中血小板计数减少

E. 出现皮肤紫癜为本病特征，常见于躯干及面部

53. 供应窦房结血液的血管为

A. 左冠状动脉

B. 冠状动脉的后降支

C. 冠状动脉的前降支

D. 右冠状动脉

E. 冠状动脉的回旋支

54. 目前根治原发性肝癌的最有效方法是

A. 手术治疗

B. 放射治疗

C. 化学治疗

D. 综合治疗

E. 中医治疗

55. 患者，男，42 岁。上腹部不适感半年，餐后症状加重，食欲及体重变化不大。近 3 天出现黑便。体检上腹部轻度压痛，肝脾未触及，无贫血貌。最可能的引起黑便的疾病是

A. 慢性胃体胃炎

B. 十二指肠球部溃疡

C. 胃癌

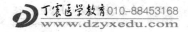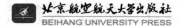

D. 慢性胃窦胃炎

E. 胃溃疡

56. 有关糖尿病患者患糖尿病足的病因及临床表现，**不正确**的是

    A. 常伴下肢细菌感染

    B. 可伴足部黏液性水肿

    C. 表现足部疼痛、皮肤溃疡

    D. 由于下肢神经末梢病变及下肢动脉供血不足

    E. 可有肢端坏疽

57. 患者，男，60岁。曾有肝硬化、食管-胃底静脉曲张破裂出血病史2年，因突然呕血800ml，黑便3次而入院，首选的止血药物是

    A. 雷尼替丁

    B. 维生素K

    C. 奥美拉唑

    D. 止血芳酸

    E. 血管加压素

58. 老年人脑血管意外最常见的原因是

    A. 颅内动静脉畸形

    B. 颅内动脉海绵窦瘘

    C. 高血压

    D. 颅内动脉瘤

    E. 脑栓塞

59. 患者，男，65岁。腹痛、呕吐、腹胀3天。血压80/50mmHg，脉搏120次/分。血淀粉酶750U/L。诊断为急性出血坏死型胰腺炎并休克。患者所发生的休克属于

    A. 心源性休克

    B. 过敏性休克

    C. 低血容量休克

    D. 中毒性休克

    E. 神经源性休克

60. 急性肾小球肾炎患儿，下床轻微活动的临床指征是

    A. 镜下血尿消失

    B. 水肿消退、血压正常、肉眼血尿消失

    C. Addis计数正常

    D. 血沉正常

E. 没有严重循环充血症状出现

61. 甲亢性心脏病患者最常出现的心律失常是

    A. 室性早搏

    B. 心室纤颤

    C. 室性心动过速

    D. 房性早搏

    E. 心房纤颤

62. 纠正缺氧和二氧化碳潴留的先决条件是

    A. 呼吸道通畅

    B. 脱水治疗

    C. 增加通气量

    D. 氧疗

    E. 控制感染

63. 患者，男，71岁。患高血压18年，未规律服降压药治疗，血压在165/100mmHg，近半日心前区持续疼痛、出冷汗伴恶心、呕吐来院急诊，心电图检查确诊为急性心肌梗死，入院治疗。1小时后患者出现呼吸困难、端坐呼吸，两肺布满湿啰音和哮鸣音，心率112次/分，律整，目前患者的病情变化是

    A. 急性左心衰竭

    B. 支气管哮喘

    C. 急性肺栓塞

    D. 心律失常

    E. 肺源性心脏病

64. 心脏骤停最可靠最迅速的判断依据是

    A. 皮肤苍白

    B. 大动脉搏动消失

    C. 呼吸停止

    D. 先兆症状

    E. 心音消失

65. 巨幼细胞性贫血主要治疗药物是

    A. 肝素

    B. 糖皮质激素

    C. 雄激素

    D. 硫酸亚铁

    E. 叶酸、维生素 B_{12}

66. 轻、中度溃疡性结肠炎治疗首选药物是

    A. 柳氮磺吡啶

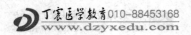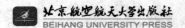

B. 免疫抑制药

C. 药物灌肠

D. 肾上腺皮质激素

E. 饮食调理

67. 急性肺脓肿最常见使用甲硝唑进行治疗，主要是针对

A. 耐青霉素金黄色葡萄球菌

B. 霉菌

C. 大肠埃希菌

D. 厌氧菌

E. 铜绿假单胞菌

68. 心包炎的典型体征是

A. 端坐呼吸、烦躁不安

B. 心尖搏动减弱或消失

C. 声音嘶哑，吞咽困难

D. 胸骨后闷痛或尖锐性疼痛

E. 心包摩擦音

69. 与风湿性关节炎相比，类风湿关节炎关节病变的特征的是

A. 晨起僵硬

B. 疼痛明显

C. 关节发红

D. 肿胀明显

E. 局部发热

70. 肾病综合征并发血栓，最常出现血栓的部位是

A. 肾静脉

B. 冠状血管

C. 肺血管

D. 下肢深静脉

E. 脑血管

二、以下提供若干个案例，每个案例下设若干个考题。请根据各考题题干所提供的信息，在每题下面的 A、B、C、D、E 五个备选答案中选择一个最佳答案，并在答题卡上将相应字母所属的方框涂黑。

（71－74题共用题干）

患者，女，25 岁。反复发作呼吸困难、胸闷、咳嗽 3 年，每年秋季发作，可自行缓解。近半

天加重。查体：双肺满布哮鸣音，心率 90 次 / 分，节律规整，无杂音。X 线胸片示心肺无异常。

71. 问题 1：该患者首先考虑的诊断是

A. 阻塞性肺气肿

B. 支气管哮喘

C. 慢性支气管炎并肺气肿

D. 慢性喘息型支气管炎

E. 心源性哮喘

72. 问题 2：有助于明确诊断的检查结果是

A. 1 秒钟用力呼气容积降低

B. X 线胸片显示肺纹理增多

C. 最大呼气中期流速降低

D. 支气管舒张试验呈阳性

E. 最高呼气流量显著降低

73. 问题 3：防治该病的最有效药物是

A. β_2 受体激动剂

B. 茶碱类药物

C. 抗胆碱能药物

D. 糖皮质激素

E. 肥大细胞膜稳定剂

74. 问题 4：该患者**不会**出现的酸碱平衡失调类型是

A. 代谢性碱中毒

B. 呼吸性酸中毒合并代谢性酸中毒

C. 呼吸性酸中毒

D. 代谢性酸中毒

E. 呼吸性碱中毒

（75－77题共用题干）

患者，女，50 岁。1 月前受凉后发热、咳嗽，半月前咳大量脓臭痰，每天痰量约 200ml。经检查诊断为原发性肺脓肿。

75. 问题 1：最具特征的临床症状是

A. 咳嗽伴咯血

B. 咳大量脓臭痰

C. 咳嗽伴胸痛

D. 畏寒高热

E. 呼吸困难

76. 问题 2：最常见的病原菌是

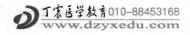

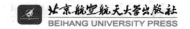

A. 肺炎球菌

B. 大肠埃希菌

C. 真菌

D. 金黄色葡萄球菌

E. 厌氧菌

77. 问题3：肺脓肿的关键性治疗是

A. 支持疗法

B. 处理原发病灶

C. 手术治疗

D. 对症治疗

E. 抗菌和痰液引流

（78－79题共用题干）

患者，男，65岁。高血压病12年，劳力性心前区疼痛3年。平时活动量稍大或连登3层楼时会出现胸部疼痛，休息后症状可缓解。近1个月发作数次，发作时做心电图ST段压低。

78. 问题1：该患者的护理措施**不包括**

A. 绝对卧床休息，避免精神紧张

B. 调整饮食，避免饱餐

C. 指导适当运动，利于侧支循环建立

D. 评估活动受限程度，制定活动原则

E. 观察疼痛部位、性质、程度及持续时间

79. 问题2：该患者心绞痛的严重程度分级是

A. Ⅱ级

B. 无法分级

C. Ⅲ级

D. Ⅰ级

E. Ⅳ级

（80－81题共用题干）

患者，男，45岁。间断上腹痛2年，加重1个月。胃镜检查：胃角切迹溃疡，幽门螺杆菌阳性。

80. 问题1：其治疗方案首选

A. 黏膜保护剂治疗，6周后复查胃镜

B. 抗幽门螺杆菌、质子泵抑制剂治疗，6周后复查胃镜

C. 质子泵抑制剂、黏膜保护剂治疗，4周后复查胃镜

D. H₂受体拮抗剂治疗

E. 抗幽门螺杆菌治疗，2周后复查胃镜

81. 问题2：消化性溃疡最常见的并发症是

A. 穿孔

B. 感染

C. 幽门梗阻

D. 出血

E. 癌变

（82－83题共用题干）

患者，男，14岁。上呼吸道感染后1周出现肉眼血尿。查体：血压145/95mmHg，下肢轻度凹陷性水肿。实验室检查：尿液中可见多形性红细胞，尿蛋白（＋），血肌酐140μmol/L。

82. 问题1：该患者最可能的诊断是

A. 急性肾盂肾炎

B. 隐匿性肾病

C. 肾病综合征

D. 急性肾小球肾炎

E. 高血压肾病

83. 问题2：该阶段对患者的处理措施中，**不当**的是

A. 加强休息和保暖

B. 糖皮质激素抗炎治疗

C. 使用利尿药消肿降压

D. 绝对卧床休息

E. 使用抗生素控制感染

（84－86题共用题干）

患者，女，38岁。头昏、乏力、面色苍白1年余。体检除贫血貌外，余无特殊。血象：血红蛋白75g/L，红细胞$2.5×10^{12}$/L，白细胞$4.0×10^9$/L，血小板$95×10^9$/L，网织红细胞0.06，追问病史，患者常有月经过多。以缺铁性贫血收入院。

84. 问题1：诊断缺铁性贫血准确度和敏感度最高的化验项目是

A. 血清铁蛋白

B. 红细胞数

C. 血清铁

D. 血红蛋白

E. 血清总铁结合率

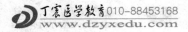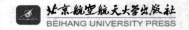

85. 问题2：该患者发生贫血的主要原因是
    A. 无效性红细胞生成
    B. 慢性失血
    C. 红细胞破坏过多
    D. 造血原料缺乏
    E. 骨髓造血功能低下

86. 问题3：入院后给予口服铁剂治疗，护士对患者的用药指导正确的是
    A. 可与牛奶同时服用
    B. 一旦血象恢复正常即需停药
    C. 可同时服用维生素C
    D. 宜餐前服用
    E. 不宜同时服用稀盐酸

（87－88题共用题干）

患者，男，45岁。中午在烈日下进行田间劳动，突然出现头晕、恶心、四肢无力，面色苍白，大汗淋漓，呼吸浅快，意识不清。查体：皮肤湿冷，血压70/50mmHg，脉搏细速，体温37.5℃，心率120次/分，肺（－）。

87. 问题1：应考虑该患者发生了
    A. 中毒性肝炎
    B. 低血糖
    C. 中暑
    D. 食物中毒
    E. 热痉挛

88. 问题2：此时首先考虑的护理诊断是
    A. 体温过高
    B. 知识缺乏
    C. 清理呼吸道无效
    D. 体液不足
    E. 有感染的危险

（89－90题共用题干）

患者，女，30岁。四肢无力5天，呈进行性加重，发病前1周有"感冒"史。体检：四肢肌力0级，肌张力低，腱反射明显减弱，病理反射阴性，四肢远端深、浅感觉障碍。脑脊液检查：白细胞$3×10^6$/L，蛋白0.6g/L，糖3.5mmol/L，氯化物125mmol/L。

89. 问题1：最可能的诊断是

    A. 急性炎症性脱髓鞘性多发性神经病
    B. 重症肌无力
    C. 脊髓灰质炎
    D. 周期性瘫痪
    E. 急性脊髓炎

90. 问题2：若为明确诊断行腰穿查脑脊液，最好选在发病后
    A. 1～2周
    B. 2个月
    C. 第3周
    D. 1周内
    E. 1个月

三、以下提供若干组考题，每组考题共同在考题前列出的A、B、C、D、E五个备选答案。请从中选择一个与考题关系最密切的答案，并在答题卡上将相应字母所属的方框涂黑。每个备选答案可能被选择一次，多次或不被选择。

（91－92题共用备选答案）
    A. 砖红色胶冻样痰
    B. 粉红色乳状脓性痰
    C. 大量恶臭味脓痰
    D. 铁锈色痰
    E. 黄脓痰

91. 肺脓肿咳

92. 肺炎克雷伯杆菌肺炎咳

（93－94题共用备选答案）
    A. 美洛托尔
    B. 非洛地平
    C. 依那普利
    D. 吲哚帕胺
    E. 氯沙坦

93. 血管紧张素Ⅱ受体抑制剂

94. 钙通道阻滞剂

（95－96题共用备选答案）
    A. 回盲部
    B. 直肠、乙状结肠
    C. 横结肠
    D. 十二指肠球部
    E. 降结肠

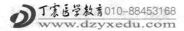
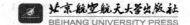

95. 肠结核的好发部位是

96. 消化性溃疡的好发部位是

（97－98题共用备选答案）

    A. 贫血、出血与感染

    B. 深部肌肉血肿与骨化关节炎

    C. 鼻出血、牙龈出血与月经过多

    D. 双下肢对称性紫癜伴有关节痛

    E. 出血、栓塞与休克

97. 慢性特发性血小板减少性紫癜的典型临床表现是

98. 过敏性紫癜的典型临床表现是

（99－100题共用备选答案）

    A. 胰岛 β 细胞破坏

    B. 胰岛 α、β 细胞功能均减低

    C. 胰岛 α 细胞破坏

    D. 胰岛 β 细胞功能减低

    E. 胰岛 α 细胞功能减低

99. 1 型糖尿病的病因是

100. 2 型糖尿病的病因是

单科试卷三

一、以下每一道考题下面有 A、B、C、D、E 五个备选答案，请从中选择一个最佳答案。并在答题卡上将相应题号的相应字母所属的方框涂黑。

1. 急性一氧化碳中毒者口唇颜色的特征性变化是
   A. 发绀
   B. 呈粉红色
   C. 潮红
   D. 苍白
   E. 呈樱桃红色

2. 临床常用的脑保护剂**不包括**
   A. 尼群地平
   B. 脑活素
   C. 胞二磷胆碱
   D. 尼莫地平
   E. 都可喜

3. 患者，女，19 岁。患 1 型糖尿病 2 年，每天注射胰岛素，平均 40 单位，近 1 周因胰岛素用完，而中断胰岛素治疗。因乏力 3 天，昏迷 4 小时入院。紧急处理**错误**的是
   A. 建立静脉通道
   B. 测尿糖，血酮
   C. 做血气分析
   D. 抽血查血糖，血酮
   E. 输入 10% 葡萄糖

4. 治疗急性肾盂肾炎的正确方法是
   A. 退热后即停用抗菌药物
   B. 用庆大霉素时应加服维生素 C
   C. 尿痛者给服安乃近
   D. 细菌培养之前，首选药为青霉素
   E. 鼓励患者多饮水

5. 高血压患者的用药原则是
   A. 血压降至正常即可停药
   B. 降压药物应首选 1 种，降压效果不满意时应加大剂量
   C. 2 级及 2 级以上高血压采用联合用药的方式以增加药物的协同作用
   D. 应快速降压，以减低对机体的损害
   E. 服药后如发生直立性低血压时应立即平卧，头偏向一侧

6. 与蜘蛛痣形成有关的因素是
   A. 血小板减少
   B. 毛细血管脆性增加
   C. 凝血机制障碍
   D. 严重感染
   E. 血中雌激素增加

7. 肺心病患者发生心力衰竭时，一般**不出现**的症状和体征是
   A. 水肿
   B. 咳粉红色泡沫痰
   C. 颈静脉充盈
   D. 少尿
   E. 肝肿大及压痛

8. 诊断癫痫的主要依据是
   A. 头颅 X 线摄片
   B. 病史和脑电图
   C. 脑 CT、MRI
   D. 体格检查
   E. 脑脊液检查

9. 椎基底动脉系统的短暂性脑缺血发作最常见的症状是
   A. 头痛

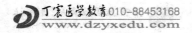
 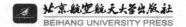

B. 视物有黑点

C. 眩晕

D. 晕厥

E. 肢体无力

10. 糖尿病低血糖反应的急救措施是

    A. 就地休息

    B. 加大饭量

    C. 立即输入氯化钠

    D. 减少胰岛素用量

    E. 立即食糖果或含糖饮料

11. 右心衰竭患者常有食欲缺乏、恶心，水肿等症状是由于

    A. 体循环淤血

    B. 肺循环淤血

    C. 右心室扩大

    D. 左心室扩大

    E. 左房增大

12. 病程中最易并发弥散性血管内凝血的急性白血病类型是

    A. 急性早幼粒细胞白血病

    B. 急性红白血病

    C. 急性单核细胞白血病

    D. 急性淋巴细胞性白血病

    E. 急性粒单核细胞白血病

13. 缺铁性贫血的症状及体征**不包括**

    A. 毛发干枯

    B. 口腔炎

    C. 出血

    D. 皮肤皱缩

    E. 舌痛

14. 可用于治疗抽动秽语综合征患者的药物**不包括**

    A. 氟哌啶醇

    B. 泼尼松

    C. 哌咪清

    D. 泰必利

    E. 可乐定

15. 系统性红斑狼疮最易发生无菌性缺血性骨坏死的部位是

A. 肱骨头

B. 趾骨头

C. 胫骨头

D. 股骨头

E. 腓骨头

16. 目前治疗原发性肝癌最好的非手术方法是

    A. 肝动脉化疗栓塞治疗

    B. 免疫治疗

    C. 全身化疗

    D. 生物治疗

    E. 全身放疗

17. 胰岛素治疗的不良反应**不包括**

    A. 注射部位皮下脂肪萎缩

    B. 低血糖反应

    C. 胰岛素过敏反应

    D. 易发生感染

    E. 注射部位皮下脂肪增生

18. 肺结核大咯血最危急的并发症是

    A. 肺不张

    B. 广泛结核菌播散

    C. 出血性休克

    D. 窒息

    E. 肺部感染

19. 判断肺炎严重程度主要依靠

    A. 咳嗽严重程度

    B. 血压变化

    C. 体温高低

    D. 肺啰音多少

    E. 呼吸困难程度

20. 类风湿关节炎最常见受累关节是

    A. 肩关节

    B. 踝关节

    C. 肘关节

    D. 掌指关节

    E. 膝关节

21. 确诊冠心病最重要的检查方法是

    A. 冠状动脉造影

    B. 24 小时动态心电图

    C. 超声心动图

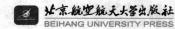

D. 运动心电图

E. 放射性核素检查

22. 当人体体温高达 42℃时，对机体的影响是
    A. 肾血流量减少
    B. 细胞死亡
    C. 肾小球滤过率下降
    D. 心排出量下降
    E. 蛋白质变性

23. 伤寒患者的肠穿孔并发症常发生的时间为
    A. 病程的 2～3 周
    B. 病程的 9～10 周
    C. 病程的 5～6 周
    D. 病程的 1～2 周
    E. 病程的 7～8 周

24. 肺炎克雷伯杆菌肺炎痰液的性质为
    A. 红色胶冻状黏痰
    B. 白色泡沫痰
    C. 大量恶臭味脓痰
    D. 铁锈色痰
    E. 棕黄性脓性痰

25. 糖尿病最基本的治疗方法是
    A. 饮食控制
    B. 补充电解质
    C. 口服降糖药
    D. 运动治疗
    E. 注射胰岛素

26. 发病率最高的贫血是
    A. 缺铁性贫血
    B. 再生障碍性贫血
    C. 镰状红细胞贫血
    D. 海洋性贫血
    E. 巨幼细胞性贫血

27. 口服毒物后，最佳的洗胃时间是
    A. 15 小时
    B. 9～10 小时
    C. 4～6 小时
    D. 12 小时
    E. 7～8 小时

28. 糖尿病运动治疗的注意事项**不妥**的是
    A. 随身携带甜点心及病情卡
    B. 活动时间以 15～30 分钟为宜，不宜过长
    C. 运动前需增加胰岛素或口服降糖药剂量
    D. 避免活动时受伤
    E. 活动量不宜过大

29. 中毒性菌痢多见于
    A. 体弱者
    B. 老年人
    C. 青少年
    D. 学龄前儿童
    E. 青壮年

30. 消化性溃疡的主要症状是
    A. 恶心、呕吐
    B. 上腹疼痛
    C. 反酸、嗳气
    D. 厌食、消瘦
    E. 呕血、黑便

31. 心源性水肿患者护理措施**不正确**的是
    A. 限制钠盐的摄入
    B. 老年人患者尤其注意控制输液速度，不可太快
    C. 保持皮肤清洁、干燥，防止破损和感染
    D. 嘱患者应保持身心休息，以减轻心脏负荷
    E. 使用排钾利尿药后特别观察血压的变化

32. 皮肤水肿呈非凹陷性的是
    A. 肝硬化
    B. 甲状腺功能减退症
    C. 原发性肾病综合征
    D. 心功能不全
    E. 肾小球肾炎

33. 动脉粥样硬化性心脏病手术治疗的适应证**除外**
    A. 成形术后狭窄复发
    B. 心绞痛不明显，但冠状动脉的前降支狭窄
    C. 左冠状动脉回旋支狭窄

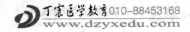
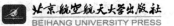

D．3支管腔狭窄＜50%

E．心绞痛不明显，但右冠状动脉的两个分支狭窄

34．甲状腺功能亢进症伴非浸润性突眼的特征表现是

A．常有异物感、畏光、流泪

B．球结膜及角膜外露

C．眼球活动度变小甚至固定

D．眼睑闭合困难

E．突眼度一般小于18mm

35．应用早期溶栓治疗期间，主要监测的指标是

A．血黏度

B．血小板聚集试验

C．血色素

D．血小板

E．出、凝血时间

36．患者，男，38岁。半年来多在过劳、精神压力过大时发生胸骨后紧缩感，持续1～2分钟，休息后缓解。曾做心电图检查正常，为明确诊断，最重要的检查是

A．超声心动图

B．血清心肌酶

C．胸部X线摄片

D．心电图

E．冠脉造影

37．患者，男，56岁。刺激性咳嗽6个月，近1个月痰中带血，伴有胸闷、气促、发热，食欲减退，消瘦明显。X线胸片示右肺门毛刺状阴影。为尽快明确诊断，首选的检查的

A．磁共振

B．痰细胞学检查

C．支气管镜

D．CT

E．胸腔镜

38．急性炎症性脱髓鞘性多发性神经病呼吸肌麻痹，抢救成功的关键是

A．正确使用呼吸机

B．大剂量免疫球蛋白

C．气管切开

D．血浆置换

E．人工呼吸

39．重症肌无力的临床特点**不包括**

A．症状呈波动性

B．患者的病程可迁延数年或数十年

C．晨起症状较轻

D．起病隐袭

E．活动后肌无力症状明显减轻

40．甲亢患者非浸润性突眼表现为

A．伴角膜炎

B．睑裂增宽

C．视物模糊

D．畏光流泪

E．眼部刺痛

41．患者，女，42岁。有风湿性心脏病病史10余年伴房颤。今晨患者突起口角歪斜，口齿不清，左上肢无力。该患者初步被诊断为

A．脑梗死

B．蛛网膜下腔出血

C．脑栓塞

D．脑出血

E．TIA（短暂性脑血管缺血发作）

42．有机磷杀虫剂中毒最常见的死因是

A．肾衰竭

B．心力衰竭

C．呼吸衰竭

D．休克

E．脑水肿

43．一侧大脑半球的脑梗死患者出现的瘫痪是

A．偏瘫

B．四肢瘫

C．交叉性瘫

D．单瘫

E．截瘫

44．患者，男，30岁。因低热、食欲减退、肝区隐痛半个月就诊。查体：肝肋下2指轻压痛，检查血清转氨酶升高，HbsAg阳性，确诊为乙型肝炎。家属询问预防乙型肝炎最佳措施是

A．家人应接种乙肝疫苗

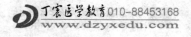 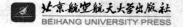

B．注射丙种球蛋白

C．消灭蚊蝇

D．消化道隔离

E．保护水源及粪便管理

45．癫痫持续状态是指患者

 A．发作时神志丧失，全身骨骼肌痉挛

 B．频繁大发作且间隙期内持续昏迷

 C．复杂部分性发作伴意识障碍

 D．多处骨骼肌同时反复抽搐

 E．全面性强直 - 阵挛发作

46．慢性粒细胞白血病按自然病程分期正确的是

 A．慢性期、加速期

 B．慢性期、加速期和急变期

 C．慢性期、活动期

 D．慢性期、急性期

 E．加速期、急变期

47．急性 CO 中毒昏迷患者清醒后 2 周出现幻听、幻视，可能是发生了

 A．锥体系神经损害

 B．中间综合征

 C．大脑局灶性功能障碍

 D．锥体外系神经障碍

 E．迟发性脑病

48．糖尿病酮症酸中毒的患者在持续小剂量胰岛素治疗过程中，最常出现的电解质紊乱是

 A．低血钠

 B．高血镁

 C．高血磷

 D．低血钙

 E．低血钾

49．丙硫氧嘧啶最危险的不良反应是

 A．药疹

 B．消化性溃疡

 C．粒细胞减少

 D．肝脏损害

 E．肾损害

50．治疗过敏性紫癜应优先考虑

 A．应用抗过敏药物

 B．应用大剂量维生素 C

C．应用抗生素

D．查找过敏源并避免再次接触

E．应用大剂量糖皮质激素

51．患者，女，20 岁。近 3 个月反复牙龈出血，贫血加重来诊，经血象、骨髓象检查后确诊为慢性再生障碍性贫血，该患者首选的治疗药物是

 A．抗淋巴细胞球蛋白

 B．糖皮质激素

 C．胎肝细胞输注

 D．抗胸腺细胞球蛋白

 E．雄激素

52．患者，女，18 岁。上呼吸道病毒感染后 2 周，突然发现皮肤发红，有瘀斑，伴牙龈出血。检查出血时间延长，血小板计数低于正常，皮肤束臂试验阳性。可能的疾病是

 A．再生障碍性贫血

 B．过敏性紫癜

 C．急性粒性白血病

 D．特发性血小板减少性紫癜

 E．慢性粒性白血病

53．引起快速心律失常最常见的机制是

 A．折返激动

 B．冲动形成异常

 C．阻滞及干扰

 D．自律性增高

 E．触发活动

54．原发性肝癌患者突然出现腹部剧痛、休克、腹膜刺激征，最可能并发了

 A．继发性腹膜炎

 B．急性梗阻性胆囊炎

 C．门静脉血栓形成

 D．原发性腹膜炎

 E．肝癌结节破裂

55．患者，男，38 岁，黑色软便 2 天，上腹隐痛伴反酸就诊。查体：心率 86 次 / 分，血压正常，腹部轻压痛，无反跳痛。经胃镜检查：诊断为十二指肠球部溃疡伴出血。此时最首要治疗措施是

 A．给予抗酸药

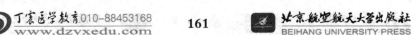

B．应用止痛药物

C．补充血容量

D．观察出血量的多少

E．消除紧张情绪

56．注射过量的胰岛素可能引起

A．高渗性昏迷

B．乳酸性酸中毒

C．低血糖反应

D．高胰岛素血症

E．酮症酸中毒

57．对估计上消化道大出血最有价值的表现是

A．血细胞比容

B．周围循环衰竭的临床表现

C．呕血与黑便的频度与量

D．血红蛋白浓度

E．网织红细胞测定

58．二尖瓣狭窄患者突然出现偏瘫，应考虑

A．脑栓塞

B．蛛网膜下腔出血

C．脑血管痉挛

D．脑血栓形成

E．脑出血

59．患者，女，45岁。胆源性胰腺炎发作数次，预防其胰腺炎再次发作最有意义的措施是

A．服用抗生素

B．控制血糖

C．经常服用消化酶

D．注意饮食卫生

E．治疗胆道疾病

60．急性肾小球肾炎主要临床表现不包括

A．蛋白尿

B．高血压

C．高血脂

D．血尿

E．水肿

61．甲亢患者服用抗甲状腺药物治疗，出现高热、咽痛等症状，可能发生

A．肝脏损害

B．药物不足

C．粒细胞缺乏

D．药物热

E．药物过量

62．呼吸衰竭患者最早、最突出的表现是

A．呼吸困难

B．肝肾功能损害

C．皮肤湿冷

D．视物模糊

E．血压升高

63．患者，男，60岁。1小时前忽感心前区闷痛、大汗、恶心，来院就诊，经心电图检查确诊为急性心肌梗死收入院。24小时内患者最易发生的是

A．心律失常

B．心脏破裂

C．发热

D．心源性休克

E．心力衰竭

64．急性心肌梗死患者突然发生面部青紫，呼吸困难，神志不清，脉搏消失，应首选的抢救措施是

A．静脉注射西地兰

B．体外心脏按压、人工呼吸

C．气管插管

D．心电监护

E．肌注肾上腺素

65．治疗慢性再生障碍性贫血首选的药物是

A．泼尼松

B．环磷酰胺

C．干扰素

D．丙酸睾酮

E．促红细胞生成素（EPO）

66．患者，女，35岁。因腹痛、腹泻，伴乏力、低热3个月就诊，确诊为肠结核，目前关键的治疗是

A．营养

B．手术治疗

C．抗结核化疗

D．休息

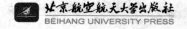

E. 对症治疗

67. 肺脓肿患者，住院治疗 4 个月余仍有反复咯血，其最佳治疗方案是
    A. 痰培养选用敏感抗生素
    B. 肺叶切除
    C. 超声雾化吸入药物
    D. 祛痰及体位引流
    E. 气管滴入药物

68. 血压值为 165/110mmHg 属于
    A. 正常高值
    B. 3 级高血压
    C. 1 级高血压
    D. 正常血压
    E. 2 级高血压

69. 类风湿关节炎的特点**不正确**的是
    A. 从小关节到大关节
    B. 病情反复，关节易畸形强直
    C. 关节病变愈后不留瘢痕
    D. 关节病变先游走后固定
    E. 由一侧发展到对侧关节

70. 单纯性肾病综合征的临床特征**除外**
    A. 低蛋白血症
    B. 高血压
    C. 高度水肿
    D. 大量蛋白尿
    E. 高脂血症

二、以下提供若干个案例，每个案例下设若干个考题。请根据各考题题干所提供的信息，在每题下面的 A、B、C、D、E 五个备选答案中选择一个最佳答案，并在答题卡上将相应字母所属的方框涂黑。

（71－72 题共用题干）

患者，男，69 岁。患慢性肺心病 15 年，今晨突感气紧，5 分钟后，呼吸极度困难、口唇明显发绀，神志模糊。急查血气分析 PaCO₂65mmHg，PaO₂50mmHg，立即给予吸氧。

71. 问题1：目前决定给氧方式的主要依据是
    A. PaO₂

B. 发绀程度
C. PaCO₂
D. 氧饱和度
E. 呼吸困难程度

72. 问题2：患者吸氧浓度应该是
    A. 5% ～ 10%
    B. ＞30%
    C. 15% ～ 20%
    D. ＜5%
    E. 25% ～ 29%

（73－78 题共用题干）

患者，女，38 岁。风湿性二尖瓣狭窄病史 10 余年，合并心房颤动 3 年。近一年出现充血性心力衰竭，坚持口服地高辛 0.25mg/d，心衰得到纠正。

73. 问题1：该疾病最终致死的主要原因是
    A. 心功能不全
    B. 肺部感染
    C. 心律失常
    D. 肺栓塞
    E. 亚急性感染性心内膜炎

74. 问题2：患者发生左心力衰竭时最早出现的症状为
    A. 烦躁
    B. 夜间哮喘
    C. 嗜睡
    D. 咯血
    E. 劳力性呼吸困难

75. 问题3：该病最常见的相对早期并发症是
    A. 急性肺水肿
    B. 右心衰竭
    C. 感染性心内膜炎
    D. 血栓栓塞
    E. 心房颤动

76. 问题4：随着病史的延长，患者呼吸困难、咳嗽和咯血等症状减轻，但出现腹胀、肝大，提示
    A. 发生二尖瓣关闭不全
    B. 合并主动脉瓣狭窄

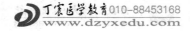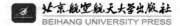

C. 进入右心功能不全期

D. 二尖瓣狭窄程度减轻

E. 合并主动脉瓣关闭不全

77. 问题5：随着患者右心衰竭的加重，临床表现中最可能减轻的是

A. 胃肠道淤血

B. 急性肺水肿发作

C. 心率增快

D. 肝肿大压痛

E. 心尖区舒张期隆隆样杂音

78. 问题6：该患者预防风湿活动复发的根本措施是

A. 积极预防与治疗链球菌感染

B. 合理饮食，保持良好的情绪

C. 积极治疗心功能不全

D. 积极锻炼身体

E. 较长时间的卧床休息

（79－82题共用题干）

患者，男，56岁。腹胀、食欲缺乏、消瘦3个月。查体：颈部有两个蜘蛛痣，肝肋下4cm，质硬。腹腔内抽出淡红色液体少许，比重1.013。

79. 问题1：该患者首先考虑的诊断是

A. 门静脉血栓形成

B. 胰源性腹水

C. 结核性腹膜炎

D. 肝硬化

E. 原发性肝癌

80. 问题2：与原发性肝癌发生有一定联系的疾病是

A. 肝囊肿

B. 肝脓肿

C. 乙型肝炎

D. 甲型肝炎

E. 肝血管瘤

81. 问题3：用于肝癌普查、诊断、判断疗效和预测复发的检验项目，首选

A. γ-谷氨酰转肽酶

B. 碱性磷酸酶

C. 异常凝血酶原

D. 甲胎蛋白

E. α-L岩藻糖甘酶

82. 问题4：产生甲胎蛋白的细胞是

A. 网织红细胞

B. 干细胞

C. 肝细胞

D. 红细胞

E. 胎肝实质细胞

（83－85题共用题干）

患者，男，36岁。水肿，尿中泡沫多，尿少10天。血压130/80mmHg。尿常规：蛋白（++++），血浆白蛋白25g/L，24小时尿蛋白定量为9g。

83. 问题1：该患者最可能的诊断是

A. 肝硬化

B. 急性肾炎综合征

C. 重度营养不良

D. 右心衰竭

E. 肾病综合征

84. 问题2：患者饮食指导**不正确**的是

A. 一般给予正常量的优质蛋白

B. 多进食富含饱和脂肪酸的食物

C. 保证摄入的热量为每日每千克体重不少于30～35kcal

D. 蛋白质摄入量为正常入量即每天每千克体重1.0g

E. 水肿时限制盐的摄入＜3g/d

85. 问题3：患者应用泼尼松治疗4周，尿量增加，水肿渐消退，尿蛋白（++），下一步的治疗是

A. 泼尼松开始减量

B. 加用消炎痛、泼尼松减量

C. 改用泼尼松龙

D. 泼尼松原剂量继续治疗

E. 加用环磷酰胺、泼尼松减量

（86－87题共用题干）

患者，男，37岁。高热消瘦1年。查体：脾脏肋下10cm。血象：血红蛋白80g/L，白细胞76.2×10⁹/L，血小板25×10⁹/L，骨髓中原始细胞占15%，Ph染色体阳性。

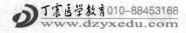
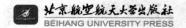

86. 问题 1：该患者最可能的诊断是
    A. 慢性粒细胞性白血病加速期
    B. 类白血病反应
    C. 慢性粒细胞性白血病急变期
    D. 慢性粒细胞性白血病慢性期
    E. 骨髓异常增生综合症 RAEB-T 型

87. 问题 2：若患者经治疗病情相对稳定，采取异基因骨髓移植治疗，骨髓移植术后护理观察最重要的是
    A. 预防贫血
    B. 心理护理
    C. 预防和控制感染
    D. 预防出血
    E. 用药的观察

（88－90 题共用题干）

    患者，男，70 岁。某天大便后突然跌倒，随即出现昏迷，被家人送往医院，有高血压病史。体检：浅昏迷，瞳孔等大，口眼歪斜，左侧肢体瘫痪，肌张力低，左侧巴宾斯基征（Babinski 征）阳性。尚未做其他辅助检查。

88. 问题 1：该患者经检查诊断为"脑出血"，此时最重要的处理措施是
    A. 应用止血剂
    B. 预防肺部感染
    C. 被动运动瘫痪肢体
    D. 输液补充营养
    E. 降低颅内压

89. 问题 2：为明确诊断，首选的辅助检查是
    A. 颅脑 CT
    B. 脑电图
    C. 腰穿
    D. 脑血管造影
    E. 经颅多普勒检查

90. 问题 3：患者入院第 3 天，突然出现昏迷加深，脉搏、呼吸减慢，双侧瞳孔不等大，对光反应迟钝。此时处理措施<u>不恰当</u>的是
    A. 颅脑 CT 检查
    B. 20% 甘露醇快速静滴
    C. 腰穿查脑脊液，尽快明确原因

    D. 保持安静，减少不必要的搬动
    E. 保持呼吸道通畅

    三、以下提供若干组考题，每组考题共同在考题前列出的 A、B、C、D、E 五个备选答案。请从中选择一个与考题关系最密切的答案，并在答题卡上将相应字母所属的方框涂黑。每个备选答案可能被选择一次，多次或不被选择。

（91－92 题共用备选答案）
    A. 万古霉素
    B. 青霉素
    C. 大环内酯类药物
    D. 头孢菌素类药物
    E. 磺胺类药物

91. 治疗耐甲氧西林金葡菌株感染肺炎最有效的药物是
92. 治疗支原体肺炎应首选的是

（93－94 题共用备选答案）
    A. X 线心脏三位相片检查
    B. 冠状动脉造影
    C. 超声心动图检查
    D. 心电图运动负荷试验
    E. 漂浮导管检查

93. 对诊断冠心病最有价值的检查是
94. 对左心功能判断最有价值的是

（95－96 题共用备选答案）
    A. 500ml
    B. 50ml
    C. 400ml
    D. 2500ml
    E. 100ml

95. 多尿指每天尿量持续
96. 无尿指每天尿量持续

（97－98 题共用备选答案）
    A. 大量蛋白尿、低蛋白血症、高脂血症、水肿
    B. 严重循环充血、高血压脑病、急性肾衰竭
    C. 发热、腹痛、肾区叩痛、遗尿
    D. 血尿、水肿、少尿、高血尿

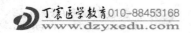 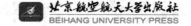

E．尿频、尿急、尿痛

97．肾病综合征的典型表现是

98．下尿路感染的典型症状是

（99－100题共用备选答案）

　　A．烦躁谵妄

　　B．肌纤维颤动

C．脑水肿

D．头痛头晕

E．腺体分泌增加

99．有机磷杀虫药中毒引起的毒蕈碱样症状有

100．有机磷杀虫药中毒引起的烟碱样症状有

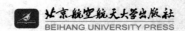

单科试卷四

一、以下每一道考题下面有 A、B、C、D、E 五个备选答案，请从中选择一个最佳答案。并在答题卡上将相应题号的相应字母所属的方框涂黑。

1. 治疗 CO 中毒最有效的方法是
   A. 氧疗
   B. 对症治疗
   C. 血液透析
   D. 利尿
   E. 血液灌流

2. 脑出血最常见的好发部位
   A. 大脑前动脉
   B. 椎基动脉
   C. 椎动脉
   D. 豆纹动脉
   E. 大脑后动脉

3. 系统性红斑狼疮最易受累的内脏器官为
   A. 脾
   B. 肾
   C. 肺
   D. 肝
   E. 心

4. 慢性肾衰竭最早出现的症状是
   A. 血液系统症状
   B. 胃肠道症状
   C. 呼吸系统症状
   D. 心血管系统症状
   E. 神经精神系统症状

5. 高血压急症快速降压首选的药物是
   A. 硝酸甘油
   B. 乌拉地尔
   C. 甘露醇
   D. 硝普钠
   E. 利尿药

6. 对肝硬化腹水患者采取的治疗措施，**错误**的是
   A. 大剂量、快速使用利尿药
   B. 可采用腹腔 - 颈静脉引流治疗腹水
   C. 定期、多次、少量输注白蛋白
   D. 限制水、钠的摄入
   E. 难治性腹水可采用腹水浓缩回输

7. 支气管扩张症患者最典型的体征为
   A. 杵状指（趾）
   B. 病变部位持续湿啰音
   C. 贫血
   D. 消瘦
   E. 桶状胸

8. 强直 - 阵挛性癫痫发作的特征是
   A. 发作性意识障碍
   B. 发作性头痛
   C. 发作性多动
   D. 全身骨骼肌对称性抽搐和意识丧失
   E. 发作性偏瘫

9. 脑血栓形成的前驱症状有
   A. 平衡失调
   B. 耳鸣
   C. 头痛、头晕、肢体麻木
   D. 视力减退
   E. 胸闷

10. 患者，男，54 岁。因糖尿病酮症酸中毒急诊治疗，意识恢复正常，半小时后突然感到心悸、饥饿、出汗，随即又意识不清，应立即

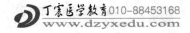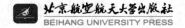

A. 加用优降糖

B. 静脉注射 50% 葡萄糖

C. 加大胰岛素剂量

D. 应用呼吸兴奋剂

E. 静脉滴注碳酸氢钠

11. 药物治疗不能满意控制心室率的心房颤动，选用

A. 非同步直流电复律

B. 射频消融术

C. 临时起搏器安置术

D. 同步直流电复律

E. 永久起搏器安置术

12. 按细胞形态学分类，最常见的急性白血病是

A. 急性单核细胞白血病

B. 急性红白血病

C. 急性淋巴细胞白血病

D. 急性粒细胞白血病

E. 急性粒单核细胞白血病

13. 能纠正营养性巨幼细胞贫血的药物是

A. 注射铁剂

B. 铁蛋白

C. 三价铁

D. 内因子

E. 叶酸及维生素 B_{12}

14. 对于有皮疹或出血点的高热患者，在实施物理降温时**不能**使用

A. 皮肤乙醇拭浴

B. 头部放置凉毛巾

C. 降低室温

D. 于大动脉处放置冰袋

E. 温水擦身

15. 系统性红斑狼疮最常见的心血管损害是

A. 心包炎

B. 闭塞性脉管炎

C. 心内膜炎

D. 心肌炎

E. 肢端动脉痉挛

16. 肝癌结节破裂出血可引起

A. 高热

B. 腹痛剧烈，可遍及全腹

C. 腹部包块

D. 黄疸加深

E. 大量黑便

17. 对糖尿病患者进行强化胰岛素治疗时，常见的不良反应是

A. 高血糖

B. 糖尿病足

C. 酮症

D. 心血管意外

E. 低血糖

18. 可引起高尿酸血症的抗结核药物是

A. 利福平

B. 链霉素

C. 吡嗪酰胺

D. 异烟肼

E. 乙胺丁醇

19. 患者，男，47 岁。因畏寒、高热伴咳嗽、咳铁锈色痰 3 天，急诊治疗。查体：胸部 X 线检查可见右肺下叶大片致密阴影，血白细胞和中性粒细胞增高。若对患者痰液进行培养可见

A. 肠杆菌

B. 结核菌

C. 铜绿假单胞菌

D. 支原体

E. 肺炎球菌

20. 类风湿关节炎突出的临床表现是

A. 固定性大关节疼痛

B. 关节畸形

C. 关节肿胀

D. 游走性大关节疼痛

E. 晨僵

21. 患者，男，60 岁。高血压病史 10 余年。1 小时前参加植树时突感胸闷不适，心前区剧痛，头晕，立即口含硝酸甘油，原地坐下休息，数分钟后疼痛缓解，考虑患者可能为

A. 高血压脑血管痉挛

B. 心功能不全 II 级

C. 心绞痛发作

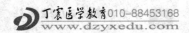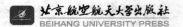

D. 心肌梗死

E. 一过性脑缺血

22. 急性黄疸型肝炎黄疸期的临床特点**不包括**

A. 尿色逐渐加深

B. 平均持续 5～7 天

C. 肝脏多肿大

D. 发热消退

E. 巩膜、皮肤出现黄染

23. 伤寒所致的发热热型多为

A. 稽留热

B. 不规则热

C. 间日热

D. 弛张热

E. 回归热

24. 除对原发病进行综合治疗外，治疗肺气肿、改善肺功能的重要措施是

A. 控制感染

B. 适当的长期氧疗

C. 合理饮食

D. 休息、保暖、多饮水

E. 祛痰、止咳、平喘

25. **不属于**库欣病表现的是

A. 脉压增大

B. 呼吸深而慢

C. 脉搏慢而有力

D. 血压升高

E. 反应迟钝和呆滞

26. 破坏血小板的器官是

A. 肝脏

B. 骨髓

C. 脾脏

D. 心脏

E. 肺脏

27. 中毒后可引起呼吸有蒜味的物质是

A. 一氧化碳

B. 氰化物

C. 乙醇

D. 有机磷农药

E. 阿托品

28. 2 型糖尿病肥胖患者的首选药物是

A. 拜糖平

B. 糖适平

C. 二甲双胍

D. 达美康

E. 胰岛素

29. 肌肉收缩可引起关节活动，但不能抬起，属哪级肌力

A. 1 级

B. 4 级

C. 2 级

D. 0 级

E. 3 级

30. 幽门梗阻呕吐的表现**不包括**

A. 呕吐多在下午或夜间发生，量大，一次可达 1000～2000ml

B. 呕吐物不含胆汁

C. 呕吐物腐败酸臭味

D. 腹痛与呕吐为主要表现

E. 呕吐出粪臭味样物质

31. 风湿性心脏病二尖瓣狭窄患者，休息时感心悸，气促，双肺闻及湿啰音。应判断为

A. 心功能Ⅰ级

B. 心功能Ⅳ级

C. 心功能Ⅱ级

D. 心功能0级

E. 心功能Ⅲ级

32. 原发性甲状腺功能减退症表现为

A. 甲状腺自身抗体 TRAb 阳性

B. 血 TSH 增高

C. 抗肾上腺抗体阳性，尿游离皮质醇降低

D. 血浆皮质醇分泌节律保持正常，可被小剂量地塞米松抑制

E. 血游离皮质醇升高，分泌节律消失

33. 慢性胃炎的预防原则**不包括**

A. 保持大便通畅

B. 戒烟戒酒

C. 彻底治疗口、鼻、咽感染灶

D. 注意饮食卫生

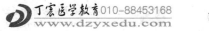
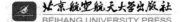

E. 避免服用刺激性药物和食物

34. 患者，女，26岁。已婚。因消瘦、乏力、食欲亢进、心慌4月余就诊，疑为甲状腺功能亢进症。最有诊断意义的体征是
    A. 双手震颤
    B. 体温37.5℃
    C. 双眼裂增宽
    D. 心动过速
    E. 肿大甲状腺区可闻及血管杂音

35. 短暂性脑缺血发作一般持续
    A. 5～15分钟
    B. 30～60分钟
    C. 15～20分钟
    D. 1～5分钟
    E. 20～30分钟

36. 风湿性二尖瓣狭窄的典型心脏杂音是
    A. 胸骨左缘2～3肋间叹气样舒张期杂音
    B. 胸骨左缘3～4肋间粗糙的收缩期杂音
    C. 心尖部舒张期隆隆样杂音
    D. 心尖部收缩期吹风样杂音
    E. 心底部收缩期杂音

37. 患者，男，67岁。患慢性支气管炎和肺气肿10年，一天前于剧烈咳嗽后突感右侧胸痛，呼气困难加重，不能平卧而就诊，其最可能的原因是
    A. 心肌梗死
    B. 肺部感染导致呼吸衰竭
    C. 肺栓塞
    D. 自发性气胸
    E. 急性左心衰竭

38. 急性炎性脱髓鞘性多发性神经病最危险的症状是
    A. 呼吸肌麻痹
    B. 心肌炎
    C. 肺部感染
    D. 吞咽困难
    E. 心力衰竭

39. 患者，男，50岁。右侧肢体逐渐抖动1年余。既往史无特殊。体检血压150/90mmHg。神志清

楚，表情呆板，右上下肢肌力正常，肌张力增高，右上下肢可见静止性震颤，余神经系统检查未发现异常。最可能的诊断是
    A. 震颤麻痹
    B. 癫痫局限性发作
    C. 肝豆状核变性
    D. 脑血栓形成
    E. 小舞蹈病

40. 患者，男，65岁。有高血压和糖尿病史近15年。晨起时不能言语，右侧肢体活动不灵活，可能的诊断是脑梗死，为改善微循环，首选药物是
    A. 尼莫地平
    B. 丹参
    C. 低分子右旋糖酐
    D. 速碧林
    E. 脑复康

41. 患者，男，73岁。高血压病史20年，右侧肢体活动障碍、昏迷24小时；查体：血压170/90mmHg，双侧瞳孔不等大，神志不清；首先的治疗措施是
    A. 静脉滴注青霉素
    B. 静脉滴注能量合剂
    C. 肌内注射利血平
    D. 静脉注射肝素
    E. 静脉注射甘露醇

42. 急性有机磷农药中毒，出现"中间综合征"的时间多在发病后
    A. 1～4天
    B. 10天以后
    C. 5～7天
    D. 1天以内
    E. 8～10天

43. 鉴别肢体痉挛性瘫痪与弛缓性瘫痪主要是根据
    A. 有无肌力减退
    B. 瘫痪程度的分级
    C. 有无病理反射
    D. 有无肌肉萎缩
    E. 有无肌张力增高

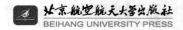

44. 狂犬病的临床特征性表现是
    A. "异食癖"
    B. 呼吸困难
    C. "恐水症"
    D. "牛肉舌"
    E. 抽搐

45. 癫痫持续状态的首要护理措施是
    A. 遵医嘱补液
    B. 观察瞳孔和生命体征
    C. 经鼻饲管给予高热量流食
    D. 给氧、防护的同时立即遵医嘱使用药物控制发作
    E. 及时清除污物

46. 适合采用放射性碘治疗的甲状腺功能亢进症患者是
    A. 甲亢危象
    B. 肝肾功能差者
    C. 重症浸润性突眼
    D. 20 岁患者
    E. 复发且不宜手术者

47. 患者，男，68 岁。独居，煤炉取暖，今晨发现其神志不清，面色潮红，口唇呈樱桃红色，大汗。现场首要的处理措施是
    A. 就地抢救
    B. 人工呼吸
    C. 静脉补液
    D. 迅速脱离中毒环境
    E. 吸氧

48. 细菌性痢疾临床表现分型最为凶险的是
    A. 休克型
    B. 脑型
    C. 混合型（休克及脑型）
    D. 高热型
    E. 抽搐型

49. 抗甲状腺药物丙硫氧嘧啶、甲巯咪唑等最常见的不良反应是
    A. 精神异常
    B. 易产生药物性皮疹
    C. 肾脏受损

D. 发热
E. 粒细胞减少

50. 急性白血病患者常见的继发感染部位**不包括**
    A. 口腔黏膜
    B. 肺部
    C. 肛周
    D. 咽峡部
    E. 腹膜腔

51. 患者，女，38 岁。3 个月前患乙型病毒性肝炎，近 1 周发热，全身皮肤及黏膜出血，血红蛋白 60g/L，红细胞 2.0×10^{12}/L，白细胞 2×10^9/L，血小板 20×10^9/L。分类中性 0.2，淋巴 0.78，单核 0.02，骨髓涂片：红系、粒系、巨核系均显著减少，淋巴 0.74。最可能的诊断是
    A. 粒细胞缺乏
    B. 特发性血小板减少性紫癜
    C. 脾功能亢进
    D. 急性白血病
    E. 再生障碍性贫血

52. 预后较差的过敏性紫癜临床表现类型是
    A. 肾型
    B. 紫癜型与关节型并存
    C. 腹型
    D. 紫癜型
    E. 关节型

53. 心排血量突然下降出现的晕厥被称为
    A. 脑梗死
    B. 低血糖综合征
    C. 急性心肌梗死
    D. 心脏骤停
    E. 阿 - 斯综合征

54. 肝性脑病昏迷前期最突出的表现是
    A. 行为异常
    B. 意识丧失
    C. 意识错乱、睡眠障碍
    D. 多语
    E. 昏睡、精神错乱

55. 患者，女，48 岁。间歇性上腹痛 4 年，加重伴呕吐 2 天，呕吐物量多，呈酸腐味。查体：

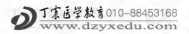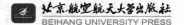

上腹部有胃型，可闻及震水音。患者最可能的诊断是
- A. 消化性溃疡合并幽门梗阻
- B. 胃下垂
- C. 胃黏膜脱垂症
- D. 良性十二指肠淤滞症
- E. 胃癌

56. 磺脲类口服降糖药物的主要作用机制是
- A. 刺激胰岛素的分泌
- B. 抑制肌糖原的分解
- C. 增加葡萄糖的酵解
- D. 减少葡萄糖在肠道的吸收
- E. 促进肝糖原的合成

57. 引起上消化道出血的疾病中，最为常见的是
- A. 胃癌
- B. 肝硬化
- C. 脑血管意外
- D. 消化性溃疡
- E. 白血病

58. **不符合**脑出血表现的是
- A. 基底核区出血最多见
- B. 双侧瞳孔不等大，提示脑疝形成
- C. 多在安静状况下发病
- D. 起病突然，病情发展快
- E. 脑脊液压力增高且为血性

59. 可诱发肝性脑病的因素**不包括**
- A. 高蛋白饮食
- B. 使用镇静药
- C. 感染
- D. 上消化道出血
- E. 腹泻

60. 急性肾小球肾炎患儿出现呼吸、心率增快，肝脏增大、颈静脉怒张、两肺满布湿啰音、心脏扩大等症状的主要原因是
- A. 心脏泵衰竭
- B. 水肿加重
- C. 感染加重
- D. 严重循环充血
- E. 胸水、腹水

61. 抗甲状腺药物最危险的不良反应为
- A. 药疹
- B. 中毒性肝炎
- C. 药物热
- D. 粒细胞减少
- E. 胃肠道反应

62. 单纯性气胸少量积气的首选治疗是
- A. 紧急排气，用粗针刺破胸膜
- B. 闭式引流，连续负压吸引
- C. 人工气胸箱排气
- D. 暂不排气，观察病情
- E. 立即手术

63. 梗死后心绞痛是指心肌梗死后
- A. 2周内出现的心绞痛
- B. 3周内出现的心绞痛
- C. 2个月内出现的心绞痛
- D. 1周内出现的心绞痛
- E. 1个月内出现的心绞痛

64. 心脏骤停脑复苏的主要治疗措施**不包括**
- A. 给升压药维持血压
- B. 早期进行高压氧治疗
- C. 降低颅内压，减轻脑水肿
- D. 维持脑组织灌注
- E. 降温

65. 再生障碍性贫血治疗有效时首选表现为
- A. 红细胞上升
- B. 血小板上升
- C. 血红蛋白上升
- D. 网织红细胞上升
- E. 白细胞上升

66. 一般患者行胃、肠镜检查时采取的体位是
- A. 右侧卧位
- B. 头低脚高位
- C. 平卧位
- D. 左侧卧位
- E. 半卧位

67. 患者持续痰中带血最可能的疾病是
- A. 肺炎链球菌肺炎
- B. 慢性阻塞性肺气肿

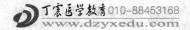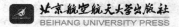

C. 慢性支气管炎

D. 血源性肺脓肿

E. 原发性支气管肺癌

68. 患者，女，60 岁。高血压 10 年，间断服降压药，一般血压维持在 140/100mmHg，近 1 年头晕头痛加重，血压常在 170/100mmHg，胸片示左心室增大，医生诊断高血压靶器官轻度受累，责任护士对患者进行健康教育，<u>不妥</u>的是

A. 保持情绪稳定

B. 定期门诊复查血压及靶器官损害情况

C. 低盐低脂饮食，防止体重超重

D. 注意休息，适量运动，保证充足睡眠

E. 坚持服降压药，至血压正常后停药

69. 患者，女，16 岁。1 月前因感冒咽喉疼痛，用青霉素治疗，症状好转，3 天后，上述症状"复发"，且伴全身肌肉酸痛，鼻梁出现红斑，口腔内有一溃疡，双膝关节疼痛，行走困难，入院后确诊为系统性红斑狼疮。该病最容易受累的脏器是

A. 心

B. 骨

C. 肾

D. 肺

E. 脑

70. 患者，男，45 岁。慢性肾炎病史 7 年，血尿素氮增高 2 年，一直坚持低蛋白低磷饮食治疗。此治疗的目的是

A. 预防高钠血症

B. 减轻肾小球高灌注、高滤过状态

C. 预防高钙血症

D. 控制高血压

E. 减轻肾性水肿

二、以下提供若干个案例，每个案例下设若干个考题。请根据各考题题干所提供的信息，在每题下面的 A、B、C、D、E 五个备选答案中选择一个最佳答案，并在答题卡上将相应字母所属的方框涂黑。

（71－72 题共用题干）

患者，男，42 岁。反复咳嗽、咳痰多年，加重 2 天，伴发热、咳黄色黏痰。查体：体温 38.4℃，脉搏 100 次 / 分，呼吸 26 次 / 分，血压 130/76mmHg，神清，口唇发绀，双肺布满哮鸣音，肺底部散在湿啰音。白细胞检查 11.2×10^9/L，中性粒细胞 0.85。

71. 问题 1：最可能的诊断是

A. 急性肺炎

B. 肺性脑病

C. 支气管哮喘

D. 慢性支气管炎急性发作

E. 急性左心衰

72. 问题 2：入院后检查血气分析：pH7.39，$PaCO_2$ 65mmHg，PaO_2 62mmHg，SaO_2 90%，此时应给予氧流量为

A. 1.5L/min

B. 4.5L/min

C. 2.5L/min

D. 0.5L/min

E. 3.5L/min

（73－74 题共用题干）

患者，男，66 岁。因慢性肺源性心脏病急性加重而入院治疗。血气分析结果：pH7.21，$PaCO_2$ 75mmHg，PaO_2 45mmHg，HCO_3^- 27.6mmol/L，剩余碱＋5mmol/L。

73. 问题 1：检测动脉血气时的注意事项，<u>错误</u>的是

A. 抽取肝素抗凝

B. 血标本可以保存在 4℃环境中 4 小时再送检

C. 血采出后立即将针头刺入软木塞或胶塞，并转动针管，使血液与肝素混匀

D. 嘱患者平静呼吸，不屏气，不过度通气

E. 穿刺处按压 5 分钟以上

74. 问题 2：该患者酸碱失衡类型是

A. 呼吸性酸中毒

B. 呼吸性酸中毒合并代谢性碱中毒

C. 呼吸性酸中毒合并代谢性酸中毒

D. 代谢性酸中毒

E. 代谢性碱中毒

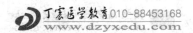
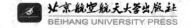

（75－76题共用题干）

患者，男，28岁。酗酒后突发剧烈上腹绞痛10小时伴呕吐、冷汗、面色苍白入院。体检：体温39.1℃，血压82/60mmHg，脉搏110次/分，上腹部压痛、反跳痛及腹肌紧张，血清淀粉酶800U/L，血钙降低。

75. 问题1：对该患者积极抗感染治疗，通常选用的抗生素是

　　A．头孢噻肟钠

　　B．青霉素

　　C．庆大霉素

　　D．头孢噻肟＋甲硝唑

　　E．甲硝唑

76. 问题2：该患者最主要的治疗措施是

　　A．禁食及胃肠减压

　　B．营养支持治疗

　　C．经静脉大量补液

　　D．大量应用抗生素

　　E．立即手术治疗

（77－78题共用题干）

患者，女，29岁。已婚，发热寒战，腰痛2天。查体：左肾区有叩击痛。尿常规：红细胞5～6/HP，白细胞20～30/HP。中段尿培养大肠埃希菌＞10^5/ml。经抗生素治疗3天后体温正常。

77. 问题1：此时应采取的治疗措施是

　　A．青霉素巩固治疗1周

　　B．如尿培养阴性，停用抗生素

　　C．继续抗生素治疗，完成2周疗程

　　D．停用抗生素

　　E．碱化尿液

78. 问题2：患者住院2周，出院时尿常规正常，尿培养阴性，不发热，仍感腹痛，肾区无叩痛，出院后最应注意的是

　　A．继续用抗生素治疗

　　B．卧床休息至腰痛消失

　　C．长期服用碳酸氢钠

　　D．定时复查尿培养

　　E．每晚服抗生素1次

（79－81题共用题干）

患者，男，36岁。甲状腺素分泌过多综合征。查体：单纯性突眼，甲状腺对称性、弥漫性肿大，随吞咽上下活动。实验室检查结果为：T_3、T_4、FT_3、FT_4升高、TSH降低、TRAb阳性。

79. 问题1：甲状腺素分泌过多综合征的病史中，最**不可能**的是

　　A．消瘦

　　B．周期性瘫痪

　　C．心悸

　　D．高热

　　E．腹泻

80. 问题2：下列各项中，与患者的眼征最为符合的是

　　A．眼球固定

　　B．角膜外露

　　C．视野缩小

　　D．畏光流泪

　　E．辐辏不良

81. 问题3：入院3天后，患者突然发生甲亢危象，首选的处理措施应是

　　A．口服丙硫氧嘧啶

　　B．立即进行腹膜透析

　　C．口服甲硫咪唑

　　D．口服β受体阻滞剂

　　E．口服复方碘液

（82－86题共用题干）

患者，女，36岁。双手掌指关节，近端指间关节疼痛伴晨僵2年余。查体双手指间肌肉萎缩，手指向尺侧偏，双肘关节皮下有一直径约5mm的结节，质硬，无压痛。X线显示关节腔变窄，关节半脱位，抗"O" 300 U，血沉380mm/h。

82. 问题1：最可能的诊断是

　　A．类风湿关节炎

　　B．系统性红斑狼疮

　　C．慢性关节炎

　　D．先天性关节畸形

　　E．风湿性关节炎

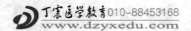
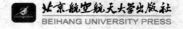

83. 问题2：最突出的临床表现是
　　A. 关节炎疼痛
　　B. 类风湿结节
　　C. 关节肿胀
　　D. 关节畸形
　　E. 晨僵

84. 问题3：急性期护理措施<u>不妥</u>的是
　　A. 注意活动四肢
　　B. 听音乐放松情绪
　　C. 关节功能位
　　D. 给予止痛消炎药
　　E. 按摩

85. 问题4：医嘱应用非甾体类消炎止痛药，机制是
　　A. 增强 NK 细胞活性
　　B. 抑制前列腺素合成
　　C. 抑制 B 细胞功能
　　D. 抑制滑膜炎
　　E. 抑制 T 细胞功能

86. 问题5：该患者常见的护理问题，<u>不包括</u>
　　A. 自理缺陷
　　B. 有废用综合征的危险
　　C. 皮肤黏膜完整性受损
　　D. 疼痛
　　E. 预感性悲哀

（87－88 题共用题干）

　　患者，女，27 岁。双眼睑下垂，复视 3 个月就诊。经检查诊断为重症肌无力。

87. 问题1：最佳的对症治疗药物是
　　A. 口服氯化钾
　　B. 麻黄碱
　　C. 溴吡斯的明
　　D. 糖皮质激素
　　E. 阿托品

88. 问题2：患者服用抗胆碱酯酶药物后，出现烦躁、多汗流涎、呼吸困难及胃肠道症状。最可能的诊断为
　　A. 胆碱能危象
　　B. 药物过敏

　　C. 反拗危象
　　D. 肌无力危象
　　E. 特发性危象

（89－90 题共用题干）

　　患者，男，67 岁。行动缓慢，行走不稳，双手震颤，表情淡漠 4 个月。体检：双侧上肢静止性震颤，双侧肢体肌张力增高，肌力、反射、感觉均正常，无智能障碍，无锥体束损害征。

89. 问题1：最可能的诊断是
　　A. 扭转痉挛
　　B. 脑动脉硬化
　　C. 阿尔茨海默病
　　D. 帕金森病
　　E. 肝豆状核变性

90. 问题2：该患者目前首要的护理问题是
　　A. 躯体移动障碍
　　B. 营养失调
　　C. 自尊紊乱
　　D. 知识缺乏
　　E. 语言沟通障碍

三、以下提供若干组考题，每组考题共同在考题前列出的 A、B、C、D、E 五个备选答案。请从中选择一个与考题关系最密切的答案，并在答题卡上将相应字母所属的方框涂黑。每个备选答案可能被选择一次，多次或不被选择。

（91－93 题共用备选答案）
　　A. 心输出量下降及心室充盈受限
　　B. 心输出量下降及肺静脉压力增高
　　C. 心输出量下降及体、肺循环静脉压增高
　　D. 心输出量下降及心脏前负荷不足
　　E. 心输出量下降及体循环静脉压力增高

91. 左心功能不全的血流动力学改变特征是
92. 右心功能不全的血流动力学改变特征是
93. 全心功能不全的血流动力学改变特征是

（94－96 题共用备选答案）
　　A. 前驱期
　　B. 昏迷期
　　C. 昏迷前期
　　D. 亚临床期

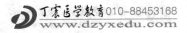
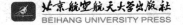

E. 昏睡期

94. 肝性脑病患者出现轻度的性格改变和行为异常，有扑翼样震颤，脑电图正常，应考虑

95. 肝性脑病患者出现意识错乱、睡眠障碍、行为失常为主要表现，言语不清，昼睡夜醒。有扑翼样震颤，脑电图异常，应考虑

96. 肝性脑病患者大部分时间呈昏睡状态，可以唤醒，醒时可回答简单问题，扑翼样震颤可引出，脑电图异常，应考虑

（97－98题共用备选答案）

A. 红细胞管型
B. 蜡样管型
C. 白细胞管型
D. 透明管型
E. 颗粒管型

97. 对急性肾小球肾炎诊断具有提示意义的是尿中见到

98. 诊断肾盂肾炎的重要依据是尿中出现

（99－100题共用备选答案）

A. 以血红蛋白减少为主，红细胞以小细胞多见

B. 以白细胞数减少为主，红细胞以大细胞多见

C. 以红细胞数减少为主，红细胞以小细胞多见

D. 以血红蛋白减少为主，红细胞以大细胞多见

E. 以红细胞数减少为主，红细胞以大细胞多见

99. 营养性巨幼细胞贫血的血液检查特点是

100. 营养性缺铁性贫血的血液检查特点是

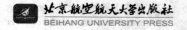

单科试卷一答案与解析

1. B。该患者在喷洒农药的时候出现了恶心呕吐、胸闷，大小便失禁，瞳孔缩小，流涎，面部肌肉抽搐，诊断可能出现了有机磷农药中毒，面部肌肉抽搐说明已经出现了烟碱样症状。胆碱酯酶复能剂常用碘解磷定和氯解磷定，其作用机制是与磷酰化胆碱酯酶中的磷形成结合物，使其与胆碱酯酶酶解部位分离，恢复胆碱酯酶活性，对缓解N样（烟碱样）症状作用明显。有机磷农药中毒首选药阿托品能有效解除M样症状，对烟碱样症状无明显作用。

2. B。脑血栓起病缓慢，一般有前驱症状，如头晕、头痛、肢体麻木及短暂脑缺血发作等，多在休息或睡眠时发病。前驱症状不包括视力迅速减退。

3. A。该患者曾注射胰岛素治疗，近1月胰岛素中断治疗出现发热、头痛、食欲减退，突然昏迷，血糖24.5mmol/L，酮体（+），血钠140mmol/L，pH7.30，判断引起昏迷的最可能的原因是并发了糖尿病酮症酸中毒。糖尿病酮症酸中毒诱因有急性感染、胰岛素不适当减量或突然中断治疗、饮食不当、严重疾病、创伤、手术、精神刺激等，其临床表现主要是乏力和"三多一少"，恶心、呕吐、头痛、嗜睡、呼吸深快有烂苹果味，随病情发展会出现严重失水，尿量减少、皮肤弹性差、脉细速、血压下降，晚期出现迟钝甚至是昏迷，血酮体多在3.0mmol/L以上，血糖一般为16.7～33.3mmol/L，甚至更高。

4. A。急性肾损伤（AKI）以往称为急性肾衰竭（ARF）。感染是AKI最常见的并发症。多为肺部、尿路、胆道等部位感染和败血症，应尽早根据细菌培养和药物敏感试验合理应用对肾脏无毒性作用的抗生素治疗，并注意调整药物剂量。

5. C。心脏骤停时最常见的心律失常是室扑或室颤。

6. B。利尿药是目前临床应用最广泛的治疗腹水方法。首选醛固酮受体拮抗剂螺内酯，因肝硬化患者醛固酮浓度升高，使肾小管对钠的重吸收增加。

7. C。支气管扩张症主要指反复的气道感染与炎症所导致的支气管与细支气管的不可逆性扩张。典型症状是慢性咳嗽、咳大量脓痰和反复咯血。肺结核典型症状是午后低热、盗汗、消瘦、乏力、食欲缺乏等。肺癌最早出现的症状是咳嗽，中央型肺癌常为痰中带血或间断血痰。慢性支气管炎的主要症状是咳嗽、咳痰或伴有喘息。

8. B。癫痫持续状态，要迅速制止癫痫发作，首选地西泮（安定）10～20mg缓慢静脉注射，速度不超过2mg/min。苯巴比妥，发作控制后肌内注射，巩固疗效。10%水合氯醛加等量植物油保留灌肠，适合肝功能不全或不宜使用苯巴比妥类药物者。

9. A。早期溶栓是目前脑血栓最重要的恢复血流措施，在发病6小时内，采用尿激酶、rt-PA使血管再通，尽快恢复缺血区的血流灌注，缩小梗死灶。

10. E。引起糖尿病酮症酸中毒最常见的诱因是急性感染，胰岛素不适当减量或突然中断治疗、饮食不当、严重疾病、创伤、手术、妊娠、分娩、精神刺激等也可引起。胰岛素注射过量易引起低血糖症。

11. E。该患者终日半卧于床，呼吸急促，心率增快，心功能分级属于Ⅳ级。根据美国纽约心脏病协会（NYHA）心功能分级：Ⅰ级是体力活动不受限，日常活动（一般活动）不引起明显的气促、乏力或心悸。Ⅱ级是体力活动轻度受限，休息时无症状，日常活动（一般活动）如平地步行

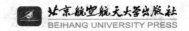

200～400m 或以常速上 3 层以上楼梯的高度时，出现气促、乏力和心悸。Ⅲ级是体力活动明显受限，稍事活动或轻于日常活动（一般活动）如平地步行 100～200m 或以常速上 3 层以下楼梯的高度时，即引起显著气促、乏力或心悸。Ⅳ级是体力活动重度受限，休息时也有气促、乏力或心悸，稍有体力活动症状即加重，任何体力活动均会引起不适。

12．D。白血病是一类造血干细胞的恶性克隆性疾病，骨髓中大量白血病细胞异常增生，使正常造血受到抑制。临床上常表现贫血、发热、出血和肝、脾、淋巴结不同程度肿大等。出血主要由血小板减少引起，可发生在全身任何部位，以颅内出血最严重，出现头痛、呕吐，甚至突然死亡。

13．E。发绀是指血液中还原血红蛋白超过 50g/L 而引起皮肤、黏膜出现青紫色的现象。多发生于皮肤较薄、色素较少和毛细血管丰富的部位，如舌、口唇、鼻尖、耳垂、颊部及指（趾）甲床等处最为明显。

14．B。急、慢性白血病的根本区别是白血病细胞的分化程度。根据病程和白血病细胞成熟程度，可分为急性和慢性两类。急性白血病起病急，进展快，病程短，仅为数月，以原始细胞及早期幼稚细胞为主。慢性白血病起病缓，进展慢，病程长，可达数年，以较成熟的幼稚细胞和成熟细胞为主。

15．B。羟氯喹属于免疫抑制药类药物，羟氯喹常见的不良反应为眼底病变，需定期检查眼底，还会出现胃肠道损害，神经系统症状，偶有肝功能损害和心肌功能损害。

16．D。肝癌患者肝区疼痛是最常见和最主要的症状，也是半数以上患者的首发症状，多为持续性胀痛、钝痛或刺痛，夜间或劳累后加重。癌肿坏死、破裂可致腹腔内出血，表现为突发右上腹剧痛，有腹膜刺激征等急腹症表现。

17．C。糖尿病的神经病变以周围神经病变最为常见，呈对称性，下肢较上肢严重，表现为四肢麻木、刺痛感、蚁走感、袜套样感，感觉过敏或消失。

18．C。继发型肺结核包括浸润性肺结核、空洞性肺结核、结核球、干酪性肺炎、纤维空洞性肺结核、结核性胸膜炎、其他肺外结核、菌阴肺结核。其中最常见的是浸润性肺结核。

19．A。铁锈色痰常见于肺炎链球菌肺炎。支原体肺炎常为刺激性干咳，可有少量黏痰。军团菌肺炎常有少量黏痰，有时见脓痰或血痰。肺真菌病临床表现无特异性。

20．D。类风湿结节为最常见的特异性皮肤表现，提示本病处于活动期，好发于前臂伸面、肘鹰嘴突附近、枕部、跟腱等关节隆突部及经常受压部位的皮下，大小不等，坚硬如象皮，无压痛，对称性分布。口腔溃疡、面部蝶形斑、血管炎性皮损是系统性红斑狼疮的临床表现。

21．C。心绞痛常因体力劳动或情绪激动而诱发，疼痛主要位于胸骨体上段或中段之后及心前区，持续 3～5 分钟，很少超过 15 分钟，疼痛特点是压迫、发闷、紧缩感，也可有烧灼感，偶伴濒死、恐惧感，不会有针刺或刀割样锐痛。休息或舌下含服硝酸甘油缓解。

22．A。快速降温是治疗中暑高热的基础和首要治疗措施，迅速降温决定患者的预后，病死率与体温过高及持续时间密切相关，如果降温延迟，死亡率明显增加。

23．A。流行性出血热发热期的"三痛"为头痛、腰痛、眼眶痛。

24．D。根据咯血量不同，可分为痰中带血、少量咯血（＜100ml/d）、中等量咯血（100～500ml/d）、大量咯血（＞500ml/d，或 1 次＞300ml）。

25．C。甲状腺制剂替代治疗甲状腺功能减退症的目标是用最小剂量纠正甲减而不产生明显不良反应，使血 TSH 值恒定在正常范围内。

26．C。过敏性紫癜的皮肤紫癜常见于下股和臀部，呈对称分布，严重者累及上肢、躯干，面部少见。特发性血小板减少性紫癜是各种原因引起血小板减少的出血性疾病。表现为全身广泛性出血，皮肤黏膜瘀点、瘀斑，甚至出现血肿、血泡。

27．D。该患者关节肿痛，两肘、掌指关节呈屈曲畸形，并有消瘦、乏力，现状最主要的护理诊断是自理能

力下降　与关节功能障碍、疼痛、乏力有关。

28．E。糖尿病酮症酸中毒常见的诱因有急性感染、胰岛素不适当减量或突然中断治疗、饮食不当、胃肠疾病、脑卒中、心肌梗死、创伤、手术、妊娠、分娩、精神刺激等。与胰岛注射过量无关。

29．E。流行性脑脊髓膜炎隐性感染率高，感染后可成为无症状带菌者，多为短期或间歇带菌，流行期间正常人群带菌率可达50%以上，带菌者对周围人群的威胁远超过患者，故认为是最重要的传染源，人群易感性普遍易感，以6个月至2岁的婴幼儿发病率最高，病后可产生持久的免疫力，再次患病者罕见，全年均可发病，但多见于冬春季节。

30．B。消化性溃疡的并发症包括出血、穿孔、幽门梗阻、癌变。不包括吸收不良综合征。

31．A。急性心力衰竭是指由于急性心脏病变引起心排血量急剧、显著的降低，导致组织器官灌注不足和急性淤血的综合征。给予患者吸氧可使肺泡内压在吸气时增加，利于气体交换，同时对抗组织液向肺泡内渗透。

32．D。甲状腺功能减退症患者终末期的表现是黏液性水肿，昏迷。老人多见，预后差，其诱发因素有寒冷、感染、手术、严重疾病、中断TH替代治疗和使用麻醉、镇静药等。临床表现为嗜睡、精神异常、木僵甚至昏迷，低体温（体温＜35℃），呼吸减慢，心动过缓，血压下降，可危及生命。

33．B。二度Ⅱ型及三度房室传导阻滞，无论有无临床症状，均应植入永久性心脏起搏器。

34．A。T_3抑制试验常用于甲亢与单纯性甲状腺肿的鉴别。此试验是先测基础摄^{131}I率，后口服一定剂量T_3后再做摄^{131}I率，甲亢时不受抑制，而单纯性甲状腺肿时受抑制。

35．E。短暂性脑缺血发作好发于中老年男性，发作突然，一般在1小时内恢复，最多不超过24小时，为局灶性神经功能丧失，不留神经功能缺失，反复发作。

36．B。室上性心动过速的心电图特征是心率

150～250次／分，节律规则。QRS波形态正常，P波为逆行性。起始突然，通常由一个房性期前收缩触发。

37．B。自发性气胸典型的临床表现是突感一侧胸痛，继之出现胸闷、气促、干咳、呼吸困难等，不包括意识不清。

38．D。癫痫持续状态时，要迅速制止癫痫发作，首选地西泮10～20mg缓慢静脉注射，速度不超过2mg/min。

39．E。腰椎穿刺患者术后要去枕平卧4～6小时，防治低颅压头痛。一旦出现低颅压症状，宜多饮水和卧床休息，严重者进行静脉滴注生理盐水。

40．B。甲状腺危象表现为原有的甲亢症状加重，并出现高热、大汗、心动过速（140次／分以上）、烦躁不安、谵妄、呼吸急促、恶心、呕吐、腹泻，严重者可有心衰、休克及昏迷等。

41．E。该患者首先考虑是蛛网膜下腔出血。蛛网膜下腔出血以中青年多见，起病急骤，持续性剧烈头痛，喷射性呕吐，可出现脑膜刺激征，是最具特征性的体征，一般无定位性神经系统体征及肢体瘫痪，腰椎穿刺是最具诊断价值和特征性的检查，脑脊液呈均匀一致血性，压力增高。

42．B。敌百虫（美曲磷酯）中毒时，洗胃溶液应选用1%盐水或清水、1∶15 000～1∶20 000高锰酸钾；禁忌碳酸氢钠溶液洗胃，以免敌百虫（美曲磷酯）遇碱性药物分解出毒性更强的敌敌畏。

43．D。谵妄是一种急性的脑高级功能障碍，表现为认知、注意力、定向与记忆功能受损，思维推理迟钝，语言功能障碍，错觉、幻觉，紧张、恐惧和兴奋不安，甚至可有冲动和攻击行为。抑制性意识障碍分为嗜睡、昏睡、昏迷（浅昏迷、中昏迷、深昏迷）。

44．E。狂犬病可分为两个临床类型，其中80%为典型，20%为麻痹型，后者无兴奋期和典型的恐水表现。全程一般不超过6天。

45．E。强直 - 阵挛发作旧称大发作，为癫痫最

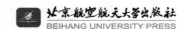

常见的发作类型之一，以意识丧失和全身对称性抽搐为特征。早期出现意识丧失、跌倒，发作前可有瞬间疲乏、麻木、恐惧或无意识动作等先兆表现，随后的发作分为强直期（全身骨骼肌持续性收缩）、阵挛期（肌肉交替性收缩与松弛）和发作后期（以面肌和咬肌为主的短暂阵挛）三期。

46．A。预防骨髓移植引起移植物抗宿主病，常规于移植前一天开始每天静脉滴注环孢素，持续1个月，以后改为每天口服至6个月。

47．A。诊断患者出现了一氧化碳中毒。CO 轻度中毒临床表现头痛、头晕、乏力、恶心、呕吐、心悸、四肢无力；中度中毒胸闷、呼吸困难、烦躁、幻觉、视物不清、判断力降低、运动失调、嗜睡、浅昏迷等，口唇黏膜可呈樱桃红色，瞳孔对光反射、角膜反射可迟钝；重度中毒昏迷、呼吸抑制、肺水肿、心律失常和心力衰竭，各种反射消失，可呈去大脑皮质状态。

48．E。糖尿病患者代谢紊乱，导致机体各种防御功能缺陷，对入侵微生物的反应能力减弱，因而极易感染，且常较严重，同时血糖过高和血糖控制不佳，有利于致病菌的繁殖，尤其是呼吸道、泌尿道、皮肤和女性患者外阴部，足癣、体癣等皮肤真菌感染较常见。

49．E。抗甲状腺药物可引起粒细胞缺乏，发生在服药的任何时间，表现为发热、咽痛、全身不适等，严重者可出现菌血症或脓毒症，甚至死亡。治疗中应定期复查血象，在用药第1个月，每周查1次白细胞，1个月后每2周查1次白细胞。

50．E。白血病是一类造血干细胞的恶性克隆性疾病，骨髓中大量白血病细胞异常增生，使正常造血受到抑制。临床上常表现有贫血、发热、出血和肝、脾、淋巴结不同程度肿大等。贫血的主要原因是正常红细胞生成减少，此外，也与无效性红细胞生成、溶血及失血有关。

51．D。再生障碍性贫血简称再障，是一种可由不同病因和机制引起的骨髓造血功能衰竭症。血象呈正细胞正色素性贫血，全血细胞减少，但三系细胞减少的程度不同。网织红细胞绝对值低于正常，白细胞计数减少，以中性粒细胞减少为

主，血小板减少。

52．E。特发性血小板减少性紫癜是一种由免疫介导的血小板过度破坏所致的出血性疾病。急性型血小板多低于 $20×10^9/L$。

53．D。二度Ⅱ型房室传导阻滞伴阿-斯综合征患者宜及早安置永久性人工心脏起搏器。

54．A。肝性脑病综合治疗原则正确的是及早识别和去除诱因，即纠正电解质和酸碱平衡紊乱；止血和清除肠道积血；避免使用镇静药及损害肝功能的药物，出现烦躁不安或抽搐时，禁用吗啡、水合氯醛、哌替啶及巴比妥类药物，可用地西泮、氯苯那敏等。减少肠内毒物的生成和吸收，即口服乳果糖可减少肠内氨的生成和吸收。

55．A。十二指肠溃疡典型的疼痛节律是进餐-餐后缓解-空腹疼痛，常为夜间痛、饥饿痛。

56．B。糖尿病慢性并发症中微血管病变可累及全身各组织器官，主要表现在视网膜、肾、神经和心肌组织，其中以糖尿病肾病和视网膜病变尤为重要。大血管病变动脉主要发生于主动脉、冠状动脉、脑动脉、肾动脉和肢体动脉等。

57．A。使用三腔二囊管压迫止血时，先向胃囊内注气 150～200ml，向外加压牵引，以压迫胃底。如未能止血，再向食管囊内注气约 100ml，为防止黏膜糜烂，气囊充气加压 12～24 小时应放松牵引，放气 15～30 分钟，必要时可重复注气压迫。

58．E。短暂性脑缺血发作好发于中老年男性，发作突然，一般在 1 小时内恢复，最多不超过24 小时，为局灶性神经功能丧失，不留神经功能缺失，反复发作。

59．A。肝性脑病的发病机制主要是氨导致脑的能量代谢紊乱。血氨增加对诊断肝性脑病最有帮助。

60．D。该患儿排茶色尿、眼睑水肿、下肢非凹陷性水肿，血压 130/90mmHg，判断其为急性肾小球肾炎。急性肾小球肾炎起病时几乎都有血尿，呈浓茶色样。水肿是最常见和最早出现的症状，表现为晨起眼睑、面部水肿，可伴有双下肢水肿，重者全身水肿。多数患儿有一过性的轻、中度高血压，学龄前儿童＞ 120/80mmHg，学龄儿童＞

130/90mmHg。本病为自限性疾病，无特异治疗，主要是休息，控制水钠摄入，对症治疗及防治严重并发症。急性期卧床休息，直至肉眼血尿消失。

61．D。甲亢患者主要表现为高代谢综合征，常有心悸、乏力、怕热、多汗、消瘦、食欲亢进等。糖尿病患者常表现为"三多一少"，即多尿、多饮、多食和体重减轻。甲亢、糖尿病共有的临床表现是多食、消瘦。

62．B。缓解气胸患者呼吸困难的首选方法是胸腔减压（胸腔穿刺放气）。吸氧、镇静适用于稳定型小量气胸，首次发生的症状较轻的闭合性气胸，应严格卧床休息，酌情予镇静、镇痛等药物。人工呼吸主要运用于心肺复苏，心脏骤停，昏迷患者。气管切开常用于发生支气管痉挛时需解痉治疗、喉头水肿伴有严重呼吸困难的患者，以及呼吸道不通畅，需要建立人工呼吸道的患者。

63．C。溶栓治疗禁忌证包括脑出血、脑血管畸形、颅内恶性肿瘤、活动性出血（不包括月经来潮）、未获良好控制的＞180/110mmHg的高血压、近3周内有创伤或大手术、近4周有内脏出血、妊娠、活动性消化性溃疡、已知有出血倾向或发病前正在进行抗凝治疗等。

64．C。心脏骤停发生后，大部分患者将在4～6分钟内开始发生不可逆脑损害。其损害基本病理是脑缺氧和脑水肿。心脏骤停后脑组织由于缺氧而发生脑水肿，导致颅内压增高甚至脑疝，若不积极采取措施，则可能因脑组织发生永久性损害而使患者成为植物状态。

65．D。再生障碍性贫血简称再障，是由于多种原因导致骨髓造血功能衰竭，以骨髓造血干细胞及造血微环境损伤、外周血全血细胞减少为特征的一种综合征。临床主要表现为进行性贫血、感染、出血和全血细胞的减少。

66．D。中心静脉压（CVP）代表右心房或胸段腔静脉内的压力变化，可反应心脏功能状态和静脉回心血量，在临床上常作为判断心血管功能的重要指标，也可作为控制补液速度和补液量的监测。中心静脉压高于正常或有升高趋势，提示输液过快或心脏射血功能不全，中心静脉压偏低或

有下降趋势，则提示输液量不足。

67．B。约1/3～1/2患者在不同病期有咯血，结核性炎症使毛细血管通透性增高，常表现血痰；病变损伤小血管则血量增加；若空洞壁的动脉瘤破裂则引起大咯血。胶冻样痰常见于肺炎克雷伯杆菌肺炎。粉红色泡沫痰常见于急性左心衰竭引起的肺水肿。

68．D。高血压的用药原则是从小剂量开始，优先选择长效制剂，联合2种或2种以上药物，个体化治疗，强调终身治疗的重要性。服药剂量必须遵医嘱执行，按时按量，不可随意增减药量或突然撤换药物。老年高血压患者的血压应降至150/90mmHg以下。快速降压首选硝普钠静滴。

69．A。狼疮性肾炎是系统性红斑狼疮最常见和最严重的临床表现，是系统性红斑狼疮患者死亡的常见原因，几乎所有患者均有肾损害。

70．D。慢性肾小球肾炎多表现为晨起眼睑、面部水肿，可伴有双下肢水肿，重者全身水肿，一般无体腔积液。主要由肾小球滤过率降低，引起尿少和水钠潴留所致。

71．A。该患者已诊断为肥厚性心肌病，2小时前行走中突然抽搐，意识丧失，股动脉、颈动脉搏动消失，瞳孔散大。已发生心跳骤停。心跳骤停的典型三联症包括突发意识丧失、呼吸停止和大动脉搏动消失。

72．D。对心跳骤停患者的首要抢救措施是心肺复苏（胸外心脏按压，开放气道，口对口人工呼吸）。呼叫急救车送往医院，建立和维持更为有效的通气和循环功能，识别及治疗心律失常，建立静脉通路并应用药物，改善并维持心肺功能及治疗原发疾病的一系列救治措施。

73．E。心脏骤停后脑组织由于缺氧而发生脑水肿，导致颅内压增高甚至脑疝，一般认为脑细胞经受4～6分钟的完全性缺血缺氧，即可引起不可逆的损伤，所以维持脑组织的灌流是心肺复苏的重点。主要措施包括降低体温、使用脱水剂和高压氧治疗。其他护理措施有严密观察患者意识状态、生命体征。记录出入量。观察抗心律失常

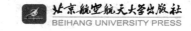

药物反应。预防并发症发生。

74．C。病毒性心肌炎是由病毒侵犯心肌引起的以心肌细胞的变性和坏死为病理特征的疾病。最有利于明确病因诊断的检查是病毒中和抗体效价测定恢复期较急性期增高4倍。血清心肌酶（肌钙蛋白）升高，提示有心肌损伤。心电图、超声心动图、核素心肌显像对病毒性心肌炎病因的诊断价值不大。

75．A。病毒性心肌炎的临床表现包括在起病前数日或发病前1～3周有上呼吸道感染或肠道病毒感染病史，表现为发热、乏力、咽痛、肌痛，或恶心、呕吐等消化道症状。随后可有心悸、胸痛、呼吸困难、水肿，甚至晕厥、猝死。查体心动过速与发热程度不平行，心脏正常或轻度扩大，第一心音减弱，可出现奔马律和交替脉等心力衰竭的体征。常合并各种心律失常，以房性与室性期前收缩及房室传导阻滞最为多见。

76．D。病毒性心肌炎患者的护理措施重点是充分休息，加强营养。卧床休息至体温稳定后3～4周，保证充分睡眠，待症状消失，心肌酶、病毒中和抗体、白细胞等实验室检查指标及体征正常后，方可逐渐增加活动。恢复期继续限制活动，总休息时间不少于6个月。加强营养，应给予易消化、富含维生素和优质蛋白质的饮食。严密监测生命体征及记录出入量。

77．A。青光眼或前列腺肥大者禁用阿托品。该患者既往有青光眼病史。

78．B。该患者腹泻5年，伴里急后重感，偶有脓血便，无发热，肠镜检查示乙状结肠血管纹理不清，黏膜颗粒状，最可能的诊断是溃疡性结肠炎。氨基水杨酸制剂有抗菌、抗炎和免疫抑制的作用，是治疗溃疡性结肠炎的首选药。急性期应卧床休息，给流质饮食，需禁食者，给予静脉营养。腹痛时给予解痉止痛药。肾上腺皮质激素适用于氨基水杨酸制剂疗效不佳的轻、中型患者。免疫抑制药适用于对激素治疗效果不佳或对激素依赖的慢性持续型病例。

79．B。糖皮质激素的不良反应有水钠潴留、血压升高、动脉粥样硬化、血糖升高、精神兴奋性增高、消化道出血、骨质疏松、继发感染、伤口不易愈合，以及类肾上腺皮质功能亢进症的表现，如满月脸、水牛背、多毛、向心性肥胖等。不包括末梢神经炎。

80．A。特发性血小板减少性紫癜是一种由免疫介导的血小板过度破坏所致的出血性疾病。急性期常表现为全身皮肤出现瘀点、紫癜及大小不等的瘀斑，好发于四肢，以下肢为多见。颅内出血是患者死亡的主要原因。该患者因特发性血小板减少性紫癜治疗效果不佳近期出血加重再次入院，最重要的护理措施是观察和预防脑出血。

81．E。特发性血小板减少性紫癜患者经糖皮质激素治疗无效，此时宜尽早脾切除。一般在脾切除24小时内血小板即升至正常。即使术后血小板回升不理想，也可减少糖皮质激素用量。

82．A。该患者是因煤气中毒入院，诊断为一氧化碳中毒。一氧化碳轻度中毒，血液中碳氧血红蛋白浓度（COHb）10%～20%，中度中毒COHb浓度30%～40%，重度中毒COHb浓度大于50%。

83．A。一氧化碳中毒主要引起氧输送和氧利用障碍，一氧化碳（CO）可与血红蛋白（Hb）结合，形成稳定的碳氧血红蛋白（COHb），CO与Hb的亲和力比氧与Hb亲和力大240倍，COHb不能携氧且不易解离，发生组织和细胞缺氧，血液中碳氧血红蛋白浓度是诊断一氧化碳中毒的指标，也可进行分辨中毒的严重程度。

84．D。氧疗是治疗CO中毒最有效的方法，头痛、恶心、碳氧血红蛋白浓度＞40%者可行高压氧舱治疗，高压氧舱是CO中毒者最好的给氧方式。无高压氧舱条件要给予高浓度吸氧治疗。

85．A。该患者最可能的诊断是艾滋病。艾滋病的临床表现持续1个月以上的发热、乏力、盗汗、腹泻，体重下降超过10%，伴记忆力减退、头痛、癫痫、痴呆等神经系统症状，还可出现持续性全身淋巴结肿大，表现为除腹股沟以外全身其他部位两处或两处以上淋巴结肿大，质软，无压痛，可活动；辅助检查，白细胞、血红蛋白、红细胞及血小板计数均降低，$CD4^{+}$ T淋巴细胞下降，CD4/CD8比值＜1.0。

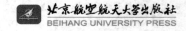

86．B。艾滋病患者首优的护理诊断、护理问题是有传播、感染的危险，与免疫功能受损有关。隔离是指采用各种方法、技术，防止病原体从患者及携带者传播给他人的措施，密切观察有无肺部、胃肠道、中枢神经系统、皮肤黏膜等机会性感染的发生，加强个人卫生，用药护理、对症治疗。

87．C。切断传播途径是艾滋病主要的预防措施，艾滋病感染者严禁捐献血液、精液及器官，避免不安全行为，艾滋病感染的育龄妇女避免妊娠、生育及哺育，减少母婴传播，高危人群规范治疗性疾病，使用避孕套。

88．A。该患者最可能的诊断是伤寒。伤寒的临床表现起病缓、随病情加重，体温呈阶梯状上升，可达39～40℃，伴全身不适、头痛、食欲下降等，腹部不适、腹胀，多数便秘，少数腹泻，右下腹可有压痛，中毒面容，精神恍惚、表情淡漠，多数患者在病程一周有脾大、肝大，质软，有压痛，实验室检查白细胞减少，中性粒细胞减少，嗜酸性粒细胞减少或消失，粪便检查见少量白细胞等。

89．B。第三代喹诺酮类药物是目前治疗伤寒的首选药物，具有抗菌谱广、杀菌作用强、细菌对其产生突变耐药的发生率低、体内分布广、组织体液中药物浓度高以及口服制剂使用方便等优点。

90．D。伤寒发热期间患者必须卧床休息至热退后1周，以减少热量和营养物质的消耗，同时减少肠蠕动，避免肠道并发症的发生，恢复期无并发症者可逐渐增加活动量。

91．A。慢性支气管炎可分为单纯型和喘息型，单纯型患者表现咳嗽、咳痰两项症状，喘息型慢支除咳嗽、咳痰外，尚有喘息症状，长期病变引起气道狭窄、阻力增加和气流受限，表现为呼气性呼吸困难。

92．B。左心衰竭主要表现为肺循环淤血和心排血量降低，不同程度的呼吸困难是左心衰竭最主要的症状；劳力性呼吸困难是左心衰竭最早出现的症状；随着病情加重逐渐出现夜间阵发性呼吸困难→端坐呼吸→急性肺水肿。

93．E。乙胺丁醇对几乎所有类型的结核分枝杆菌均具有高度抗菌活性，抗菌机制可能是与Mg^{2+}结合，干扰菌体RNA的合成，球后视神经炎是最严重的毒性反应。异烟肼药物过量时常引起中枢神经系统兴奋症状、周围神经炎，偶可见肝功能损害。链霉素主要的不良反应是听力障碍、眩晕、肾功能损害。利福平的主要不良反应是肝功能损害和过敏反应。对氨基水杨酸钠最常见的不良反应胃肠功能障碍。

94．C。链霉素主要的不良反应是听力障碍、眩晕、肾功能损害。

95．C。肝硬化引起上消化道出血首先的治疗为药物止血（垂体后叶素、生长抑素、奥曲肽等）。药物治疗无效的大出血可暂时使用三腔二囊管压迫止血。

96．A。消化性溃疡引起的上消化道出血首选H_2受体拮抗剂或质子泵抑制剂（洛赛克），抑制胃酸分泌，大出血时静脉给药。

97．D。化学药物治疗是目前白血病治疗最主要的方法，也是造血干细胞移植的基础，可分为诱导缓解及缓解后治疗两个阶段。急性髓系白血病最常用的是去甲氧柔红霉素（IDA）、阿糖胞苷（A）组成的IA方案和柔红霉素（DNR）、阿糖胞苷（A）组成的DA方案。

98．A。化学药物治疗是目前白血病治疗最主要的方法，也是造血干细胞移植的基础，可分为诱导缓解及缓解后治疗两个阶段。长春新碱（VCR）和泼尼松（P）组成的VP方案是急性淋巴细胞白血病的基础用药。

99．A。慢性粒细胞性白血病是一种发生在多能造血干细胞的恶性骨髓增生性肿瘤。异基因造血干细胞移植是唯一可治愈慢粒的方法。

100．E。骨髓穿刺术的禁忌证是血友病、晚期妊娠及局部皮肤感染者。适应证是临床上主要适用于不明原因的贫血、各种类型的白血病、多发性骨髓瘤、骨转移瘤、原发性血小板减少性紫癜、疟疾、黑热病等。

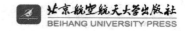

单科试卷二答案与解析

1．A。CO 中毒时控制频繁抽搐的首选药物为地西泮。抽搐时给予地西泮 10～20mg，静脉注射。抽搐停止后，给予苯妥英钠 0.5～1.0g 静滴。

2．C。脑出血可使颅内压增高，并致脑疝形成，是导致患者死亡的直接原因，积极控制脑水肿、降低颅内压是脑出血急性期治疗的重要环节。

3．B。该患者诉视物不清可能并发了白内障或视网膜病变，胸闷憋气可能并发了冠心病，两腿及足底刺痛可能并发了神经病变，右足趾渐变黑可能并发了糖尿病足导致的肢端坏疽。糖尿病慢性并发症包括感染导致的肾盂肾炎、膀胱炎、肺结核、皮肤真菌感染等，血管病变导致的动脉粥样硬化、冠心病、脑血管病、肾动脉硬化等，神经病变引起的周围神经病变最常见，糖尿病足等。不包括关节炎。

4．C。慢性肾功能衰竭患者发生尿闭，应严格限水。

5．D。长期高血压使全身小动脉痉挛、硬化、管腔狭窄，外周阻力增加，从而心脏收缩时阻力增大，左心室后负荷增加，左心室代偿性肥厚、扩大，甚至左心衰竭。

6．A。肝脏功能正常情况下，血液中各种激素都保持一定含量，多余的激素经肝脏处理而被灭活。当患肝病时，可出现雌激素灭活障碍，导致雌激素增多，雄激素相对减少。男性出现性欲减退、毛发脱落、不育及乳房发育；女性出现月经失调、闭经、不孕等。雌激素增多的突出体征有蜘蛛痣和肝掌。

7．A。地塞米松属糖皮质激素类药物，糖皮质激素是目前控制哮喘最有效的抗炎药物，静脉给药适用于哮喘持续状态、重症或用支气管舒张药

不能缓解者。氨茶碱口服适用于夜间哮喘，静脉给药适用危重症哮喘；沙丁胺醇是轻度哮喘的首选药物；色甘酸钠属抗变态反应药，用于预防运动及过敏性哮喘发作；异丙托溴铵属抗胆碱药，用于对夜间哮喘及痰多患者更有效。

8．D。基底核区出血约占脑出血的 50%～60%，系豆纹动脉尤其是外侧支破裂所致，患者常出现病灶对侧偏瘫、偏身感觉障碍和同向性偏盲（三偏征）。应激性溃疡是脑干出血的并发症。丘脑性痴呆、交叉瘫、眼球震颤是丘脑出血的临床表现。

9．E。脑栓塞病因及发病机制是各种栓子随血流进入颅内动脉，使血管腔急性闭塞或严重狭窄引起脑缺血坏死及功能障碍，心源性栓子为脑栓塞最常见的病因，其中又以风湿性心瓣膜病患者房颤时附壁血栓脱落最多见。

10．E。糖尿病酮症酸中毒患者呼吸深快并伴有烂苹果气味。

11．E。持续性房颤患者转复的首选药物是胺碘酮，因其很少引起致命性心律失常，特别适合于器质性心脏病的患者。洋地黄、西地兰有正性肌力作用，多用于治疗心衰。利多卡因常用于治疗室性心律失常。阿托品用于迷走神经过度兴奋所致的缓慢心律失常。

12．E。白血病是一类造血干细胞的恶性克隆性疾病，骨髓中大量白血病细胞异常增生，使正常造血受到抑制。临床上常表现有贫血、发热、出血和肝、脾、淋巴结不同程度肿大等。再生障碍性贫血是一种可能由不同病因和机制引起的骨髓造血功能衰竭症。主要表现为进行性贫血、出血、反复感染而肝、脾、淋巴结多无肿大。

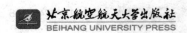

13．D。缺铁性贫血由于缺血、缺氧和含铁酶及铁依赖酶的活性降低，常引起黏膜损害，表现为舌炎、舌乳头萎缩、口角炎、胃酸缺乏及胃功能紊乱，约 1/3 患者有慢性萎缩性胃炎。严重者引起吞咽困难，其特点为吞咽时感觉食物黏附在咽部，是缺铁的特殊表现之一。

14．E。急性早幼粒细胞白血病易并发弥散性血管内凝血而出现全身广泛性出血，是急性白血病亚型中出血倾向最明显的一种。

15．A。系统性红斑狼疮的皮肤损害，80% 患者出现皮疹，多见于日晒部位，蝶形红斑最具有特征性，其他皮疹如盘状红斑、指掌部和甲周红斑、指端残血、面部及躯干皮疹等，非特异性皮疹可出现光过敏、脱发、甲周红斑、网状青斑、血管炎性皮损、雷诺现象等，活动期会出现口腔和鼻黏膜痛性溃疡。不会出现玫瑰疹。

16．A。CT 和 MRI 具有较高的分辨率，可提高直径 < 1.0cm 小肝癌的检出率，是诊断及确定治疗策略的重要手段。B 超检查是肝癌筛查和早期定位的首选检查。AFP 测定是肝癌的定性检查，有助于诊断早期肝癌。肝穿刺针吸细胞血检查是确诊肝癌最可靠的方法。选择性腹腔动脉造影常用于出血部位的检查。

17．A。速效胰岛素类似物起效更快，持续作用时间更短，由于起效快速，一般须紧邻餐前注射，皮下注射后 10 ～ 15 分钟左右起效，因此注射后 10 分钟内需进食含有糖类的食物，最大作用时间为注射后 2 ～ 3 小时，降糖作用可持续 4 小时左右。

18．D。该患者午后低热盗汗，咳嗽，咳痰，痰中带血，消瘦，X 线检查示右上肺有云雾状淡薄阴影，无透光区，最可能的诊断是肺结核。肺结核是由结核分枝杆菌通过飞沫核排到空气中传播，当被人吸入后即可引起感染，感染途径为呼吸道感染，应进行呼吸道隔离。给予高热量、高蛋白、高维生素的易消化饮食，多饮水。按医嘱给予抗结核药物治疗。餐具煮沸消毒，被褥、书籍曝晒 6 小时以上。对患者做好预防、疾病知识、用药、复查指导。

19．E。肺结核患者需呼吸道隔离和对症治疗。治疗方案分为强化期和巩固期。总疗程 6 ～ 8 个月，强化期 2 个月，巩固期 4 ～ 6 月。有明显中毒症状、咯血或大量胸腔积液者应卧床休息，恢复期可适当增加活动；长期慢性患者或轻症患者可正常工作和生活，避免劳累和重体力活动。给予高热量、高蛋白、高维生素的易消化饮食，多饮水。咯血时禁止屏气，取患侧卧位，有利于健侧通气，并防止病灶扩散。

20．C。晨僵是类风湿关节炎最突出的临床表现，往往持续时间超过 1 小时，活动后可减轻，其时间长短是反映关节滑膜炎症严重的一个指标。

21．B。该患者冠心病心绞痛 3 年，心绞痛发作时经休息或含服硝酸甘油可以缓解，临床诊断为稳定型心绞痛。稳定型心绞痛的治疗原则是改善冠脉血供和降低心肌耗氧以改善患者症状，提高生活质量，同时治疗冠脉粥样硬化，预防心肌梗死和死亡，以延长生存期。稳定型心绞痛患者缓解期治疗（缓解发作）药物包括改善缺血减轻症状的药物，如 β 受体拮抗剂（倍他洛克）、硝酸酯类药（消心痛）、钙通道阻滞剂（硝苯地平）；及预防心肌梗死，改善预后的药物（阿司匹林）。氨苯蝶啶为保钾利尿药，主要用于治疗各类水肿，如心力衰竭、肝硬化及慢性肾炎引起的水肿和腹水，以及糖皮质激素治疗过程中发生的水钠潴留。

22．C。消化道传染病病房采取"三管一灭"，即管理水源、饮食、粪便，灭蚊蝇、蟑螂等。日本血吸虫病的传播途径为带虫卵的粪便入水，使钉螺滋生，人、畜接触疫水被感。

23．B。伤寒极期的特征性表现包括高热、玫瑰疹、缓脉、肝脾肿大消化道及神经系统症状。不包括左下腹疼痛。

24．C。慢性阻塞性肺疾病患者，应进行呼吸肌功能训练，包括缩唇呼吸和腹式呼吸。缩唇缓慢呼气可提高支气管内压，防止呼气时小气道过早塌陷，利于肺泡气排出。训练腹式呼吸可减低呼吸阻力，增加肺泡通气量，提高呼吸效率。

25．A。糖尿病慢性并发症中微血管病变包括糖尿病肾病、糖尿病性视网膜病变、糖尿病性心肌

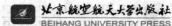

病。下肢动脉硬化、冠状动脉硬化、肾动脉硬化及脑动脉硬化属于糖尿病慢性并发症中的大血管病变。

26．B。血小板低于 $20×10^9$/L 时，应绝对卧床休息，以防颅内出血。

27．A。迟发性多发性神经病，少数患者在急性中度或重度中毒症状消失后 2～3 周，可出现感觉型和运动型多发性神经病变，主要表现为四肢肌肉萎缩、肢体末端烧灼、疼痛、麻木以及下肢无力、瘫痪等，称为迟发性多发性神经病。

28．E。在糖尿病患者中有 40%～60% 发生糖尿病肾病，是 1 型糖尿病的主要死因，在 2 型糖尿病中的严重性仅次于心、脑血管疾病。

29．D。该患者语言障碍为运动性失语。运动性失语指患者不能言语或只能讲 1～2 个简单的字，对别人的言语和书写的文字能理解，但要读出来却有困难和差错。

30．C。枸橼酸铋钾服用期间口中可能带有氨味，并可使舌、粪染成黑色，但停药后即消失。

31．A。血管扩张药治疗心衰时最常见的不良反应是血压降低。该药通过降低心室充盈压和全身血管阻力，减轻心脏负荷。扩张容量血管（小静脉）可减轻心脏前负荷，扩张外周阻力血管（小动脉）可减轻心脏后负荷。

32．A。甲状腺功能减退症患者使用甲状腺片治疗的原则是从小剂量开始，逐渐增加，需长期或终身服用。用最小剂量纠正甲减而不产生明显不良反应，使血 TSH 值恒定在正常范围内。

33．B。G 细胞分泌促胃液素。主细胞分泌大量胃蛋白酶原。壁细胞分泌盐酸和内因子。

34．D。甲亢危象患者首选的药物是丙基硫氧嘧啶，其作用机制是迅速减少甲状腺激素合成及外周组织中 T_4 转化为 T_3。

35．A。脑血栓早期溶栓是目前最重要的恢复血流措施。脑血栓患者在发病 6 小时内，采用 rt-PA、尿激酶使血管再通，尽快恢复缺血区的血流灌注，缩小梗死灶。不符合溶栓适应证且无禁忌

证的缺血性脑卒中患者应在发病后尽早给予口服阿司匹林。可行抗凝治疗，使用普通肝素静脉慢滴，或低分子肝素皮下注射，并密切监测凝血功能。

36．A。β 受体阻滞剂治疗心绞痛的作用机制是通过阻断拟交感胺类对心率和心肌收缩力受体的刺激作用，减慢心率、降低血压、降低心肌收缩力，减少心肌氧耗量。

37．D。非小细胞癌（鳞癌、腺癌、大细胞癌）采取以手术治疗为主，辅以化学治疗和放射治疗的综合治疗。小细胞癌主要进行化学治疗和放射治疗。

38．C。浅昏迷是意识完全丧失，可有较少的无意识自发动作。对周围事物及声、光刺激全无反应，对强烈的疼痛刺激可有回避动作及痛苦表情，但不能觉醒，吞咽反射、咳嗽反射、角膜反射及瞳孔对光反射存在，生命体征无明显改变。

39．E。该患者最可能的诊断为重症脑血栓形成（脑梗死）。脑动脉粥样硬化是脑血栓形成的最常见和最基本的病因，常伴有高血压，多在休息或睡眠时发病。神经症状取决于梗死灶的大小和部位，如偏瘫、失语、偏身感觉障碍和共济失调等，多无意识障碍，病情重者可并发昏迷、颅内压增高，严重脑水肿和颅内压增高是急性重症脑梗死的常见并发症和主要死亡原因，常用 20% 甘露醇 125～250ml 快速静滴。

40．E。硫脲类药物的作用机制是通过抑制甲状腺内过氧化物酶系及碘离子转化为新生态碘或活性碘，抑制酪蛋白的碘化和耦联，使氧化碘不能与甲状腺球蛋白结合，从而阻断甲状腺激素的合成。

41．C。该患者最可能的诊断是短暂性脑缺血发作。短暂性脑缺血发作好发于中老年男性，主要病因为动脉粥样硬化，表现为突然发作、持续时间短、不留神经功能缺失。颈动脉系统短暂性脑缺血发作：病灶为对侧发作性肢体单瘫、偏瘫和面瘫、单肢或偏身麻木，一过性黑矇。

42．D。毒蕈碱样症状是急性有机磷农药中毒最先出现的症状，是由副交感神经末梢过度兴奋引

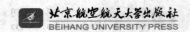

起。主要表现为平滑肌痉挛，如瞳孔缩小、腹痛、腹泻等；腺体分泌增加，如多汗、全身湿冷、流泪和流涎；气道分泌物增多，如咳嗽、气促、呼吸困难、肺水肿等；括约肌松弛，如大小便失禁。可用阿托品对抗。

43．A。偏瘫表现为一侧面部和肢体瘫痪。单瘫表现为单个肢体的运动不能或运动无力，多为一个上肢或一个下肢。截瘫是指双下肢瘫痪。四肢瘫痪是指四肢不能运动或肌力减退。交叉性瘫痪是指病变同侧脑神经的周围性麻痹，对侧肢体中枢性瘫痪和偏身感觉障碍。

44．E。淤胆型肝炎黄疸具有"三分离"和"梗阻性"特征。"三分离"特征即黄疸深，但消化道症状轻，ALT 升高不明显，PTA 下降不明显。重型肝炎表现为黄疸迅速加深，肝脏进行性缩小，出现肝臭，出现腹水、神经系统症状等。

45．E。癫痫强直期表现为突然意识丧失，眼球上翻或凝视、咀嚼肌收缩张口，随后突然闭合，可咬伤舌尖，喉部肌肉痉挛易导致呼吸抑制，颈部和躯干肌肉收缩使颈和躯干先屈曲、后反张，上肢由上举后旋转为内收前旋，下肢先屈曲后猛烈伸直。阵挛期表现为不同肌群强直和松弛交替。

46．E。白血病细胞易浸润口腔黏膜，因此需加强对白血病患者口腔护理，其主要目的是减少溃疡面感染的概率，促进溃疡愈合。

47．A。快速降温是治疗的基础，也是中暑引起高热的首要治疗措施，迅速降温决定患者的预后。降低劳力性热射病患者体温的时间段由原来的"黄金 1 小时"改为"黄金半小时"。

48．A。糖尿病慢性并发症包括感染导致的肾盂肾炎、膀胱炎、肺结核、皮肤真菌感染等，血管病变导致的动脉粥样硬化、视网膜黄斑病变、冠心病、脑血管病、肾动脉硬化等，神经病变引起的周围神经病变最常见，糖尿病足，足部疼痛、溃疡、坏疽。

49．E。甲状腺功能亢进症的临床表现包括 TH 分泌过多所致的甲状腺毒症、甲状腺肿和眼征。出现高代谢综合征即食欲亢进、多食、消瘦等。心

血管系统可致心动过速，以房性期前收缩最常见；心搏出量增加可致收缩压增高，外周血管扩张，血管阻力下降，可致舒张压下降，导致脉压增大。

50．D。过敏性紫癜以紫癜型（单纯型）最常见，以皮肤紫癜为首发的特征性表现，多见于下肢和臀部。

51．B。贫血是指人体外周血红细胞容量减少，低于正常范围下限，不能运输足够的氧至组织而产生的综合征。临床表现为皮肤黏膜苍白（无发绀）、乏力、头晕、心悸、气短等。

52．C。过敏性紫癜为一种常见的血管变态反应性疾病，因机体对某些致敏物质产生变态反应，导致毛细血管脆性及通透性增加，血液外渗，产生紫癜、黏膜及某些器官出血。

53．D。心脏的血液供应来自于左右冠状动脉。其中右冠状动脉一般分布于右房、右室前壁大部分、右室侧壁和后壁的全部、左室后壁的一部分及室间隔的 1/3，包括房室结和窦房结。

54．A。原发性肝癌采用以手术切除为主的综合治疗，是提高肝癌长期治疗效果的关键。其他治疗包括放射治疗、分子靶向治疗、生物治疗、中医中药治疗等。

55．E。该患者上腹部不适感半年，餐后症状加重，食欲及体重变化不大，近 3 天出现黑便，上腹部轻度压痛，最可能的诊断是胃溃疡并出血。胃溃疡并出血典型的疼痛节律是进餐 - 餐后疼痛 - 空腹缓解，常为餐后痛，并有黑便。慢性胃窦胃炎无黑便。慢性胃体胃炎常伴有贫血。胃癌疼痛节律可变为无规律性，常有体重减轻、贫血。十二指肠球部溃疡的疼痛节律是进餐 - 餐后缓解 - 空腹疼痛。

56．B。糖尿病足是由于神经病变、血管病变和感染导致足部的溃疡和坏疽，是糖尿病最严重的慢性并发症之一，常表现为皮肤溃疡、坏死，感染、骨髓炎等。

57．E。患者有肝硬化、食管 - 胃底静脉曲张破裂出血病史 2 年，因突然呕血 800ml，黑便 3 次入院，考虑是再次食管 - 胃底静脉曲张破裂出血，

首选的止血药物是血管加压素，其作用机制是使内脏血管收缩，从而减少门静脉血流量，降低门静脉及其侧支循环的压力从而控制出血。雷尼替丁和奥美拉唑常用于消化性溃疡出血的止血。

58．C。脑血管疾病的危险因素分为可干预和不可干预两类，不可干预因素包括年龄、性别、性格、种族、遗传等，55岁以后发病率明显增加。可干预因素包括高血压、高血脂、心脏病、糖尿病、高同型半胱氨酸血症、吸烟、酗酒、体力活动少、高盐饮食、超重、感染等，在可干扰因素中，高血压是各类脑卒中最常见危险因素。

59．C。急性胰腺炎指多种病因使胰酶在胰腺内被激活引起胰腺组织自身消化，从而导致水肿、出血甚至坏死的炎症反应，重症常继发感染、腹膜炎和低血容量休克等症状。

60．B。急性肾小球肾炎患者急性期应卧床休息，待肉眼血尿消失、水肿消退及血压恢复正常后逐步增加活动量。急性期应予低盐（每天3g以下）饮食。肾功能正常者不需限制蛋白质入量，但肾功能不全时可考虑限制蛋白质摄入，并以优质动物蛋白为主。明显少尿者应注意控制液体入量。

61．E。甲亢合并甲状腺毒症心脏病时，可出现心脏增大和心力衰竭，心律失常则以心房颤动多见。

62．A。纠正缺氧和二氧化碳潴留的先决条件是呼吸道通畅，如有呼吸道堵塞，给予氧疗、增加通气量均为无效操作。

63．A。患者近半日临床确诊为急性心肌梗死，入院治疗。1小时后患者出现呼吸困难、端坐呼吸，两肺布满湿啰音和哮鸣音等肺淤血症状，最可能的诊断是急性左心衰竭。发生的原因是梗死后导致心脏舒缩能力减弱或不协调。多数患者会在发病1～2天出现心律失常，尤其是24小时内，以室性心律失常最多见。急性肺栓塞典型的症状是呼吸困难、胸痛、咯血。肺源性心脏病典型的表现是呼吸困难、肺淤血症状突然减轻。支气管哮喘典型表现为反复发作性伴哮鸣音的呼气性呼吸困难。

64．B。判断心脏骤停最可靠和最迅速的依据是意识丧失及大动脉搏动消失。临床上只要发现患者有此表现，就可以做出心脏骤停的诊断，并立即开始抢救。

65．E。营养性巨幼细胞贫血由于叶酸和（或）维生素B_{12}缺乏所引起的一类贫血。病因治疗是有效治疗或根治的关键，本病主要的治疗药物是维生素B_{12}、叶酸。硫酸亚铁常用于治疗缺铁性贫血。雄激素常用于治疗再生障碍性贫血。

66．A。柳氮磺吡啶在肠道可分解成磺胺嘧啶和5-氨基水杨酸盐，起到抗菌、抗炎和免疫抑制的作用，是治疗溃疡性结肠炎的首选，适用于轻型、中型或经糖皮质激素治疗已缓解的重型患者。肾上腺皮质激素适用于氨基水杨酸制剂疗效不佳的轻、中型患者。免疫抑制药适用于对激素治疗效果不佳或对激素依赖的慢性持续型病例。

67．D。肺脓肿是以厌氧菌感染为主的混合性感染，一般对青霉素敏感，对青霉素过敏或不敏感者，可选用甲硝唑、林可霉素或克林霉素等。

68．E。心包摩擦音是心包炎的典型体征，最具诊断价值。呈抓刮样粗糙音，以胸骨左缘第3、4肋间，胸骨下段及剑突区最为明显。

69．A。晨僵是类风湿关节炎的突出症状，为观察本病活动性的重要指标，持续时间常超过1小时，活动后缓解。

70．A。肾病综合征患者血液呈高凝状态，加之高脂血症、血液黏稠度增加等因素易并发血栓形成和栓塞，以肾静脉血栓最为多见。此外，下肢深静脉血栓、肺血管血栓、栓塞、脑血管血栓、冠状血管血栓也不少见。

71．B。该患者反复发作呼吸困难3年，每年秋季发作，可自行缓解，双肺满布哮鸣音，X线胸片示心肺无异常，应诊断为支气管哮喘。支气管哮喘主要由接触变应原触发或引起，典型表现为反复发作性伴哮鸣音的呼气性呼吸困难，可自行缓解。喘息型慢支除咳嗽、咳痰外，尚有喘息症状，并经常或多次出现哮鸣音；阻塞性肺气肿典型症状是劳力性气促多在原有咳嗽、咳痰等慢支症状的基础上出现逐渐加重的呼吸困难；心源性

 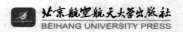

哮喘通常要端坐呼吸、咳粉红色泡沫痰、肺底部布满水泡音。

72．D。支气管哮喘常表现为广泛多变的可逆性气流受限，确诊首选肺功能检查，判断气流受限最重要的指标是 $FEV_1/FVC\% < 70\%$ 或 FEV_1 低于正常预计值80%；支气管舒张试验可测定气道的可逆性改变，支气管舒张试验呈阳性有助于明确诊断支气管哮喘。本题选项没有肺功能检查，应选支气管舒张试验。气道阻塞和气流受限时，1秒钟用力呼气容积、最大呼气中期流速、最高呼气流量均可降低，对诊断支气管哮喘无特异性。X线胸片显示肺纹理增多，常见于肺感染。

73．D。治疗哮喘的药物可分为控制性药物和缓解性药物两大类。控制性药物是指需要长期使用的药物，主要通过抗炎作用使哮喘维持临床控制，包括吸入型糖皮质激素、白三烯调节剂、长效 β_2 受体激动剂等，其中吸入型糖皮质激素是防治哮喘最有效的药物，全身不良反应小。缓解性药物是指按需使用的药物，通过迅速解除支气管痉挛而缓解哮喘症状，主要用于哮喘急性发作时的治疗，包括短效吸入 β_2 受体激动剂（沙丁胺醇）、短效吸入抗胆碱药物、短效茶碱、全身用糖皮质激素（不宜长期使用）等。

74．A。支气管哮喘可有不同程度的低氧血症，引起反射性过度通气导致 $PaCO_2$ 降低，表现为呼吸性碱中毒；重症哮喘气道严重阻塞，可有 PaO_2 降低而 $PaCO_2$ 增高，表现为呼吸性酸中毒，如缺氧明显，可合并代谢性酸中毒；不会出现代谢性碱中毒。

75．B。肺脓肿是肺组织坏死形成的脓腔。临床特征为高热、咳嗽和咳大量脓臭痰。

76．E。肺脓肿的主要病原体是细菌，常为上呼吸道和口腔内的定植菌，多为混合感染，包括厌氧菌、需氧菌和兼性厌氧菌感染，其中厌氧菌最常见。

77．E。肺脓肿主要的治疗原则是抗生素治疗和痰液引流。其他治疗还包括支持治疗、对症治疗和手术治疗。

78．A。该患者高血压病12年，劳力性心前区疼痛3年。上3层楼时会出现胸部疼痛，休息后可缓解，发作时做心电图ST段压低，最可能的诊断是稳定性心绞痛。其护理措施是心绞痛发作时立即停止活动，就地休息，缓解期的患者一般不需要卧床休息。指导适当运动有利于侧支循环建立。评估患者疼痛的部位、性质、程度及持续时间。安慰患者，解除紧张不安情绪，以减少心肌耗氧量。调整饮食，避免饱餐。

79．A。该患者平时活动量稍大或连登3层楼时会出现胸部疼痛，诊断为心绞痛Ⅱ级。加拿大心血管病学会（CCS）把心绞痛严重度分为四级。Ⅰ级是一般体力活动（如步行和登楼）不受限，仅在强、快或持续用力时发生心绞痛。Ⅱ级是一般体力活动轻度受限，快步、饭后、寒冷或刮风中、精神应激或醒后数小时内发作心绞痛，一般情况下平地步行200m以上或登楼一层以上受限。Ⅲ级是一般体力活动明显受限，一般情况下平地步行200m内，或登楼一层引起心绞痛。Ⅳ级是轻微活动或休息时即可发生心绞痛。

80．B。胃溃疡患者，幽门螺杆菌（Hp）阳性，首选的治疗方案根除Hp，目前推荐以质子泵抑制剂或胶体铋剂为基础加上两种抗生素的三联治疗方案。如奥美拉唑或枸橼酸铋钾加上克拉霉素和阿莫西林或甲硝唑。上述剂量每天分2次服，疗程7～14天。一般应在治疗后至少4周复检Hp。6周后复查胃镜。

81．D。消化性溃疡最常见的并发症是出血，由溃疡侵蚀基底血管有关。其他并发症还包括穿孔、幽门梗阻、癌变。

82．D。该患者上呼吸道感染后1周出现肉眼血尿，水肿，蛋白尿，血压145/95mmHg，血肌酐升高，最可能的诊断是急性肾小球肾炎。急性肾盂肾炎最典型的症状为突发高热和膀胱刺激征。肾病综合征是以大量蛋白尿、低白蛋白血症、水肿、高脂血症为临床表现的一组综合征。

83．B。急性肾小球肾炎为自限性疾病，无特异治疗。主要是休息，控制水钠摄入，对症治疗及防治严重并发症。不宜使用糖皮质激素和细胞毒药物治疗。

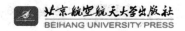

84．A。缺铁性贫血是体内用来制造血红蛋白的贮存铁缺乏，血红蛋白合成减少、红细胞生成障碍引起的小细胞、低色素性贫血，是临床上最常见的一种贫血。血清铁蛋白是诊断缺铁性贫血准确度和敏感度最高的检查项目，血清铁蛋白小于12μg/L 有助于诊断。

85．B。该患者因缺铁性贫血入院，有月经过多，考虑发生贫血的主要原因慢性失血。

86．C。缺铁性贫血口服铁剂治疗，应从小剂量开始，于两餐之间服用。可与维生素C和稀盐酸同时服用，维生素C可防止二价铁氧化，稀盐酸可使三价铁转变为二价铁而利于铁的吸收。但避免与茶、咖啡、牛奶、植酸盐等同服，以免影响铁吸收。应在血红蛋白恢复正常后继续服用3～6个月，以增加铁储存。

87．C。该患者是在高温环境下工作后突然出现的症状，诊断患者发生了热衰竭性中暑。热衰竭临床表现为多汗、疲乏、无力、眩晕、恶心、呕吐、头痛等，有明显脱水征，如心动过速、直立性低血压或晕厥，可出现呼吸增快、肌痉挛，体温可轻度升高，无明显中枢神经系统损害表现。热痉挛多发生在四肢肌肉、咀嚼肌、腹直肌，最常见于腓肠肌，也可发生于肠道平滑肌。

88．D。热衰竭由于体液大量丢失，要及时纠正血容量不足，补充生理盐水或5%葡萄糖溶液，适当补充血浆。

89．A。该患者最可能的诊断是急性炎症性脱髓鞘性多发性神经病。急性炎症性脱髓鞘性多发性神经病临床表现发病急、肢体对称性弛缓性肌无力为首发症状，自肢体远端开始呈上行性麻痹进展，由双下肢开始逐渐累及躯体肌、脑神经，腱反射减弱，病理反射阴性，四肢远端深、浅感觉障碍，典型的脑脊液检查为细胞数正常而蛋白质明显增高，称蛋白-细胞分离现象。

90．C。急性炎症性脱髓鞘性多发性神经病的实验室检查主要为腰椎穿刺脑脊液检查，典型的脑脊液改变为细胞数正常，而蛋白质明显增高称蛋白-细胞分离现象，通常在病后第3周最明显。

91．C。肺脓肿是肺组织坏死形成的脓腔。厌氧菌为最常见的病原体，痰液常为大量恶臭味脓痰。

92．A。肺炎克雷伯杆菌肺炎咳砖红色胶冻样痰。肺炎链球菌肺炎咳铁锈色痰，厌氧菌感染痰液常为脓痰有恶臭气味，粉红色泡沫样痰常见于急性左心衰竭引起的肺水肿。金黄色葡萄球菌痰液常为黄脓痰。

93．E。氯沙坦是血管紧张素Ⅱ受体拮抗剂（ARB），可阻止血管紧张素Ⅱ与其受体结合，从而发挥拮抗血管紧张素Ⅱ的作用，降低血压。

94．B。非洛地平是钙通道阻滞剂。药理作用的主要机制是阻止Ca^{2+}由细胞外流入细胞内，达到舒张血管的作用，主要舒张动脉。呋塞米帕胺是利尿药。美洛托尔是β受体阻滞剂。依那普利是血管紧张素转换酶抑制剂（ACEI）。氯沙坦是血管紧张素Ⅱ受体拮抗剂（ARB）。

95．A。肠结核是结核分枝杆菌侵犯肠管所引起的慢性特异性感染。回盲部淋巴丰富，且结核分枝杆菌停留时间长，为好发部位。

96．D。消化性溃疡包括胃溃疡和十二指肠溃疡，临床上十二指肠溃疡比胃溃疡多见，两者之比为3∶1，十二指肠溃疡多发生在球部，胃溃疡多在胃角和胃窦小弯。

97．C。特发性血小板减少性紫癜（ITP）是一种由免疫介导的血小板过度破坏所致的出血性疾病，是最常见的血小板减少性疾病。临床上出血可发生在全身各部位，以瘀点、瘀斑、鼻出血、牙龈出血、女患者月经过多、子宫出血常见。

98．D。过敏性紫癜是一种常见的血管变态反应性出血性疾病。主要表现为皮肤紫癜、黏膜出血、腹痛、便血、关节肿痛或血尿。

99．A。1型糖尿病多于儿童或青少年起病，胰岛B（β）细胞被破坏而导致胰岛素绝对缺乏，具有酮症倾向，需胰岛素终身治疗。

100．D。2型糖尿病主要与遗传有关，有家族史，多见于40岁以上成人，多数为超重者，从胰岛素抵抗为主伴相对胰岛β细胞功能缺乏，逐渐发展为胰岛β细胞缺乏为主伴胰岛素抵抗。

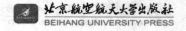

单科试卷三答案与解析

1．E。CO 轻度中毒临床表现头痛、头晕、乏力、恶心、呕吐、心悸、四肢无力；中度中毒胸闷、呼吸困难、烦躁、幻觉、视物不清、判断力降低、运动失调、腱反射减弱、嗜睡、浅昏迷等，口唇黏膜可呈樱桃红色，瞳孔对光反射、角膜反射可迟钝；重度中毒昏迷、呼吸抑制、肺水肿、心律失常和心力衰竭，各种反射消失，可呈去大脑皮质状态。

2．A。临床常用的脑保护剂不包括尼群地平，尼群地平作用于血管松弛，降压作用温和而持久，适用于各型高血压。尼莫地平可预防由蛛网膜下腔出血引起的脑血管痉挛及脑栓塞。胞二磷胆碱改善头部外伤后或脑手术后意识障碍的意识状态及脑电图，促进大脑功能恢复、促进苏醒。都可喜（阿米三嗪萝巴新片），治疗老年人认知和慢性感觉神经损害的有关症状（不包括阿尔茨海默病和其他类型的痴呆）。脑活素用于神经衰弱、脑动脉硬化引起的体倦头晕、中风、半身不遂、高血压性脑出血后的脑血肿、脑血栓等。

3．E。1 型糖尿病有自发糖尿病酮症酸中毒的倾向，需胰岛素终身治疗。该患者因不规范胰岛素治疗，出现昏迷，考虑并发了酮症酸中毒。补液是治疗糖尿病酮症酸中毒的首要和关键环节，一般采用小剂量胰岛素静脉注射，调整血糖。当血糖降至 13.9mmol/L 时改输葡萄糖溶液，并加入速效胰岛素，小剂量持续静脉滴注。进行血气分析，严密监测血糖、尿糖、血酮情况。

4．E。急性肾盂肾炎的一般治疗包括休息、多饮水、勤排尿，保持每天尿量在 2500ml 以上。抗菌首选对革兰阴性杆菌有效的药物，如喹诺酮类、头孢菌素类。一般疗程为 10～14 天。

5．C。高血压药物治疗的原则是从小剂量开始，优先选择长效制剂，联合 2 种或 2 种以上药物，个体化治疗。初始治疗采用小剂量，根据需要逐渐增加剂量。优先选择长效制剂，以有效控制夜间血压与晨峰血压，更有效预防心脑血管并发症。联合用药可提高疗效，减轻药物不良反应。个体化是根据患者的具体情况、药物有效性和耐受性、经济条件及个人意愿，选择适合患者的降压药物。

6．E。肝脏功能正常情况下，血液中各种激素都保持一定含量，多余的激素经肝脏处理而被灭活。当患肝病时，可出现雌激素灭活障碍，导致雌激素增多，雄激素相对减少。男性出现性欲减退、毛发脱落、不育及乳房发育；女性出现月经失调、闭经、不孕等。雌激素增多的突出体征有蜘蛛痣和肝掌。

7．B。咳粉红色泡沫样痰为左心衰竭急性肺水肿的表现。肺心病患者失代偿期，心力衰竭以右心衰竭为主。出现明显发绀，球结膜充血，视神经乳头水肿等颅内压增高的表现。心力衰竭时可见肝大，颈静脉怒张，肝颈静脉反流征阳性，心率增快，心律失常，剑突处可闻及收缩期杂音，下肢或全身水肿。

8．B。临床上完整和详尽的病史对癫痫的诊断、分型和鉴别诊断都具有非常重要的意义，脑电图是诊断癫痫最重要的检查方法，对发作性症状的诊断有很大价值，有助于明确癫痫的诊断、分型和确定特殊综合征。

9．C。椎基底动脉系统的短暂性脑缺血发作通常表现为眩晕、头晕、构音障碍、跌倒发作、共济失调、异常的眼球运动、复视、交叉性运动或感觉障碍、偏盲或双侧视力丧失。

10．E。糖尿病患者服用胰岛素促泌剂和注射胰

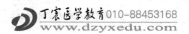
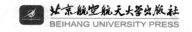

岛素等药物后，通常在没有进餐的情况下，可出现心悸、疲乏、饥饿感、出冷汗、脉速、恶心、呕吐，重者抽搐、昏迷，甚至死亡，发生低血糖反应后，意识清楚者可用白糖以温水冲服或含糖食物，意识障碍者静脉注射 50% 葡萄糖溶液 20 ～ 40ml，清醒后再进食，防止再昏迷。

11．A。右心衰竭时，心肌收缩力明显降低、右心室前后负荷突然加重，引起右心室输出量骤降，体循环压力突然升高，周围阻力增加，体循环静脉压增高，出现体循环淤血。食欲缺乏、恶心是胃肠道长期慢性淤血（体循环淤血）所致。水肿是体循环淤血所致。

12．A。急性早幼粒细胞白血病易并发弥散性血管内凝血而出现全身广泛性出血，是急性白血病亚型中出血倾向最明显的一种。

13．C。缺铁性贫血是体内储存铁缺乏，导致血红蛋白合成减少而引起的一种小细胞低色素性贫血，组织缺铁表现为皮肤干燥、萎缩、无光泽，毛发干枯易脱落，指（趾）甲扁平、脆薄易裂，出现反甲或匙状甲。黏膜损害常有舌炎、口角炎、舌乳头萎缩，严重者吞咽困难。无出血症状。

14．B。泼尼松不属于抽动秽语综合征的治疗药物。抽动秽语综合征又称 Tourette 综合征，临床特征是由表情肌、颈肌或上肢肌肉迅速、反复、不规则抽动起病，之后症状加重，出现肢体及躯干的暴发性不自主运动。药物治疗联合心理疏导是治疗本病的有效措施，主要药物有氟哌啶醇、舒必利、硫必利或利培酮，应从小剂量开始，逐渐增加至有效剂量，症状控制后，应逐渐减量，并维持一段时间，可使许多患儿恢复正常。其他药物有哌咪清、可乐定、丁苯那嗪及三环类抗抑郁药等。

15．D。关节痛是系统性红斑狼疮常见症状之一，多为对称性外周多关节肿痛、晨僵，以指、腕、膝关节最多见，10% 的患者因关节周围肌腱受损而出现 Jaccoud 关节病，5% ～ 10% 出现肌炎，有小部分患者在病程中易出现股骨头坏死和骨梗死。

16．A。肝动脉化疗栓塞治疗是肝癌非手术疗法

中的首选方法，适用于不能手术切除的中晚期患者以及由于其他原因不能或不愿意接受手术者。其他治疗包括放射治疗、分子靶向治疗、生物治疗、中医中药治疗等。

17．D。胰岛素治疗的不良反应包括低血糖反应，过敏反应表现为注射部位瘙痒或皮疹，注射部位皮下脂肪萎缩或增生，由于水钠潴留导致的轻度水肿，视力模糊等。

18．D。肺结核是由结核杆菌侵入人体引起的肺部慢性传染病，大咯血时若血块阻塞大呼吸道可引起窒息危及生命。

19．E。呼吸困难是判断肺炎严重程度的指标，轻度肺炎以呼吸系统症状为主；重度肺炎除呼吸衰竭外，可出现循环、神经、消化系统表现。

20．D。关节痛是类风湿关节炎最早出现的症状，表现为对称性、持续性多关节炎，时轻时重，伴有压痛，常累及小关节，以近端指间关节、掌指关节和腕关节最常见，大关节也可受累。

21．A。冠状动脉造影是诊断冠状动脉最有价值的检查并指导治疗，可发现狭窄性病变的部位及程度。运动心电图、超声心动图、放射性核素检查、24 小时动态心电图对诊断冠心病有参考价值。

22．E。中暑高热（体温＞ 42℃）能引起蛋白质变性，直接损伤细胞，细胞膜稳定性丧失、线粒体功能障碍和有氧代谢途径中断，导致 MODS（多器官功能障碍综合征）。

23．A。肠穿孔是伤寒病最严重的并发症，多见于病程第 2 ～ 3 周，发生率 1% ～ 4%，好发回肠末段。

24．A。不同性质痰液对应不同的疾病，砖红色胶冻状痰常见于肺炎克雷伯杆菌肺炎。铁锈色痰常见于肺炎链球菌肺炎。大量恶臭味脓痰常见于厌氧菌感染。棕黄性脓性痰常见于细菌性感染，如金黄色葡萄球菌感染。白色泡沫痰常见于支气管哮喘发作。

25．A。控制饮食是治疗糖尿病最基本的措施，凡糖尿病患者都需要饮食治疗，饮食治疗应以控

制总热量为原则，实行低糖、低脂（以不饱和脂肪酸为主）、适当蛋白质、高纤维素（可延缓血糖吸收）、高维生素饮食。

26．A。缺铁性贫血是体内用来制造血红蛋白的贮存铁缺乏，血红蛋白合成减少、红细胞生成障碍引起的小细胞、低色素性贫血，是临床上最常见的一种贫血。

27．C。急性中毒时宜尽早、彻底洗胃，以清除胃内毒物或刺激物，减少毒物吸收，于服毒 6 小时内洗胃效果最好。强酸、强碱等强腐蚀性毒物中毒禁忌洗胃，以免导致胃穿孔。

28．C。活动量增加时，要减少胰岛素的用量并及时加餐，以防低血糖症状的发生。

29．D。中毒性菌痢以 2 ～ 7 岁儿童多见，多数患儿体质较好，成人偶有发生。起病急骤，病势凶险，突起畏寒、高热，体温 39 ～ 41℃或更高，同时出现烦躁、谵妄、反复惊厥，继而出现面色苍白、四肢厥冷，迅速发生中毒性休克。

30．B。消化性溃疡的主要症状是上腹疼痛，其他症状有反酸、暖气、恶心、呕吐、食欲减退等消化不良症状，出现并发症时表现为呕血、黑便、消瘦等症状。

31．E。排钾利尿药最主要的不良反应是低钾血症。心源性水肿患者使用排钾利尿药后应特别监测血钾。应保持身心休息，以减轻心脏负荷。保持皮肤清洁、干燥，防止破损和感染。少食多餐，限制总热量，避免增加心脏负担。进食低盐、低脂、易消化、高维生素、高纤维素、高蛋白质、不胀气的食物，控制输液速度，以免增加心脏负担。

32．B。水肿是指人体组织间隙有过多的液体积聚使组织肿胀。甲状腺功能减退症是由于组织间隙亲水物质黏多糖增加而引起的一种特殊类型水肿，称为黏液性水肿。该水肿特点为非凹陷性，水肿不受体位影响，水肿部位皮肤增厚、粗糙、苍白、温度减低。当液体在体内组织间隙呈弥漫性分布时呈全身性水肿（常为凹陷性），心功能不全患者有效循环血量减少、原发性肾病综合征和肾小球肾炎患者肾血流量减少，均导致继发性

醛固酮增多引起钠水潴留以及静脉淤血，毛细血管内静水压增高，组织液回收减少而引起水肿，为凹陷性水肿。肝硬化患者因门脉高压症、低蛋白血症、肝淋巴液回流障碍、继发醛固酮增多等因素而形成水肿，为凹陷性水肿。

33．D。狭窄程度小于 50% 或仅有痉挛者是动脉粥样硬化性心脏病手术治疗的禁忌证。适应证包括稳定型心绞痛（左主干病变直径狭窄＞50%；前降支近段狭窄≥70%；伴左心室功能减低的 2 支或 3 支病变等）。成形术后狭窄复发。不稳定型心绞痛、非 ST 段抬高型心肌梗死、急性 ST 段抬高型心肌梗死。

34．E。非浸润性突眼的特征是眼球向前突出，突眼度一般小于 18mm；双眼向下看时，上眼睑不能随眼球同时下垂；瞬目减少；上眼睑挛缩，睑裂增宽。向上看时，前额皮肤不能皱起；双眼视近物时，辐辏不良；眼睑闭合困难、常有异物感、畏光、流泪、眼球活动度变小甚至固定、球结膜及角膜外露均为浸润性突眼的特征。

35．E。溶栓治疗的主要并发症是出血，最严重的是颅内出血，发生率约 1% ～ 2%，发生者近半数死亡，用药前应充分评估出血的危险性，必要时应配血，做好输血准备。溶栓前宜留置外周静脉套管针，以方便溶栓中取血监测出凝血时间，避免反复穿刺血管。

36．E。该患者半年来常因过劳，精神压力过大而发生胸骨后紧缩感，持续 1 ～ 2 分钟，休息后缓解，心电图检查正常，考虑稳定型心绞痛。冠状动脉造影是目前确诊冠心病的主要检查手段。多数稳定型心绞痛患者静息时心电图和超声心动图检查无异常。胸部 X 线检查对稳定型心绞痛并无特异的诊断意义。

37．C。该患者男、56 岁，刺激性干咳、痰中带血、伴胸闷、气促、发热，食欲减退，消瘦明显，X 线胸片示右肺门毛刺状阴影，可能的诊断为肺癌。肺癌 40 岁以上男性多见，最早出现的症状为刺激性干咳，为了明确诊断，纤维支气管镜检查是诊断肺癌最可靠的手段。

38．A。急性炎症性脱髓鞘性多发性神经病的治

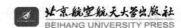

疗原则：维持呼吸功能是提高治愈率、降低死亡率的关键。对急性炎症性脱髓鞘性多发性神经病患者呼吸肌麻痹的抢救应及时气管切开或气管插管，使用呼吸机辅助呼吸。

39．E。重症肌无力多数起病隐匿，呈进展性或缓解与复发交替性发展，多数患者表现为肌肉持续收缩后出现肌无力甚至瘫痪，休息后症状减轻或缓解，晨起肌力正常或肌无力症状较轻，下午或傍晚肌无力明显加重，称为"晨轻暮重"，波动期为发病后5年内，特别是1～2年内，病情有较大波动，易发生肌无力危象，病程在5年以后为稳定期，10年以上为慢性期，这两期很少发生危象，预后较好。

40．B。非浸润性突眼的特征有瞬目减少；眼球向前突出，突眼度一般小于＜18mm；双眼视近物时，辐辏不良；上眼睑挛缩，睑裂增宽；双眼向下看时，上眼睑不能随眼球同时下垂；向上看时，前额皮肤不能皱起。

41．C。该患者最可能的诊断是脑栓塞。脑栓塞发病机制为各种栓子随血流进入颅内动脉，使血管腔急性闭塞或严重狭窄引起脑缺血坏死及功能障碍，心源性栓子为脑栓塞最常见的病因，其中又以风湿性心瓣膜病患者房颤时附壁血栓脱落最多见，以偏瘫、失语等局灶定位症状为主要表现，有无意识障碍及其程度取决于栓塞血管的大小和梗死的部位与面积。

42．C。有机磷农药中毒主要的死亡原因是呼吸衰竭，应保持呼吸道通畅，正确氧疗。

43．A。偏瘫是一侧面部和肢体瘫痪，常伴有瘫痪侧肌张力增高、腱反射亢进和病理征阳性等体征，多见于一侧大脑半球病变，如内囊出血、大脑半球肿瘤、脑梗死等。单瘫表现为单个肢体的运动不能或运动无力，多为一个上肢或一个下肢。截瘫是指双下肢瘫痪。四肢瘫痪是指四肢不能运动或肌力减退。

44．A。乙型肝炎主要传播途径为血液接触、性接触以及母-婴传播。乙型肝炎主要经血液、体液等胃肠外途径传播，而非消化道、呼吸道传播。因此通过消化道隔离、消灭蚊蝇、保护水源及粪

便管理并不能有效预防乙型肝炎。对于易感人群（即将暴露者或意外暴露的高危人群）可注射乙型肝炎疫苗或乙型肝炎免疫球蛋白。丙种球蛋白主要用于防治甲肝，且发热患者禁用或慎用。

45．B。癫痫持续状态，新的定义是指一次全面强直-阵挛发作持续5分钟以上；旧定义是指若发作间歇期仍有意识障碍，或癫痫发作持续30分钟以上，或在短时间内频繁大发作；癫痫持续状态是内科常见急症，若治疗不及时可导致永久性脑损害，致残率和病死率均很高。

46．B。慢性粒细胞白血病按自然病程可分为慢性期、加速期和急性变期。

47．E。急性一氧化碳中毒迟发脑病指患者神志清醒后，经过一段看似正常的假愈期（多为2～3周）后发生以痴呆、精神症状和锥体外系异常为主的神经系统疾病。锥体外系神经障碍和椎体系神经障碍均属迟发性脑病症状。

48．E。糖尿病酮症酸中毒通过输注生理盐水，低钠、低氯血症一般可获纠正，但是糖尿病酮症酸中毒时的机体钾丢失严重，血清钾浓度高低不一，经胰岛素和补液治疗后可加重钾缺乏，并出现低钾血症，一般在开始用胰岛素及补液治疗后，只要患者尿量正常，血钾低于5.5mmol/L即可静脉补钾。

49．C。抗甲状腺药物（丙硫氧嘧啶）的不良反应有粒细胞减少、皮疹、皮肤瘙痒、中毒性肝病和血管炎等。粒细胞缺乏是最严重的不良反应，可发生在服药的任何时间，表现为发热、咽痛、全身不适等，严重者可出现菌血症或脓毒症，甚至死亡。

50．D。过敏性紫癜是某些致敏物质引起的变态反应性疾病。治疗时应优先考虑消除致病因素，尽可能寻找并防止接触过敏原。

51．E。再生障碍性贫血是由于多种原因导致的骨髓造血功能衰竭。治疗首选雄激素，作用机制是刺激肾产生促红细胞生成素，对骨髓有直接刺激红细胞生成的作用。

52．D。该患者上呼吸道病毒感染后2周，出现

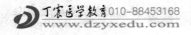
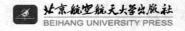

皮肤发红、瘀斑伴牙龈出血，出血时间延长，血小板计数减少，束臂试验阳性，考虑为特发性血小板减少性紫癜。再生障碍性贫血是由多种原因导致的骨髓造血功能衰竭，全血细胞减少，表现为进行性贫血、出血和感染，肝、脾、淋巴结多无肿大。过敏性紫癜典型表现为双下肢对称性紫癜。

53．A。快速性心律失常最常见的发生机制折返激动。折返激动是冲动传导至某一部位，该部位存在病理性或功能性的两条或以上的途径，冲动循环往返于多条径路之间。

54．E。原发性肝癌并发肝癌结节破裂时，如限于包膜下可形成压痛性血肿；也可破入腹腔引起急性腹痛和腹膜刺激征，严重可致出血性休克或死亡。原发性腹膜炎又称自发性细菌性也膜炎，一般具有全身中毒症状重而腹部体征相对较轻的特点。继发性腹膜炎是由腹内脏器炎症、外伤、梗阻、血管栓塞或术后并发症引起。最常见于急性阑尾炎、其次是胃、十二指肠溃疡穿孔。急性梗阻性胆囊炎常表现为右上腹部剧烈绞痛或胀痛，疼痛常放至右肩或右背部，伴恶心呕吐。

55．A。该患者上腹隐痛伴反酸，生命体征正常，诊断为十二指肠球部溃疡伴出血，此时最主要的措施为给予抗酸药。胃酸是消化性溃疡发生的决定性因素，通过抗酸治疗可有效减轻疼痛。此时仅有黑色软便，无呕血，血压正常，说明为轻度出血，无需补充血容量。

56．C。糖尿病患者过量应用胰岛素会使血糖降低，可出现心悸、疲乏、饥饿感、出汗、恶心、呕吐昏迷、甚至死亡的低血糖反应。发生低血糖反应后，意识清楚者可用白糖以温水冲服，意识障碍者静脉注射 50% 葡萄糖溶液 20～40ml，清醒后再进食，防止再昏迷。

57．B。上消化道急性大出血是指在数小时内失血量超过 1000ml 或循环血容量的 20%，表现为周围循环衰竭，早期出现头晕、心悸、乏力、口渴、晕厥等组织缺血的表现。处理不及时可发展为休克状态，表现为面色苍白、血压下降、脉搏细速、呼吸急促、四肢湿冷、尿量减少等。反复

呕血或黑便次数增多，血红蛋白浓度、血细胞比容继续下降，网织红细胞计数增高只能判断有活动性出血，但不能说明是大出血。

58．A。二尖瓣狭窄可出现血栓栓塞并发症，以脑栓塞最多见。

59．E。在我国胰腺炎最常见的病因是胆道疾病，故预防此胰腺炎再次发作最有意义的措施是治疗胆道疾病。

60．C。急性肾小球肾炎临床表现主要为血尿、蛋白尿、水肿和高血压。肾病综合征主要表现为高脂血症、大量蛋白尿、水肿、低白蛋白血症。

61．C。抗甲状腺药物的不良反应有粒细胞减少、皮疹、皮肤瘙痒、中毒性肝病和血管炎等。粒细胞缺乏是最严重的不良反应，可发生在服药的任何时间，表现为发热、咽痛、全身不适等，严重者可出现菌血症或脓毒症，甚至死亡。

62．A。呼吸衰竭是各种原因引起的肺通气和（或）换气功能严重障碍，使静息状态下亦不能维持足够的气体交换，导致低氧血症伴（或不伴）高碳酸血症，进而引起一系列的病理生理改变和相应的临床表现的综合征，呼吸困难是呼吸衰竭最早、最突出的症状。

63．A。急性心肌梗死多数患者会在发病 1～2 天出现心律失常，尤其是 24 小时内，以室性心律失常最多见。如频发室早（每分钟 5 次以上）、成对期前收缩、短阵室速、多源性室早或 RonT 室早，为室颤的先兆。室颤常是急性心梗早期，特别是入院前患者死亡最主要的原因。

64．B。急性心肌梗死患者突发呼吸困难，神志不清，脉搏消失，已发生心脏骤停。首选的抢救措施是心肺复苏（胸外心脏按压→开放气道→口对口人工呼吸）。

65．D。再生障碍性贫血简称再障，是一种可能由不同病因和机制引起的骨髓造血功能衰竭症。雄激素（丙酸睾酮）为治疗非重型再障的首选药物，作用机制是刺激肾产生促红细胞生成素，对骨髓有直接刺激红细胞生成的作用。泼尼松常用于治疗重型再障。

66．C。肠结核治疗目的是消除症状、改善全身情况、促使病灶愈合及防治并发症。强调早期治疗，因肠结核早期病变是可逆的。目前关键的治疗是抗结核化疗。

67．B。肺脓肿患者，住院治疗4个月余仍有反复咯血，应该手术治疗。手术治疗的适应证是肺脓肿病程超过3个月，经内科治疗脓腔不缩小，或脓腔过大（5cm以上）不易吸收者；大咯血内科治疗无效或危及生命者；并发支气管胸膜瘘或脓胸经抽吸、冲洗治疗效果不佳者；怀疑肿瘤阻塞支气管。

68．B。该患者血压值为165/110mmHg，属于3级高血压。高血压分类水平的梯度记忆可掌握一个基本原则，即收缩压从＜120mmHg的理想血压开始，每增加20mmHg，分级增加1级，分别为＜140mmHg为正常高值，＜160mmHg为1级高血压，＜180mmHg为2级高血压，≥180mmHg为3级高血压。舒张压从＜80mmHg的理想血压开始，每增加10mmHg，分级增加1级，分别为＜90mmHg为正常高值，＜100mmHg为1级高血压，＜110mmHg为2级高血压，≥110mmHg为3级高血压。当收缩压和舒张压分属不同级别时，以较高的分级为准。

69．C。类风湿关节炎，关节痛往往是最早的症状，初期可以是单一关节或多关节肿痛，呈对称性、游走性、时轻时重，伴有压痛，常累及小关节，以近端指间关节、掌指关节及腕关节最常见，逐渐大关节也可受累，病情反复，关节畸形是本病的结局，不可逆性。

70．B。肾病综合征的典型表现是大量蛋白尿（尿蛋白＞3.5g/d）、低白蛋白血症（血浆白蛋白＜30g/L）、水肿、高脂血症。不包括高血压。

71．C。目前决定给氧方式的主要依据是$PaCO_2$，无二氧化碳潴留，则给予高浓度给氧。若患者存在二氧化碳潴留，则给予低流量、低浓度给氧。因二氧化碳潴留，使呼吸中枢的化学感受器对CO_2的敏感性降低，呼吸主要靠低氧血症对颈动脉体、主动脉体化学感受器的刺激来维持。若吸入高浓度氧，使血氧迅速上升，解除了低氧对外

周化学感受器的刺激，患者呼吸中枢受到抑制，造成通气状况进一步恶化。

72．E。慢性肺心病患者应给予持续低流量（1～2L/min）、低浓度（25%～29%）吸氧，保持PaO_2在60mmHg以上，避免高浓度吸氧抑制呼吸，加重缺氧和二氧化碳潴留。

73．A。二尖瓣狭窄患者死亡原因主要是心力衰竭，其次是血栓栓塞和感染性心内膜炎等。

74．E。左心功能不全主要表现为肺循环淤血和心排血量降低。左心功能不全最早出现的症状是劳力性呼吸困难。其发生机制是运动使回心血量增加，左心房内压力增大，加重肺淤血。

75．E。房颤为二尖瓣狭窄最常见的心律失常，也是相对早期的常见并发症。左心房压力增高致左心房扩大及房壁纤维化是房颤持续存在的病理基础。

76．C。该患者随着病史延长，现呼吸困难、咳嗽和咯血等症状减轻，但出现腹胀、肝大，提示继发了右心功能不全，也提示肺淤血减轻，考虑与右心室输出量骤降有关。右心功能不全时，心肌收缩力明显降低、右心室前后负荷突然加重，引起右心室输出量骤降，体循环压力突然升高，周围阻力增加，体循环静脉压增高，出现体循环淤血。临床表现为腹胀、肝脾肿大、颈静脉怒张、肝颈反流征阳性、双下肢水肿、胸水和腹水等。

77．B。随着患者右心衰竭的加重，心肌收缩力明显降低、右心室前后负荷突然加重，引起右心室输出量骤降，肺淤血水肿症状减轻。

78．A。风湿热是由咽喉部A组β溶血性链球菌感染后反复发作的全身结缔组织炎症，主要累及关节、心脏、皮肤和皮下组织。预防的根本措施是积极预防和治疗链球菌感染。较长时间的卧床休息和给予高蛋白、高维生素、营养丰富的易消化饮食，少量多餐为辅助护理措施。

79．E。该患者腹胀、食欲缺乏、消瘦3个月，蜘蛛痣，肝大，质硬，腹腔内抽出淡红色液体少许，比重1.013，首先考虑的诊断是原发性肝癌。原发性肝癌患者全身症状无特异性，可表现为消

瘦、食欲缺乏、腹胀、乏力、低热等，晚期还可出现贫血、黄疸、腹水及恶病质等表现。肝大和肿块为中、晚期肝癌最主要的体征。

80．C。在我国，肝癌最常见的病因是乙型肝炎及其导致的肝硬化，肝癌患者常有乙型肝炎病毒感染→慢性肝炎→肝硬化→肝癌的病史。

81．D。甲胎蛋白是诊断肝癌的特异性指标，有助于早期肝癌的定性检查，广泛用于普查、诊断、判断治疗效果及预测复发。血清 AFP ＞ 400μg/L，并能排除妊娠、活动性肝病、生殖腺胚胎瘤等，即可考虑肝癌。

82．E。甲胎蛋白（AFP）是胎儿发育早期，由肝脏和卵黄囊合成的一种血清蛋白，胎儿出生后不久即逐渐消失。肝细胞癌患者血清中 AFP 升高。

83．E。该患者水肿，大量蛋白尿（9g/d ＞ 3.5g/d），低白蛋白血症（25g/L ＜ 30g/L），最可能的诊断是肾病综合征。肾病综合征的典型表现是大量蛋白尿（尿蛋白 ＞ 3.5g/d）、低白蛋白血症（血浆白蛋白 ＜ 30g/L）、水肿、高脂血症。

84．B。肾病综合征患者一般给予正常量的优质蛋白（动物蛋白），摄入量以 0.8 ～ 1.0g/（kg·d）为宜。肾功能不全时根据内生肌酐清除率调整蛋白质摄入量，保证足够的热量，以 30 ～ 35kcal/（kg·d）为宜。为减轻高脂血症，应少进富含饱和脂肪酸的食物，多吃不饱和脂肪酸及富含可溶性纤维食物。水肿时限制钠盐 ＜ 3g/d，避免腌制食品。

85．D。泼尼松是糖皮质激素，是原发性肾病综合征首选的治疗药物，疗程为 8 ～ 12 周，可抑制免疫炎症反应，减少醛固酮和抗利尿激素分泌。该患者泼尼松治疗 4 周，尿蛋白阳性，下一步的治疗是泼尼松原剂量继续治疗到 8 周。

86．A。该患者高热消瘦 1 年，脾大，白细胞显著增加，血红蛋白和血小板降低，Ph 染色体阳性，考虑慢性粒细胞性白血病加速期。

87．C。骨髓移植术后护理观察最重要的是预防和控制感染。在骨髓移植过程中，由于超剂量的放疗和化疗、为预防移植物抗宿主病应用的免疫抑制药，使患者骨髓造血及免疫功能严重损害，粒细胞可降至零，机体免疫力极度低下，使机体的天然屏障受到破坏，易发生感染。预防和控制感染是移植成败的关键，故患者必须实行全方位保护。

88．E。脑出血急性期一般不首先使用降压药物，患者血压升高是在颅内压增高的情况下，为了保证脑组织供血出现的脑血管自动调节反应，当颅内压下降后，血压也随着下降，脑出血患者首先脱水，降低颅内压。

89．A。CT 检查是诊断脑出血的首选方法，即刻出现高密度病灶，具有确诊价值。MRI 和脑血管造影能检出更细微病变，不做首选检查。

90．C。该患者入院 3 天后突然出现昏迷加深、脉搏、呼吸减慢，双侧瞳孔不等大，对光反应迟钝，脑出血症状加重，此时已有并发脑疝征象，不宜进行脑脊液检查，防止病情加重，可进行颅脑 CT 检查。保持病室环境安静，护理操作集中进行，减少不必要的搬动。保持呼吸道通畅，20% 甘露醇快速静脉滴注，降低颅内压。

91．A。治疗耐甲氧西林金葡菌株感染肺炎最有效的药物是万古霉素。

92．C。支原体、衣原体、军团菌均是非典型病原菌，它们与其他病原菌最大的区别是无细胞壁，β - 内酰胺类（青霉素、头孢菌素等）杀菌的作用机制是阻碍细胞壁粘肽合成，使菌体裂解，因此肺炎支原体对 β- 内酰胺类不敏感，而大环内酯类（红霉素）治疗有效。

93．B。冠状动脉造影是诊断冠状动脉最有价值的检查并指导治疗，可发现狭窄性病变的部位及程度。心电图运动负荷试验常用于冠心病的筛选和介入治疗前后的评估。心脏 X 线检查可无异常发现或见主动脉增宽、心影增大、肺淤血等。漂浮导管检查常用于判断左心功能。

94．E。漂浮导管检查可以监测心排血量，经静脉将漂浮导管插入至肺小动脉，测定各部位的压力及血液含氧量，计算心脏指数，直接反映左心功能。

95．D。成人 24 小时尿量＞2500ml 者为多尿，24 小时尿量＜400ml 或每小时尿量＜17ml 者为少尿。

96．E。成人 24 小时尿量＜100ml 或 12 小时无尿者为无尿或尿闭。

97．A。肾病综合征的典型表现是大量蛋白尿（尿蛋白＞3.5g/d）、低白蛋白血症（血浆白蛋白＜30g/L）、水肿、高脂血症。

98．E。下尿路感染的典型症状是膀胱刺激症状，即尿频、尿急、尿痛。

99．E。毒蕈碱样症状又称 M 样症状，由副交感神经末梢过度兴奋引起，出现最早。主要表现为腺体分泌增加，如多汗、全身湿冷、流泪和流涎，气道分泌物增多，如咳嗽、气促、呼吸困难、肺水肿等；平滑肌痉挛，如瞳孔缩小、腹痛、腹泻等；括约肌松弛，如大小便失禁。

100．B。烟碱样症状又称 N 样症状，由横纹肌运动神经过度兴奋所致，出现颜面、眼睑、舌肌、四肢和全身肌纤维颤动，甚至强直性痉挛。

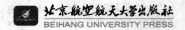

单科试卷四答案与解析

1．A。氧疗是治疗 CO 中毒最有效的方法，高压氧舱是 CO 中毒者最好的给氧方式，无高压氧舱治疗指征者给予高浓度吸氧治疗。

2．D。脑出血发病机制是动脉硬化或产生小动脉瘤，当血压骤然升高时易造成血管破裂；高血压脑出血好发部位为基底节区，此处豆纹动脉从大脑中动脉近端呈直角发出，受高压血流冲击最大，最易破裂出血。

3．B。狼疮性肾炎是系统性红斑狼疮最常见和最严重的临床表现，是系统性红斑狼疮患者死亡的常见原因，几乎所有患者均有肾损害。

4．B。食欲缺乏和晨起恶心、呕吐是尿毒症 (慢性肾衰竭晚期) 常见的早期表现。晚期患者胃肠道的任何部位都可出现黏膜糜烂、溃疡，而发生胃肠道出血。

5．D。硝普钠常作为高血压急症的首选用药，可同时扩张静脉和动脉，降低前、后负荷，从而降低血压。硝酸甘油扩张静脉和选择性扩张冠状动脉与大动脉，降低动脉压作用不及硝普钠，主要用于稳定型心绞痛发作的缓解治疗、高血压急症伴急性心力衰竭或急性冠状动脉综合征。高血压急症治疗开始时不宜使用强力利尿药（甘露醇）。乌拉地尔也可用于治疗高血压危象、重度和极重度高血压以及手术前、中、后对高血压的控制性降压（静脉注射），但不作为高血压急症的首选用药。

6．A。肝硬化腹水患者使用利尿药时应从小剂量开始，利尿速度不宜过快，服药后每天体重下降不超过 500g（无水肿者）～ 1000g（有下肢水肿者），防止诱发肝性脑病和肝肾综合征。其他治疗原则还包括限制水、钠的摄入。难治性腹水

可采用腹水浓缩回输。提高血浆胶体渗透压，定期输注血浆、新鲜血或白蛋白等。

7．B。支气管扩张症主要指反复的气道感染与炎症所导致的支气管与细支气管的不可逆性扩张。反复气道感染和炎症时，病变部位闻及固定而持久的局限性湿啰音。病情严重尤其是合并慢性缺氧、肺心病、右心衰竭者可出现杵状指（趾）。

8．D。全面强直 - 阵挛发作旧称大发作，为癫痫最常见的发作类型之一，以意识丧失和全身骨骼肌对称性抽搐为特征，早期出现意识丧失、跌倒，发作前可有瞬间疲乏、麻木、恐惧或无意识动作等先兆表现，随后的发作分为强直期、阵挛期和发作后期三期。

9．C。脑血栓起病缓慢，一般有前驱症状，如头晕、头痛、肢体麻木及短暂脑缺血发作等，多在休息或睡眠时发病。

10．B。糖尿病酮症酸中毒的主要病因是胰岛素严重缺乏，因此及时合理地补充胰岛素是治疗的关键，一般采用小剂量胰岛素静脉注射。但因患者治疗后发生心悸、饥饿、出汗等，提示出现低血糖症状，应注射 50% 葡萄糖。

11．B。对于快速心室率的心房颤动，药物治疗无效者，可选用射频消融术。

12．D。白血病按细胞形态学分类，通用 FAB 分类法，将急性白血病分为急性淋巴细胞白血病和急性非淋巴细胞白血病。急性非淋巴细胞白血病分为 8 型，依次是急性髓细胞白血病微分化型、急性粒细胞白血病未分化型、急性粒细胞白血病部分分化型、急性早幼粒细胞白血病、急性粒 - 单细胞白血病、急性单核细胞白血病、急性红白血病、急性巨核细胞白血病。其中最常见的是急

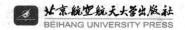

性粒细胞白血病。

13．E。营养性巨幼细胞贫血多由维生素 B_{12}、叶酸缺乏所致。病因治疗是有效治疗或根治的关键，有精神神经症状者，以维生素 B_{12} 治疗为主，不可单用叶酸治疗，以免加重神经、精神症状。在应用维生素 B_{12} 的基础上，口服叶酸。

14．A。对于有皮疹或出血点的高热患者，在实施物理降温时忌用安乃近和乙醇拭浴，以免降低白细胞和增加出血倾向。

15．A。系统性红斑狼疮患者心血管表现为患者常出现心包炎，也可出现疣状心内膜炎（心内膜炎），约 10% 患者有心肌损害。部分患者可能有冠状动脉受累，表现为心绞痛和心电图 ST-T 改变，甚至出现急性心肌梗死。

16．B。肝癌患者约 10% 死于肝癌结节破裂出血。肝癌结节破裂出血可局限于肝包膜下，表现为局部疼痛。也可破入腹腔引起急性腹膜炎，出现腹痛剧烈，迅速遍及全腹。

17．E。胰岛素的主要不良反应是低血糖症，与剂量过大和（或）饮食失调有关，多见于 1 型糖尿病患者。

18．C。吡嗪酰胺为结核杆菌半杀菌药，主要的不良反应是胃肠道不适、肝功能损害、高尿酸血症、关节痛。异烟肼药物过量时常引起中枢神经系统兴奋症状、周围神经炎，偶可见肝功能损害。利福平的主要不良反应是肝功能损害和过敏反应。乙胺丁醇主要的不良反应是球后视神经炎。链霉素主要的不良反应是听力障碍、眩晕、肾功能损害。

19．E。该患者畏寒、高热、咳嗽、咳铁锈色痰，X 线检查见肺下叶大片致密阴影，白细胞和中性粒细胞增高，最可能的诊断是肺炎链球菌肺炎。痰培养发现肺炎球菌即可明确诊断。

20．E。类风湿关节炎是一种以慢性、侵蚀性多关节炎为主要表现的自身免疫病，主要表现为手、腕、膝、踝和足等小关节受累为主的对称性、持续性、进展性多关节炎。晨僵是类风湿关节炎最突出的临床表现，往往持续时间超过 1 小时，活动后可减轻，其时间长短是反映关节滑膜炎症严重的一个指标。

21．C。该患者因体力劳动诱发胸闷不适，心前区剧痛，头晕，口服硝酸甘油并休息数分钟后疼痛缓解，为稳定型心绞痛典型的临床表现，最可能的诊断是心绞痛发作。心肌梗死突发心前区剧痛后，口服硝酸甘油并休息数分钟后疼痛不缓解。心功能Ⅱ级是体力活动轻度受限，休息时无症状，日常活动（一般活动）如平地步行 200 ～ 400m 或以常速上 3 层以上楼梯的高度时，出现气促、乏力和心悸。

22．B。急性黄疸型肝炎黄疸期通常在热退后黄疸出现，同时症状有所减轻，可见皮肤、巩膜不同程度黄染，肝区隐痛，肝脏肿大，触之有充实感，有叩痛及压痛，尿色进一步加深，黄疸出现后全身及消化道症状即减轻，否则可能发生重症化，但较为少见，且预后较佳，本期约持续 2 ～ 6 周。黄疸前期一般持续 5 ～ 7 天。

23．A。伤寒发热呈持续高热，以稽留热型为主，少数呈弛张热型或不规则热型，热程较长，持续约 10 ～ 14 天。

24．B。对肺气肿患者改善肺功能的重要措施是适当的长期家庭氧疗。控制感染是病因治疗。休息、保暖、多饮水、合理饮食是支持治疗。祛痰、止咳、平喘是对症治疗。

25．E。库欣病心血管病变以高血压常见，脉搏慢而有力，脉压增大，伴有动脉硬化（可表现为脉压增大）和肾小球动脉硬化。感染多因长期皮质醇分泌增多使免疫功能减弱，肺部感染多见，易受某些化脓性细菌、真菌和病毒感染。代谢障碍如血糖升高、葡萄糖耐量减低、部分患者出现继发性糖尿病，可出现呼吸深而慢的表现。库欣病表现不包括反应迟钝和呆滞。

26．C。血小板进入血液后，其寿命为 7 ～ 14 天，但它只在最初两天具有生理功能。血小板的破坏随血小板的日龄增高而增多。衰老的血小板在脾、肝和肺组织中被吞噬破坏。脾脏为破坏血小板最主要的器官。

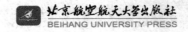

27．D。有机磷农药中毒口中呼有大蒜气味。一氧化碳中毒典型表现为皮肤黏膜呈樱桃红色。乙醇中毒呼出气味酒精较浓，有欣快感、易激怒。阿托品中毒症状为烦躁不安、谵妄抽搐、皮肤颜面紫红，皮肤干燥等。氰化物中毒呼气中有苦杏仁味。

28．C。糖尿病应坚持早期、长期、综合治疗及治疗方法个体化的原则，以适当的饮食治疗和运动锻炼为基础，根据病情结合药物治疗。双胍类主要适应超重或 2 型糖尿病，磺脲类主要适应 MNT 和运动治疗不能使血糖达标的 2 型糖尿病，但不作为一线药物，拜糖平 α - 糖苷酶抑制剂类药物适用餐后血糖升高的人群，胰岛素适应 1 型糖尿病患者及 2 型糖尿病经饮食、运动、口服降糖药物治疗后血糖控制不满意者。

29．C。肌力：0 级，完全瘫痪肌肉无收缩；1 级，肌肉可轻微收缩，但不能产生动作；2 级，肢体能在床面移动，但不能抵抗自身重力，即无力抬起；3 级，肢体能抵抗重力离开床面，但不能抵抗阻力；4 级，肢体能做抗阻力动作，但未达到正常；5 级正常肌力。

30．E。幽门梗阻最突出的症状是呕吐，呕吐物为发酵隔夜食物，且量很大，有大量黏液，不含胆汁，有腐败酸臭味，呕吐后自觉腹胀明显缓解。

31．B。该患者休息时感心悸，气促，双肺闻及湿啰音，心功能分级属于Ⅳ级。根据美国纽约心脏病协会（NYHA）心功能分级：Ⅰ级是体力活动不受限，日常活动（一般活动）不引起明显的气促、乏力或心悸；Ⅱ级是体力活动轻度受限，休息时无症状，日常活动（一般活动）如平地步行 200 ～ 400m 或以常速上 3 层以上楼梯的高度时，出现气促、乏力和心悸；Ⅲ级是体力活动明显受限，稍事活动或轻于日常活动（一般活动）如平地步行 100 ～ 200m 或以常速上 3 层以下楼梯的高度时，即引起显著气促、乏力或心悸；Ⅳ级是体力活动重度受限，休息时也有气促、乏力或心悸，稍有体力活动症状即加重，任何体力活动均会引起不适。

32．B。甲状腺功能减退症简称甲减，是由于甲状腺激素（TH）合成和分泌减少或组织利用不足而引起的全身代谢减低综合征。根据下丘脑（TRH）- 垂体（TSH）- 甲状腺（T_3、T_4）调节轴的负反馈作用，当甲减时，T_3、T_4 降低，反馈性引起 TSH 增高。

33．A。慢性胃炎的预防原则包括避免诱发因素（彻底治疗口、鼻、咽感染灶）；避免过冷、过热、辛辣等刺激性食物及浓茶、咖啡；避免使用对胃黏膜有刺激的药物。戒烟戒酒；不包括保持大便通畅。

34．E。甲状腺功能亢进症的体征可有程度不等的甲状腺肿大，呈弥漫性、对称性，质地中等，无压痛，甲状腺上下极可触及震颤，闻及血管杂音。其中，最具有诊断意义的体征是弥漫性甲状腺肿伴血管杂音。

35．A。短暂性脑缺血发作持续时间短暂，一般持续 10 分钟左右，在 1 小时内恢复，最长不超过 24 小时。

36．C。风湿性二尖瓣狭窄患者主要累及二尖瓣，心室舒张期异常，特征性的杂音为心尖区舒张中晚期低调的隆隆样杂音，呈递增型，局限，左侧卧位明显，运动或用力呼气可使其增强，常伴舒张期震颤。

37．D。该患者慢性支气管炎和肺气肿 10 年，剧烈咳嗽后突感右侧胸痛，呼气困难加重，可能的原因是自发性气胸。自发性气胸常继发于慢性阻塞性肺疾病、肺结核、支气管哮喘等肺部基础疾病，在这些疾病的基础上形成的肺大疱破裂或病变直接损伤胸膜导致气胸。起病急骤，多数于日常活动或休息时发作，也可见于剧咳、持重物、屏气、剧烈体力活动时。心肌梗死主要表现为心前区剧烈疼痛。肺栓塞可突然出现胸痛、呼吸困难、咯血。左心衰竭以肺淤血为特征，典型表现为呼吸困难、咳白色或粉红色泡沫痰等。呼吸衰竭最早、最突出的症状是呼吸困难，重者可出现缺氧伴二氧化碳潴留。

38．A。急性炎症性脱髓鞘性多发性神经病肢体对称性弛缓性肌无力为首发症状，自肢体远端开始呈上行性麻痹进展，由双下肢开始逐渐累及躯

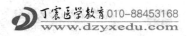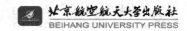

体肌、脑神经；急性起病者在 24 小时内可因呼吸肌瘫痪导致呼吸困难，是本病死亡的主要原因。

39．A。该患者最可能的诊断是震颤麻痹。帕金森病又称震颤麻痹，临床症状表现男性稍多，起病缓慢，进行性发展，首发症状多为震颤，静止样震颤典型"搓丸样"，其次为步行障碍和肌强直多从一侧的上肢或下肢近端开始，逐渐蔓延至远端、对侧和全身的肌肉，呈"铅管样强直"、"齿轮样强直"和运动迟缓，面部肌肉僵硬，造成面具脸、"写字过小症"等。

40．C。脑梗死患者为改善微循环，首选低分子右旋糖酐扩充血容量，改善微循环。尼莫地平为钙通道阻滞剂，可选择性扩张脑血管，缓解血管痉挛，改善脑部氧供应。丹参可活血祛瘀，通经止痛，清心除烦，凉血消痈。速碧林即低分子肝素钙注射液，预防静脉血栓栓塞性疾病或治疗已形成的深静脉血栓。脑复康即吡拉西坦，对中枢作用选择性高，能显著改善轻、中度阿尔兹海默症患者的认知能力，但对重度患者无效。

41．E。该患者最可能的诊断是脑出血。降低颅内压是脑出血急性期处理的重要环节，常用 20% 甘露醇 125 ～ 250ml 静脉滴注。脑出血临床特征多见于 50 岁以上男性患者，常有高血压史，活动中或情绪激动时突然发生，无前驱症状，有肢体瘫痪、失语等局灶定位症状和颅内压增高表现，意识障碍出现迅速，严重时并发脑疝，出现双侧瞳孔不等大。

42．A。中间综合征是指急性重度有机磷杀虫药中毒所引起的一组以肌无力为突出表现的综合征，因其发生时间介于急性症状缓解后与迟发性多发性神经病之间，故被称为中间综合征。常发生于急性中毒后 1 ～ 4 天，主要表现为屈颈肌、四肢近端肌肉以及第 3 ～ 7 对和第 9 ～ 12 对脑神经所支配的部分肌肉肌力减退，出现眼睑下垂、眼外展障碍和面瘫，病变累及呼吸肌时，常引起呼吸肌麻痹，并迅速进展为呼吸衰竭，甚至死亡。

43．E。有无肌张力增高是鉴别肢体痉挛性瘫痪与迟缓性瘫痪主要的依据。不伴有肌张力增高的称为迟缓性瘫痪；伴有肌张力增高的称为痉挛性瘫痪。

44．C。狂犬病又名恐水症，是由狂犬病毒引起的，以侵犯中枢神经系统为主的急性人畜共患传染病，临床表现为特有的恐水、怕风、恐惧不安、流涎和咽肌痉挛、进行性瘫痪等。

45．D。癫痫持续状态应给予吸氧，保持呼吸道通畅，对症治疗，迅速制止癫痫发作，首选地西泮 10 ～ 20mg 缓慢静脉注射，速度不超过 2mg/min，复发者可在 30 分钟内重复应用。或者以 60 ～ 100mg 在 12 小时内缓慢静脉滴注。苯二氮草类药物用药速度过快会抑制呼吸，必要时可同时使用呼吸兴奋药。

46．E。放射性碘治疗现已成为欧美国家治疗成人甲亢的首选疗法，简单、经济，治愈率高。适用于甲状腺肿大 II 度以上；对抗甲状腺药物过敏；药物治疗或手术治疗后复发；甲亢合并心脏病；甲亢伴白细胞减少、血小板减少或全血细胞减少；甲亢合并肝、肾等脏器功能损害；拒绝手术治疗或者有手术禁忌证等。禁用于中度甲亢、年龄小于 25 岁、妊娠哺乳、肝肾功能差、活动性结核、重症浸润性突眼症、甲状腺危象等。

47．D。该患者燃有煤炉，被发现时神志不清、面色潮红、口唇呈樱桃红色，大汗，诊断患者出现了一氧化碳中毒。一氧化碳中毒首要的处理措施是立即切断煤气来源，将患者迅速转移到空气新鲜处，保持呼吸道畅通，之后给予吸氧、防治脑水肿等措施。

48．C。细菌性痢疾临床表现分型最为凶险的是混合型兼有上休克型和脑型的表现，病死率很高（90% 以上）。该型实质上包括循环系统、呼吸系统及中枢神经系统等多脏器功能损害与衰竭。惊厥、呼吸衰竭和循环衰竭是中毒性痢疾的 3 种严重表现。一般先出现惊厥，如未能及时抢救，则迅速发展为呼吸衰竭和循环衰竭。

49．E。抗甲状腺药物的不良反应有粒细胞减少、皮疹、皮肤瘙痒、中毒性肝病和血管炎等。粒细胞缺乏是最严重的不良反应，可发生在服药的任何时间，表现为发热、咽痛、全身不适等，严重者可出现菌血症或脓毒症，甚至死亡。

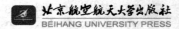

50．E。急性白血病患者继发感染的主要原因是由于成熟粒细胞减少，其次与人体免疫力降低有关。感染发生的部位以口腔炎、牙龈炎、咽峡炎最常见，也可有肺炎、肠炎、肾盂肾炎、肛周炎、肛周脓肿。不包括腹膜腔。

51．E。该患者有乙型病毒性肝炎病史，发热、全身皮肤及黏膜出血，血红蛋白、红细胞、白细胞、血小板均减少，骨髓象红系、粒系、巨核系均显著减少，考虑为再生障碍性贫血。再生障碍性贫血是由多种原因导致骨髓造血功能衰竭，以骨髓造血干细胞及造血微环境损伤、外周血全血细胞减少为特征的一种综合征。骨髓象见增生低下或极度低下，粒、红两系均明显减少，巨核细胞显著减少。

52．A。过敏性紫癜是一种常见的血管变态反应性出血性疾病。根据受累部位及临床表现可分为5种类型，肾型一般多在紫癜发生后1周，出现蛋白尿、血尿或管型尿。多数患者在数周内恢复，少数患者可迁延数月，发展为慢性肾炎或肾病综合征，甚至尿毒症，预后较差。

53．E。由于心脏结构、节律及收缩力改变使心排血量突然减少或心脏停搏，导致脑组织缺氧而发生晕厥为心源性晕厥。最严重的为阿-斯综合征，在心搏停止5～10秒钟可出现晕厥。

54．C。肝性脑病昏迷前期以意识错乱、睡眠障碍为主。肝性脑病前驱期以轻度性格改变和行为异常为主。肝性脑病昏睡期以昏睡和精神错乱为主。

55．A。该患者间歇性上腹痛4年，加重伴呕吐2天，呕吐物量多呈酸腐味，有胃型，可闻及震水音，最可能的诊断是消化性溃疡合并幽门梗阻。消化性溃疡合并幽门梗阻患者呕吐物为发酵隔夜食物，且量很大，有大量黏液，不含胆汁，有腐败酸臭味。典型体征为上腹可见胃型及自左肋下向右腹的蠕动波、晃动上腹部时可闻及振水声。良性十二指肠淤滞症是有反复发作呕吐胆汁与胃内容物的患者，改变体位症状可减轻。胃癌疼痛节律可变为无规律性，大便隐血试验持续阳性。

56．A。磺脲类药物主要是刺激胰岛β细胞分泌

胰岛素。α-葡萄糖苷酶抑制剂主要抑制葡萄糖异生；双胍类药物减少肝糖异生及肝糖输出。

57．D。上消化道出血常见的原因包括消化性溃疡、食管-胃底静脉曲张、急性糜烂出血性胃炎、胃癌等。其中，最常见的是消化性溃疡。

58．C。脑出血多在活动中或情绪激动时突然发生，病情发展快，无前驱症状。基底核区出血约占脑出血的50%～60%，系豆纹动脉尤其是外侧支破裂所致，脑脊液检查血性脑脊液，压力增高。脑出血患者易并发脑疝，特征性表现双侧瞳孔不等大等。

59．E。肝性脑病主要由氨中毒引起，腹泻可减少氨的吸收，不会诱发肝性脑病，上消化道出血、高蛋白饮食、感染可增加血氨产生和吸收，加重病情。镇静药对肝脏有毒害作用，尽量避免使用。

60．D。严重循环充血由于水钠潴留，血浆容量增加而出现循环充血。轻者仅有轻度呼吸增快、肝大；严重者表现明显气急、端坐呼吸、咳嗽、咳粉红色泡沫痰，两肺布满湿啰音，心脏扩大，心率增快，有时可出现奔马律等症状。

61．D。抗甲状腺药物的不良反应有粒细胞减少、皮疹、皮肤瘙痒、中毒性肝病和血管炎等。粒细胞缺乏是最严重的不良反应，可发生在服药的任何时间，表现为发热、咽痛、全身不适等，严重者可出现菌血症或脓毒症，甚至死亡。

62．D。单纯小量气胸患者不需要特殊处理，积气一般可在1～2周自行吸收。

63．A。急性心肌梗死后2周内发生的不稳定型心绞痛是梗死后心绞痛。

64．A。心脏骤停发生后，大部分患者将在4～6分钟内开始发生不可逆脑损害。故维持脑组织的灌流是心肺复苏的重点。主要措施包括降温、使用脱水剂、高压氧治疗。通过降温减少脑细胞耗氧量。使用脱水剂降低颅内压，减轻脑水肿。早期高压氧治疗以改善脑缺氧，降低颅内压。

65．D。再生障碍性贫血首选雄激素治疗，一般情况下，治疗后6个月内可见药物治疗效果。1

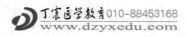
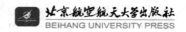

个月左右网织红细胞开始升高，随之血红蛋白升高，经3个月后红细胞开始升高，而血小板上升需要较长时间。

66. D。行胃、肠镜检查时采取的体位是左侧卧位。

67. E。原发性支气管肺癌临床表现常为痰中带血或间断血液，癌肿侵犯大血管时可引起大咯血。血源性肺脓肿可出现大量脓臭痰；肺炎链球菌肺炎可出现铁锈色痰；慢性支气管炎可出现透明黏液痰；慢性阻塞性肺气肿多为白色黏液和浆液泡沫状痰，偶可带血。

68. E。护士对高血压患者正确的健康教育包括教育患者服药剂量必须遵医嘱执行，按时按量，不可自行停药，强调终身治疗的重要性。定期监测血压。坚持低盐、低脂、低胆固醇、限热量饮食。戒除不良嗜好，戒烟限酒。劳逸结合，控制体重。保证充足睡眠，保持乐观情绪。

69. C。狼疮性肾炎是系统性红斑狼疮最常见和最严重的临床表现，是系统性红斑狼疮患者死亡的常见原因，几乎所有患者均有肾损害。

70. B。慢性肾小球肾炎氮质血症的患者应予优质低蛋白、低磷饮食，并辅以 α-酮酸和必需氨基酸来治疗，低蛋白及低磷饮食可减轻肾小球内高压、高灌注及高滤过状态，延缓肾小球的硬化。

71. D。该患者反复咳嗽、咳痰2年，近期发热、咳黄色黏痰，双肺哮鸣音，肺底湿啰音，白细胞 11.2×10^9/L，最可能的诊断是慢性支气管炎急性发作。慢性支气管炎急性发作期指在1周内出现脓性或黏液脓性痰，痰量明显增加，或伴有发热、白细胞计数增高等炎症表现，或1周内咳嗽、咳痰、喘息中任何一项症状明显加剧。支气管哮喘典型表现为反复发作性伴哮鸣音的呼气性呼吸困难。肺性脑病常表现为神志淡漠、嗜睡、昏迷、抽搐、扑翼样震颤、腱反射减弱或消失等。左心衰竭以肺淤血为特征，典型表现为呼吸困难、咳白色或粉红色泡沫痰等。

72. A。该患者 $PaCO_2$65mmHg（正常值为35～45mmHg），$PaO_2$62mmHg（正常值为80～100mmHg）二氧化碳分压明显增高，氧分压降

低，应给予鼻导管吸氧，氧流量为1.0～2.0L/min，防止二氧化碳潴留或酸中毒。

73. B。检测动脉血气时嘱患者平静呼吸，不屏气，不过度通气。注射器穿刺前抽吸肝素。拔出针头后，立即将针尖斜面刺入软木塞或橡胶塞，隔绝空气，轻搓注射器使血液与肝素混匀，立即送检。采血完毕，穿刺部位用无菌纱布加压止血5～10分钟。

74. B。pH的正常值为7.35～7.45，本题pH7.21，应诊断为失代偿性酸中毒，$PaCO_2$ 为判断酸碱失衡的呼吸性指标，$PaCO_2$ 正常值为35～45mmHg，$PaCO_2$ < 35mmHg 为呼吸性碱中毒，$PaCO_2$ > 45mmHg 为呼吸性酸中毒，本题 $PaCO_2$75mmHg，应诊断为呼吸性酸中毒。HCO_3^- 为判断酸碱失衡的代谢性指标，HCO_3^- 正常值为22～27mmol/L，HCO_3^- < 22mmol/L 为代谢性酸中毒，HCO_3^- > 27mmol/L 为代谢性碱中毒。本题 HCO_3^-27.6mmol/L，应诊断为代谢性碱中毒。碱剩余指在标准条件下，用酸或碱滴定全血标本至 pH7.40 时所需的酸或碱的量。剩余碱正常值范围为 −3～+3mmol/L，代谢性酸中毒时碱剩余负值增加；而代谢性碱中毒时碱剩余正值增加。本题碱剩余 +5mmol/L。符合代谢性碱中毒表现。该患者酸碱失衡的类型是呼吸性酸中毒合并代谢性碱中毒。

75. D。该患者酗酒后突发剧烈上腹绞痛10小时伴呕吐、冷汗、面色苍白，有腹膜刺激征，血清淀粉酶800U/L，血钙降低，最可能的诊断是急性胰腺炎。急性胰腺炎在起病6小时后血淀粉酶 > 500U/L 或12小时后血淀粉酶 > 1000U/L 可诊断。急性胰腺炎早期抗感染使用对革兰阴性菌和厌氧菌敏感的抗生素，如头孢噻肟和甲硝唑。

76. A。急性胰腺炎的治疗原则为减轻腹痛，减少胰液分泌，防治并发症。减少胰液分泌是治疗急性胰腺炎最主要的措施，而减少胰液分泌最主要的措施是禁食、禁水和胃肠减压。其他治疗还包括早期抗感染，止痛，静脉输液和营养支持等。

77. C。该患者发热寒战，腰痛，肾区叩击痛，白细胞尿，血尿，尿细菌定量培养 > 10^5/ml，经

抗生素治疗 3 天后体温正常，考虑为急性肾盂肾炎。急性肾盂肾炎用抗菌药物治疗，一般疗程为 10 ～ 14 天，尿检阴性后再用药 3 ～ 5 天。

78．D。急性肾盂肾炎患者治愈后应定期门诊随访。局部有感染时及时就医。不提倡长期应用抗菌药物，以免诱发耐药。

79．D。甲状腺素分泌过多综合征表现有低热、心悸、乏力、怕热、多汗、食欲亢进、多食消瘦。因甲状腺激素刺激肠蠕动增快，大便次数增多或腹泻。常有慢性甲亢性肌病，表现为不同程度的肌无力和肌萎缩、周期性瘫痪等。高热常见于甲亢危象。

80．E。该患者查体见单纯性突眼，其特征为双眼视近物时，辐辏不良；眼球向前突出，突眼度一般小于＜ 18mm；双眼向下看时，上眼睑不能随眼球同时下垂；瞬目减少；上眼睑挛缩，睑裂增宽；向上看时，前额皮肤不能皱起。

81．A。甲亢危象的首选处理措施是迅速减少甲状腺激素合成及外周组织中 T_4 转化为 T_3，首选丙硫氧嘧啶。其他处理措施还包括口服复方碘液，抑制已合成甲状腺激素释放入血。降低血甲状腺激素的浓度，可选用腹膜透析、血液透析或血浆置换等。

82．A。该患者最可能的诊断是类风湿关节炎。类风湿关节炎临床表现以 35 ～ 50 岁女性最常见，关节痛是最早出现的症状，表现为对称性、持续性多关节炎，时轻时重，伴有压痛，常累及小关节，以近端指间关节、掌指关节及腕关节最常见，类风湿结节为最常见的特异性皮肤表现，好发于前臂伸面、肘鹰嘴突附近、枕部、跟腱等关节隆突部及经常受压部位的皮下，大小不等，坚硬如象皮，无压痛，对称性分布；辅助检查血沉加快。

83．E。晨僵是类风湿关节炎最突出的临床表现，往往持续时间超过 1 小时，活动后可减轻，其时间长短是反映关节滑膜炎症严重的一个指标。

84．A。类风湿关节炎患者活动期发热或关节疼痛明显时应卧床休息，限制受累关节活动。保持正确的体位，但不宜绝对卧床，病变发展至关节强直时，应保持关节功能位，以保持肢体生理功能，避免肢体受压，晨僵患者戴手套保暖，晨起后温水浴或用热水泡手 15 分钟，加强皮肤护理，对受累关节采取局部按摩、热敷、热水浴、红外线等理疗方法改善血液循环，缓解肌肉痉缩，缓解疼痛，也可用谈话、听音乐等形式分散疼痛注意力，遵医嘱定时、定量服药，不可自行增减药量或停药。

85．B。非甾体抗炎药的药理机制为通过抑制前列腺素的生成，达到消炎镇痛的目的，是类风湿关节炎非特异性对症治疗的首选药物，常用阿司匹林，也可应用布洛芬、吲哚美辛、美洛昔康等药物。

86．C。类风湿关节炎患者护理问题，疼痛与关节炎性反应有关。关节晨僵、功能障碍的护理问题是有失用综合征的危险，与关节畸形引起的躯体移动障碍有关。悲伤与疾病久治不愈、关节可能致残、形象、生活质量有关。自理缺陷与关节功能障碍、疼痛、疲乏有关。与皮肤黏膜完整性受损无关。

87．C。重症肌无力药物治疗，通过抑制胆碱酯酶的活性，改善神经 - 肌肉接头间的传递，增加肌力，从小剂量开始，逐渐加量，首选溴吡斯的明餐前服用。若发生毒蕈碱样症状反应如呕吐、腹痛，可用阿托品拮抗；氯化钾和麻黄碱等辅助药物可加强抗胆碱酯酶药物的作用；糖皮质激素可抑制自身免疫反应，减少乙酰胆碱受体抗体的生成及促使运动终板再生和修复，改善神经 - 肌肉接头的传递功能，适合各种症状、尤其是危重症，特别是已经进行气管插管或呼吸机治疗者。

88．A。患者服用抗胆碱药出现烦躁、呼吸困难、多汗流涎症状可诊断为胆碱能危象。胆碱能危象是抗胆碱酯酶药物过量引起的呼吸困难，常伴瞳孔缩小、多汗、唾液分泌增多等。肌无力危象为疾病严重发展的表现，注射新斯的明后显著好转为其特点。反拗危象是在服用抗胆碱酯酶药物期间，因感染、手术、分娩等致患者对药物治疗无效，而出现呼吸困难。

89．D。该患者最可能的诊断是帕金森。帕金森

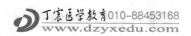 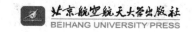

临床表现常为 60 岁以后发病，男性稍多，起病缓慢，进行性发展，首发症状多为震颤，静止样震颤典型"搓丸样"，其次为步行障碍和肌强直，多从一侧的上肢或下肢近端开始，逐渐蔓延至远端、对侧和全身的肌肉，呈"铅管样强直"、"齿轮样强直"和运动迟缓，面部肌肉僵硬，造成面具脸、"写字过小症"等。

90．A。帕金森患者首要的护理问题是躯体活动障碍，与黑质病变、锥体外系功能障碍所致震颤、肌强直、体位不稳、随意运动异常有关。其次是自尊低下，知识缺乏，便秘，语言沟通障碍，无能性家庭应对，潜在并发症外伤、压疮、感染等。

91．B。左心功能不全时，心肌收缩力明显降低、心肌负荷突然加重，引起左心室输出量骤降，肺循环压力突然升高，肺循环静脉压增高，出现肺循环淤血。

92．E。右心功能不全时，心肌收缩力明显降低、右心室前后负荷突然加重，引起右心室输出量骤降，体循环压力突然升高，周围阻力增加，体循环静脉压增高，出现体循环淤血。

93．C。全心功能不全时，心肌收缩力明显降低、心脏负荷加重，造成心输出量骤降，肺、体循环压力突然升高，周围阻力增加，肺、体循环静脉压增高，出现肺循环淤血和体循环淤血。

94．A。肝性脑病前驱期表现为无意识障碍，轻度性格改变和行为异常，有扑翼样震颤，脑电图正常。亚临床期表现为无意识障碍，心理或智力测试轻微异常，无扑翼样震颤，脑电图正常；昏迷期表现为昏迷，浅昏迷肌张力、腱反射亢进；深昏迷降低或消失，无法引出扑翼样震颤，脑电图明显异常。

95．C。肝性脑病昏迷前期表现为嗜睡，行为异常、言语不清、书写障碍、定向力障碍，有扑翼样震颤，脑电图异常。

96．E。肝性脑病昏睡期表现为昏睡，精神错乱，神经体征持续存在或加重，有扑翼样震颤，脑电图异常。

97．A。尿镜检查见红细胞管型是急性肾小球肾炎的重要特征。急性肾小球肾炎的发病机制是绝大多数病例属急性溶血性链球菌感染后引起的免疫复合物性肾小球肾炎，免疫复合物沉积于肾小球基底膜并激活补体系统，导致免疫损伤和炎症，造成肾小球血流量减少，肾小球滤过率降低，肾小球基底膜破坏，出现血尿、蛋白尿、水肿和高血压，并可伴有一过性肾功能不全。

98．C。肾盂肾炎患者尿中可见白细胞管型，对肾盂肾炎有诊断价值，但不会出现大量蛋白尿。

99．E。营养性巨幼细胞贫血典型的血象呈大细胞性贫血，红细胞数下降较血红蛋白量更明显，血小板一般减低。

100．A。缺铁性贫血是体内用来制造血红蛋白的贮存铁缺乏，血红蛋白合成减少、红细胞生成障碍引起的小细胞、低色素性贫血，是临床上最常见的一种贫血。

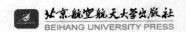